A ALEGRIA DO MOVIMENTO

A

ALEGRIA DO

MOVIMENTO

COMO O **EXERCÍCIO** NOS AJUDA A ENCONTRAR **FELICIDADE,**
ESPERANÇA, CONEXÃO E **CORAGEM**

A ALEGRIA DO MOVIMENTO

KELLY McGONIGAL

ALTA BOOKS
GRUPO EDITORIAL
Rio de Janeiro, 2023

A Alegria do Movimento

Copyright © 2023 da Starlin Alta Editora e Consultoria Eireli.
ISBN: 978-65-5520-316-5

Translated from original The Joy of Movement. Copyright © 2019 by Kelly McGonigal. ISBN 9780525534105. This translation is published and sold by permission of Penguin Random House LLC, the owner of all rights to publish and sell the same. PORTUGUESE language edition published by Starlin Alta Editora e Consultoria Eireli, Copyright © 2023 by Starlin Alta Editora e Consultoria Eireli.

Impresso no Brasil — 1ª Edição, 2023 — Edição revisada conforme o Acordo Ortográfico da Língua Portuguesa de 2009.

Todos os direitos estão reservados e protegidos por Lei. Nenhuma parte deste livro, sem autorização prévia por escrito da editora, poderá ser reproduzida ou transmitida. A violação dos Direitos Autorais é crime estabelecido na Lei nº 9.610/98 e com punição de acordo com o artigo 184 do Código Penal.

A editora não se responsabiliza pelo conteúdo da obra, formulada exclusivamente pelo(s) autor(es).

Marcas Registradas: Todos os termos mencionados e reconhecidos como Marca Registrada e/ou Comercial são de responsabilidade de seus proprietários. A editora informa não estar associada a nenhum produto e/ou fornecedor apresentado no livro.

Erratas e arquivos de apoio: No site da editora relatamos, com a devida correção, qualquer erro encontrado em nossos livros, bem como disponibilizamos arquivos de apoio se aplicáveis à obra em questão.

Acesse o site www.altabooks.com.br e procure pelo título do livro desejado para ter acesso às erratas, aos arquivos de apoio e/ou a outros conteúdos aplicáveis à obra.

Suporte Técnico: A obra é comercializada na forma em que está, sem direito a suporte técnico ou orientação pessoal/exclusiva ao leitor.

A editora não se responsabiliza pela manutenção, atualização e idioma dos sites referidos pelos autores nesta obra.

Dados Internacionais de Catalogação na Publicação (CIP) de acordo com ISBD

M478a McGonigal, Kelly
A Alegria do Movimento: como o exercício nos ajuda a encontrar felicidade, esperança, conexão e coragem / Kelly McGonigal ; traduzido por Thaís Cotts. – Rio de Janeiro : Alta Books, 2023.
256 p. ; 16cm x 23cm.

Tradução de: The Joy of Movement
Inclui índice.
ISBN: 978-65-5520-316-5

1. Autoajuda. 2. Exercícios. 3. Felicidade. 4. Esperança. 5. Conexão. 6. Coragem. I. Cotts, Thaís. II. Título.

2022-1752
CDD 158.1
CDU 159.947

Elaborado por Vagner Rodolfo da Silva - CRB-8/9410

Índice para catálogo sistemático:
1. Autoajuda 158.1
2. Autoajuda 159.947

Produção Editorial
Editora Alta Books

Diretor Editorial
Anderson Vieira
anderson.vieira@altabooks.com.br

Editor
José Ruggeri
j.ruggeri@altabooks.com.br

Gerência Comercial
Claudio Lima
claudio@altabooks.com.br

Gerência Marketing
Andrea Guatiello
andrea@altabooks.com.br

Coordenação Comercial
Thiago Biaggi

Coordenação de Eventos
Viviane Paiva
comercial@altabooks.com.br

Coordenação ADM/Finc.
Solange Souza

Direitos Autorais
Raquel Porto
rights@altabooks.com.br

Produtor Editorial
Thiê Alves

Produtores Editoriais
Illysabelle Trajano
Maria de Lourdes Borges
Paulo Gomes
Thales Silva

Equipe Comercial
Adriana Baricelli
Ana Carolina Marinho
Daiana Costa
Fillipe Amorim
Heber Garcia
Kaique Luiz
Maira Conceição

Equipe Editorial
Beatriz de Assis
Betânia Santos
Brenda Rodrigues
Caroline David
Gabriela Paiva
Henrique Waldez
Kelry Oliveira
Marcelli Ferreira
Mariana Portugal
Matheus Mello

Marketing Editorial
Jessica Nogueira
Livia Carvalho
Marcelo Santos
Pedro Guimarães
Thiago Brito

Atuaram na edição desta obra:

Revisão Gramatical
Alessandro Thomé
Lyvia Felix

Tradução
Thaís Cotts

Copidesque
Carol Suiter

Diagramação
Lucia Quaresma

Capa
Marcelli Ferreira

Editora afiliada à:

ASSOCIADO

Rua Viúva Cláudio, 291 – Bairro Industrial do Jacaré
CEP: 20.970-031 – Rio de Janeiro (RJ)
Tels.: (21) 3278-8069 / 3278-8419
www.altabooks.com.br — altabooks@altabooks.com.br
Ouvidoria: ouvidoria@altabooks.com.br

Para todos os professores de movimento que me inspiraram e para todos aqueles que se moveram comigo nas aulas ao longo dos anos, obrigada por compartilhar a alegria.

AGRADECIMENTOS

Escrever um livro é, de certa forma, um tipo de ultramaratona, e, como qualquer atleta de alta resistência, sozinha eu não teria alcançado a linha de chegada.

Em relação à publicação, devo muito ao meu agente, Ted Weinstein, que continua sendo um advogado e aliado incrível. Minha profunda gratidão também a toda a equipe da Avery e Penguin Random House. À minha produtora e editora, Megan Newman, obrigada por assumir este projeto. Você me desafiou a pensar alto, confiar na minha curiosidade e seguir as linhas mais fascinantes. Obrigada também à editora Nina Shield, pela paciência e orientação por meio do processo de revisão, e a Hannah Steigmeyer, por todo o apoio nos bastidores. Para Nancy Inglis e Janice Kurzius, obrigada, não somente por detectar os erros mas também por melhorar o texto. E a Lindsay Gordon e Casey Maloney, obrigada por sempre tornarem divertido o processo publicitário. Estou muito feliz por termos a oportunidade de trabalhar juntos ao longo dos anos.

Minha família começou a apoiar este livro antes que tivessem alguma ideia de que me tornaria uma professora de movimento ou uma escritora. Obrigada à minha mãe, Judith, por trazer para casa todos aqueles vídeos de exercícios comprados em bazares e por me colocar em aulas de dança e teatro musical. Obrigada ao meu pai, Kevin, por me levar e trazer de todas essas aulas e ensaios. E, para ambos, obrigada por demonstrar — e transmitir — uma devoção ao ensino. À minha irmã gêmea, Jane, obrigada por seu incentivo em tudo na vida e em particular pelo entusiasmo quanto ao tema deste livro. Manteve-me motivada mesmo quando eu não sabia como avançar. Ao meu marido, Brian, obrigada por ser um companheiro constante nessa ultramaratona do processo de escrita. Como qualquer bom parceiro, ofereceu apoio moral, me manteve focada durante a reta final e, quando eu estava exausta e sobrecarregada, relembrou-me de por que eu estava fazendo isso.

Estou emocionada por também ter a chance de agradecer publicamente a alguns dos professores de exercícios e dança que contribuíram tanto para minha felicidade e saúde mental ao longo dos anos. Há mais nomes do que eu consigo citar, mas incluem Barry Moore, Gerry Barney e Linda Polvere, que nutriram meu amor pela dança quando eu era mais jovem; os professores da HealthWorks em Boston na Commonwealth Avenue, onde tive as primeiras aulas de *kickboxing*; o corpo docente do departamento de dança da Universidade de Stanford; Judi Sheppard Missett, Margaret Richards e todos os outros pioneiros e referências que me inspiraram, incluindo os fundadores da Nia, Debbie Rosas e Carlos Rosas, assim como seus maravilhosos professores, com quem tanto aprendi; os fabulosos especialistas educacionais e dançarinos de Zumba com os quais tive a chance de dançar; os diretores do programa e a equipe internacional de apresentação da Les Mills; e os criadores de todos os programas que trazem alegria a tantas pessoas, incluindo BollyX, REFIT e 305 Fitness.

Um obrigada especial para as comunidades onde ensinei exercício em grupo ao longo dos anos, especialmente Stanford Aerobics and Yoga, onde conduzi minha primeira aula, no ano 2000, e continuei a ensinar; e à Sarah Ramirez, minha primeira professora na Nia, minha colaboradora favorita na divulgação da alegria do movimento e um indivíduo que personifica o significado de construir comunidade e escolher a esperança diante dos obstáculos.

Sobretudo, quero agradecer aos indivíduos que compartilharam suas histórias pessoais neste livro e às organizações que me permitiram escrever sobre elas. Obrigada por sua generosidade. Vocês tiraram um tempo para participar deste projeto porque queriam ajudar e encorajar outros. Nada poderia estar mais próximo do coração deste livro e do porquê de eu escrevê-lo. Espero que sintam que capturei algo verdadeiro e significativo sobre suas jornadas e o que vocês trazem ao mundo. E se este livro fizer a diferença na vida de outros, sua contribuição será uma das razões.

Sumário

Introdução   1

CAPÍTULO 1
O Barato da Resistência   9

CAPÍTULO 2
Ficar Viciado   33

CAPÍTULO 3
Alegria Coletiva   61

CAPÍTULO 4
Deixe-se Mover   89

CAPÍTULO 5
Superar Obstáculos   115

CAPÍTULO 6
Abrace a Vida   139

CAPÍTULO 7
Como Superamos   163

Pensamentos Finais   191

Nota da Autora sobre as Fontes   199

Notas   201

Índice   239

INTRODUÇÃO

Existem poucas memórias que me levam a olhar para trás e dizer com certeza: "Aquele foi o momento em que minha vida mudou." Um desses momentos aconteceu quando eu tinha 22 anos. Eu era aluna de graduação em Psicologia e me inscrevi em um seminário chamado A Psicologia da Timidez. Sempre fui uma criança tímida, e continuava a lidar com a ansiedade. Nosso projeto para o curso era atuar em algo que fosse importante para nós, mas que evitávamos por medo ou insegurança. Escolhi realizar o sonho de toda minha vida de me tornar professora de exercício em grupo. Cresci fazendo vídeos de treinos em minha sala de estar. Enquanto outras crianças fantasiavam sobre se tornarem a próxima Sally Ride ou Steven Spielberg, eu me imaginava conduzindo uma sala cheia de pessoas fazendo exercícios de step e polichinelos. No ensino médio, estudei língua espanhola e francesa porque li que era necessário falar três idiomas para ensinar aeróbica num resort do Club Med.

Naquele momento, eu estava de pé do lado de fora de um estúdio de exercício no *campus*, a poucos minutos de uma audição para lecionar no programa de aeróbica. Apesar de ter praticado por tantas horas, a ponto de poder realizar a coreografia enquanto dormia, sensações familiares de pânico inundavam meu organismo. Senti-me enjoada. Minhas unhas cavavam a palma de minhas mãos. Aquilo era tão importante para mim, que pensei que meu coração explodiria. Fui vencida pelo desejo de me resgatar de minha ansiedade crescente. Simplesmente ir embora, de volta para meu apartamento, e fingir que tudo aquilo nunca acontecera.

Lembro-me claramente desse momento, de estar do lado de fora do estúdio, querer correr — mas escolher ficar. Talvez você também tenha tido um momento como esse — um momento decisivo em que disse sim para algo que ao mesmo tempo sonhava e que o fazia se sentir aterrorizado. Ao olhar para trás, penso que uma das razões pelas quais fiquei foi que tudo o que aprendi sobre coragem provém de minhas formas favoritas de exercício. Do ioga, aprendi a respirar fundo e ultrapassar minha zona de conforto. Da dança, aprendi que não importa o quão preocupada e desanimada eu me sentia no início da aula, a música e o movimento me transportariam a um estado de otimismo. E de meus exercícios de cardio mais pesados, aprendi que um coração acelerado nem sempre é sinal de medo. Às vezes, é prova de que seu coração está sendo fortalecido.

A decisão de ficar e fazer a audição mudou minha vida, porque me colocou no caminho do ensino do exercício em grupo. Nas quase duas décadas desde então, ensinar se tornou uma fonte imensa de alegria e significado. Com o passar dos anos, vi repetidas vezes como o movimento poderia mudar o humor de uma pessoa, como poderia devolver alguém para o mundo com esperança renovada. Testemunhei como o exercício pode empoderar os participantes a sentirem sua própria força ou lhes dar permissão para se soltarem. Enquanto eu ensinava indivíduos de todas as idades e diferentes habilidades físicas, aprendia como o movimento poderia desempenhar tantos papéis. Era uma forma de praticar o autocuidado, uma oportunidade de enfrentar os desafios e um lugar para se fazer amigos. Muitas das turmas em que lecionei se tornaram comunidades que não somente se moviam juntas, mas também se apoiavam e celebravam uns aos outros. Nessas aulas, aprendi como é a alegria coletiva, tanto na sincronia de nossos passos quanto nos abraços em grupo quando um participante retornava depois de uma ausência prolongada. Liderar exercícios em grupo era tão gratificante, que nunca mais parei. Não era somente a satisfação de compartilhar a alegria do movimento que me mantinha ativa; era também como o movimento me ajudava. O exercício tem, em vários momentos de minha vida, me resgatado do isolamento e do desespero, promoveu coragem e esperança, me lembrando de como experimentar alegria, e me deu um sentido de pertencimento.

Minha história não é incomum. Ao redor do mundo, pessoas que são fisicamente ativas são mais felizes e mais satisfeitas com a vida. Isso é verdade independentemente de sua atividade preferida ser caminhar, correr, nadar, dançar, andar de bicicleta, esportes coletivos, levantar pesos ou praticar ioga. Pessoas que se exercitam regularmente têm um senso de propósito mais forte e vivenciam mais gratidão, amor e esperança. Elas se sentem mais conectadas às suas comunidades e são menos propensas a sofrer de solidão ou a ficar deprimidas. Esses benefícios são vistos ao longo de toda a vida. Aplicam-se a todos os níveis socioeconômicos e parecem ser culturalmente universais. Sobretudo, os benefícios psicológicos e sociais da atividade física não dependem de nenhuma habilidade física ou condição de saúde em particular, e foram manifestados em pessoas com dores crônicas, deficiências físicas, doenças físicas e mentais graves e até mesmo entre pacientes de unidades de cuidados paliativos. Essas benesses — de esperança e sentido de pertencimento — estão ligadas, antes de tudo, ao *movimento*, e não ao condicionamento físico.

A questão sobre como a atividade física contribui para a felicidade humana é o foco central deste livro. Comecei vasculhando pela ciência, ignorando os incontáveis estudos que mostram que pessoas que se exercitam são mais felizes, e, em vez disso, procurei estudos e teorias que pudessem esclarecer o motivo. Pesquisei em artigos acadêmicos nos campos mais variados, como neurociência, paleontologia e musicologia. Conversei com antropólogos, psicólogos e fisiologistas. Entrevistei atletas e profissionais do exercício. Visitei lugares onde as pessoas se movimentavam juntas — academias, estúdios de dança, parques e até mesmo um porta-aviões. Devorei livros de memórias e estudei etnografias para entender melhor o papel que o movimento tem exercido através das culturas e da história. Expandi minha busca para incluir obras de filósofos e estudiosos de religião. Baixei *podcasts* e entrei em grupos de redes sociais. Contactei amigos, família e desconhecidos, e pedi que compartilhassem suas experiências sobre movimento. Após quase todas as entrevistas, ouvi novamente parte da conversa gravada, não somente para conferir minhas anotações, mas porque queria ouvir suas histórias de novo. Muitas pessoas com as quais falei chegavam a chorar enquanto explicavam o que o movimento significava para elas. Na terceira vez, digitei: "Ela chorou ao me contar sobre isso." Percebi que essas são lágrimas de alegria, e a alegria do movimento é comovente.

Uma das primeiras coisas que descobri é que a explicação mais comum do motivo pelo qual o exercício nos faz felizes é simples demais. Os efeitos psicológicos do movimento não podem ser reduzidos a um pico de endorfina. A atividade física influencia muitas outras químicas cerebrais, incluindo aquelas que fornecem energia, aliviam preocupações e ajudam a criar laços com outras pessoas. Reduz a inflamação cerebral, o que, com o passar do tempo, pode proteger contra depressão, ansiedade e solidão. Exercícios regulares também remodelam a estrutura física do cérebro para torná-lo mais receptivo à alegria e à conexão social. Essas alterações neurológicas competem com aquelas observadas nos tratamentos mais avançados tanto para a depressão quanto para vícios. Os efeitos psicodélicos do exercício estão até mesmo incorporados em sua musculatura. Durante a atividade física, os músculos secretam hormônios na corrente sanguínea que deixam seu cérebro mais resiliente ao estresse. Os cientistas os chamam de "moléculas de esperança".

Ao olhar para as evidências, é difícil não concluir que nossa fisiologia foi projetada para nos recompensar pelo movimento. Mas por que a biologia humana estaria tão ajustada a nos encorajar a sermos ativos? Um primeiro palpite teria a ver com os benefícios do exercício para a saúde. Talvez o cérebro preste atenção no corpo, garantindo que estejamos ativos o suficiente para evitar um ataque cardíaco. No entanto, essa interpretação demanda uma perspectiva histórica muito breve sobre o valor da atividade física para a sobrevivência do ser humano. Seu médico deve encorajá-lo a se exercitar para controlar melhor sua glicemia, baixar a pressão arterial ou reduzir o risco de câncer. Porém, para a maior parte da existência humana, o propósito central do movimento não era prevenir doenças. A atividade física foi a forma como nós interagimos com a vida. Como o neurocientista Daniel Wolpert escreve: "Todo o objetivo do cérebro humano é produzir movimento. Movimento é a única maneira que temos de interagir com o mudo." Esse é o motivo pelo qual nossa biologia engloba tantas formas de recompensar o movimento. Em nível mais fundamental, recompensar pelo movimento é como nosso cérebro e corpo o encorajam a participar da vida. Se você está disposto a se movimentar, seus músculos lhe darão esperança. Seu cérebro orquestrará o prazer. E toda sua fisiologia se ajustará para ajudá-lo a encontrar a energia, o propósito e a coragem necessários para continuar.

Há também uma história mais complexa para contar por que o movimento é recompensador — uma que resulta da psicologia da felicidade humana. Seres humanos são programados para ter prazer em atividades, experiências e estados mentais que nos ajudam a sobreviver. Isso vai além de questões práticas óbvias, como comer e dormir, para incluir muitos dos traços psicológicos que nos definem como seres humanos. Gostamos de cooperar e encontramos realiza-

INTRODUÇÃO 5

ção no trabalho em equipe. Temos prazer em fazer progresso e nos orgulhamos daquilo com o que contribuímos. Criamos laços com pessoas, lugares e comunidades, e experimentamos satisfação por nos importarmos com eles. Até mesmo nossa habilidade de encontrar sentido na vida está enraizada na neurobiologia do prazer: histórias e metáforas captam o sistema de recompensa do cérebro, encorajando--nos a elaborar narrativas que nos ajudam a dar sentido a nossa vida. Os seres humanos não precisam recriar esses hábitos de felicidade a cada nova geração. Esses instintos estão enterrados em nosso DNA e ressuscitam em cada um de nós, tão fundamentais que são para nossa sobrevivência quanto as habilidades de respirar, digerir alimento e bombear sangue para nossos músculos.

A atividade física — seja por meio de exercício, exploração, competição ou celebração — nos deixa mais felizes porque estimula esses instintos. O movimento está entrelaçado com algumas das alegrias humanas mais básicas, incluindo a autoexpressão, a conexão social e o controle. Quando estamos ativos, acessamos prazeres inatos, desde a satisfação em sincronizar com a batida da música à emoção sensorial de se mover com velocidade, elegância ou poder. O movimento também pode satisfazer necessidades humanas fundamentais, como o desejo de se conectar com a natureza ou se sentir parte de algo maior que si mesmo. Os passatempos físicos para os quais somos mais atraídos parecem ter sido concebidos unicamente para aproveitar nossas forças individuais — as habilidades de persistir, suportar, aprender e crescer —, enquanto simultaneamente despertam nossos instintos para trabalharem juntos. Quando a atividade física é mais psicologicamente gratificante, é porque nossa participação tanto revela o bem em nós quanto nos permite testemunhar o bem nos outros. Essa é uma razão pela qual cada cultura coloca o movimento no centro de suas tradições mais alegres e significativas. Como observado pelo filósofo Doug Anderson: "O movimento tem o poder de nos levar integralmente ao que há de mais humano em nós."

Enquanto eu investigava as muitas ligações entre movimento e felicidade, este livro se tornou, por necessidade, uma exploração do que há de mais humano em nós. É a única maneira de entender as alegrias do movimento. E, talvez mais do que qualquer outra coisa, me recordei de que a felicidade humana floresce em comunidade. Os seres humanos evoluíram como criaturas sociais, e precisamos uns dos outros para sobreviver. Ao longo da história humana, o movimento — seja de trabalho, ritual ou de divertimento — nos ajudou a conectar, colaborar e celebrar. Hoje, a atividade física continua a nos unir e a nos lembrar o quanto precisamos uns dos outros. Isso foi uma espécie de revelação — o quanto os benefícios psicológicos individuais da atividade física dependem de nossa natureza social. O quanto a alegria do movimento é realmente a alegria da conexão.

Quando comecei a escrever este livro, pensei que poderia ser um guia de autoajuda, explicando como encontrar a felicidade por meio do exercício. Tornou-se algo maior: uma carta de amor ao movimento em todas as suas formas e também à natureza humana. De uma maneira estranha e maravilhosa, trabalhar neste livro me forneceu o mesmo efeito de engrandecimento que o movimento em si. Proveu-me um sentimento de esperança e comunhão. Mais de uma vez, após terminar de conversar com alguém para o projeto, eu disse em voz alta: "Amo os humanos. As pessoas são incríveis." Acredito que era algo de que meu coração precisava tanto quanto precisa de qualquer exercício cardiovascular. Talvez seja algo de que você precise também. Se assim for, espero que ler este livro lhe dê um pouco do que escrevê-lo me proporcionou. Espero que o encoraje a repensar por que o movimento é importante, que o inspire a se mover de maneiras que lhe tragam alegria e significado. E espero que, em algum momento, você feche este livro com o coração pleno. E que você se pegue pensando: *Quão maravilhosos, quão milagrosos, nós humanos podemos ser.*

Capítulo 1

O **BARATO** DA RESISTÊNCIA

Em termos simples, o barato da corrida pode ser considerado um atrativo às pessoas relutantes em iniciar uma atividade física. Em 1855, o filósofo escocês Alexander Bain descreveu o prazer de andar rápido ou correr como "uma espécie de intoxicação mecânica" que produz euforia semelhante à antiga adoração extasiante a Baco, o deus romano do vinho. Em sua autobiografia *Footnotes* [*Notas de Rodapé*, em tradução livre], o historiador cultural Vybarr Cregan-Reid também assemelhou sua euforia à embriaguez. "Ela é tão forte quanto um uísque falsificado. Ela faz você querer parar qualquer pessoa que estiver por perto para lhe dizer o quão bonita ela é, que mundo maravilhoso é este, não é ótimo estar vivo?" O corredor de trilhas e triatleta Scott Dunlap resume sua euforia da corrida desta forma: "Equipararia a dois Red Bull com vodca, três comprimidos de ibuprofeno mais um bilhete de loteria com prêmio de US$50,00 no bolso".

Enquanto muitos corredores preferem comparações com entorpecentes, outros comparam o barato a uma experiência espiritual. Em *The Runner's High* [*O Barato da Corrida*, em tradução livre], Dan Sturn descreve lágrimas correndo pelo seu rosto durante o 11º quilômetro de sua corrida matinal. "Cheguei o mais perto possível do que os místicos, xamãs e usuários de ácido tentam descrever. Cada momento se tornou precioso. Senti-me simultaneamente sozinho e completamente conectado." Outros ainda mostram paralelos não com o álcool ou com a religião, mas com o amor. Em um fórum do Reddit dedicado a explicar como é sentir o barato da corrida, um usuário postou: "Eu amo o que faço e amo todos que vejo." Outro apresentou: "É parecido a quando você deseja alguém e a pessoa diz que também gosta de você." A ultramaratonista Stephanie Case descreve seu brilho em meio a um percurso desta maneira: "Sinto-me conectada às pessoas ao meu redor, aos meus entes queridos e fico infinitamente positiva sobre o futuro."

Apesar de os corredores terem a reputação de exaltar o barato do exercício, esse efeito não é exclusivo da corrida. Uma alegria similar pode ser encontrada em qualquer atividade física prolongada, seja caminhar, nadar, pedalar, dançar ou praticar ioga. Entretanto, o barato somente aflora após um esforço significativo. Parece ser a forma de o cérebro recompensá-lo pelo seu esforço. Por que existe tal recompensa? E, o mais importante, por que isso o tornaria mais *amoroso*?

A teoria mais recente sobre o barato da corrida faz uma afirmação ousada: nossa habilidade de experimentar a euforia induzida pelo exercício está ligada à vida de nossos ancestrais mais antigos, como caçadores, necrófagos e coletores. Como o biólogo Dennis Bramble e o paleontólogo Daniel Lieberman escreveram: "Atualmente, a corrida de resistência é principalmente uma forma de exercício e recreação, mas suas raízes são tão antigas quanto a origem da espécie humana." O estado neuroquímico que torna a corrida gratificante pode ter originalmente servido como recompensa para manter os antigos humanos na caça e na coleta. O que chamamos de barato da corrida pode ter encorajado nossos ancestrais a cooperar e compartilhar os espólios de uma caçada.

Em nosso passado evolucionário, os humanos podem ter sobrevivido em parte porque a atividade física era prazerosa. Em nosso cenário moderno, esse mesmo êxtase — alcançado por meio da corrida ou de outra atividade física — pode melhorar seu humor e tornar a conexão social mais fácil. Compreender a ciência por trás do barato da corrida pode ajudá-lo a lucrar com esses efeitos, mesmo que seu objetivo seja se sentir mais conectado com sua comunidade ou achar uma forma de exercício que o deixe embriagado de amor e agradecido por estar vivo.

• • •

Em 2010, o antropólogo Herman Pontzer acordou sobressaltado, em sua barraca de acampar, pelo som do rugido de leões. Pontzer, que é agora professor na Universidade de Duke, estava acampado próximo ao Lago Eyasi, no norte da Tanzânia. O local do acampamento não era longe de Olduvai Gorge, onde uma das primeiras espécies de hominídeos a usar ferramentas, o *Homo habilis*, viveu há 2 milhões de anos. Pontzer estava na Tanzânia para observar a atividade física dos habitantes de Hadza, uma das últimas tribos de caçadores-coletores na África. Ele e sua equipe estavam no local do acampamento há apenas dois dias, e Pontzer ainda se acostumava com o ambiente. Ele estimava que o rugido dos leões não estaria a mais de 800 metros de distância. Pontzer tentou tirar o som da cabeça e voltou a dormir.

Na manhã seguinte, acordou às 6 horas e se juntou à equipe de pesquisa ao redor de uma fogueira. Enquanto ferviam a água para um café instantâneo e um mingau, um grupo de homens de Hadza entrou no acampamento carregando enormes pedaços da carcaça de um animal nos ombros. Esses homens ouviram os mesmos leões que acordaram Pontzer, mas, em vez de voltarem a dormir, deixaram o acampamento no escuro, seguiram os leões e pegaram sua presa, uma prática conhecida como pirataria de carne. "Nada o faz se sentir menos adaptado como homem", lembra Pontzer, "do que se sentar lá comendo sua tigela de mingau instantâneo enquanto cinco homens de Hadza voltam com um antílope recém-morto que roubaram de uma alcateia de leões."

Essa diferença brusca entre o estilo de vida dos Hadza e o dos ocidentais era exatamente o que Pontzer e seus colegas estavam estudando na Tanzânia. Os Hadza vivem em um ambiente próximo àquele em que os humanos modernos se desenvolveram, e a análise de seu

DNA revela que eles são uma das mais antigas linhagens humanas na Terra. Não são, de forma alguma, fósseis ambulantes. São tão evoluídos quanto qualquer ser humano que encontraríamos em qualquer lugar do planeta. Entretanto, sua cultura não mudou no mesmo ritmo acelerado de outras sociedades. Para os cerca de trezentos Hadza que ainda seguem um estilo de vida caçador-coletor, sua sobrevivência depende das estratégias similares àquelas dos humanos primitivos. Como um dos colegas de Pontzer me contou, se quiser compreender como era a vida humana em um passado distante, "isso é o mais próximo que se pode chegar". E se quiser entender o tipo de atividade física aos quais o corpo humano e o cérebro são adaptados, essa é a melhor maneira de ver isso em ação.

Os Hadza passam a maior parte do dia caçando e procurando por comida. Os homens saem de manhã, carregando tigelas feitas à mão e flechas com as pontas envenenadas para perseguir tudo, de pequenos pássaros a babuínos. (A primeira vez que Pontzer foi a uma caçada com dois homens de Hadza, eles seguiram durante horas o rastro de sangue de um único javali ferido.) As mulheres passam a manhã colhendo frutas silvestres e frutos de baobá e cavando tubérculos ricos em amido. Elas carregam mais de 9 quilos de comida de volta ao acampamento, então saem novamente à tarde. Como parte do projeto de pesquisa de Pontzer, sua equipe deu rastreadores de atividade e monitores de batimentos cardíacos a 19 homens e 27 mulheres de Hadza, e então registrou suas atividades do amanhecer ao anoitecer. Em um dia típico, os Hadza se dedicam a 2 horas de atividades moderadas a intensas, como correr, e outras horas mais de atividades leves, como caminhar. Não há diferença de níveis de atividade entre homens e mulheres, ou entre jovens e velhos. Quando muito, os Hadza se tornam mais ativos enquanto envelhecem. Compare isso com os Estados Unidos, onde um adulto médio se dedica a menos de 10 minutos de atividades moderadas a intensas por dia e a atividade física tem seu auge aos 6 anos de idade. Se o estilo de vida dos Hadza reflete a adaptação do corpo humano, algo deu seriamente errado para o resto de nós.

Vale a pena notar que os Hadza não demonstram os sinais de doenças cardiovasculares tão prevalecentes nas sociedades industrializadas. Comparados com norte-americanos de mesma faixa etária, os Hadza têm pressão sanguínea mais baixa e níveis mais saudáveis de colesterol, triglicerídeos e proteína c-reativa, medida de inflamação na corrente sanguínea que pode prever futuros ataques cardíacos. Esses sinais de saúde cardíaca são exatamente o que se esperaria encontrar em uma população com altos níveis de atividade física. Contudo, Pontzer me contou que ficou ainda mais impressionado com a aparente ausência de duas epidemias modernas entre os Hadza: ansiedade e depressão. Se isso tem qualquer coisa a ver com seu estilo de vida, é impossível dizer, mas não é difícil especular sobre. Nos Estados Unidos, a atividade física diária — como capturado por um acelerômetro — está correlacionada com um senso de propósito na vida. O acompanhamento em tempo real também mostra que as pessoas são mais felizes quando estão fisicamente ativas do que quando estão sedentárias. E nos dias em que as pessoas estão mais ativas que o normal, elas relatam maior satisfação com a vida.

Outros experimentos nos Estados Unidos e no Reino Unido forçaram adultos ativos a se tornarem sedentários por um período, somente para assistir a seu bem-estar definhar. Pessoas que se exercitavam regularmente, e que substituíram suas atividades físicas por atividades sedentárias por duas semanas, se tornaram mais ansiosas, cansadas e hostis. Dos adultos que reduziram aleatoriamente sua contagem de passos, 88% ficaram mais deprimidos. Após uma semana ficando mais sedentários, relataram um declínio de 31% na satisfação de vida. A contagem média diária de passos necessária para induzir sentimentos de ansiedade e de depressão e diminuir a satisfação com a vida é de 5.649. O norte-americano típico dá 4.774 passos por dia. Ao redor do mundo, a média é de 4.961.

Os humanos nem sempre foram caçadores e coletores. Há 2 milhões de anos, um grande evento climático resfriou a Terra e mudou a paisagem do leste da África. Áreas florestais se tornaram mais fragmentadas e se transformaram em bosques e prados abertos. À medida que o *habitat* mudava, mudava o suprimento de comida, forçando os primeiros humanos a viajar para longe à procura de animais, se alimentar de carcaças e colher plantas. Os antropólogos acreditam que esse foi um marco na evolução de nossa espécie — o momento em que a seleção natural começou a favorecer as características físicas que ajudaram nossos ancestrais a correr. Os humanos que sobreviveram foram aqueles cujos corpos podiam suportar a caça.

Correr não fossiliza, mas esqueletos sim, e o registro fóssil humano mostra claramente o aparecimento, ao longo dos últimos 2 milhões de anos, de adaptações anatômicas que tornaram possível correr. Os antepassados dos homens modernos andavam eretos há mais de 4 milhões de anos, mas esses hominídeos — que passavam uma parte de seu tempo em árvores — não tinham os pés adequados para correr. Seus pés eram flexíveis e curvos, com dedos longos para segurar galhos. Pés mais parecidos com os nossos, mais rígidos, sem formas de garras e mais capazes de empurrar o solo, apareceram primeiro em fósseis com datas de 1 a 2 milhões de anos. Isso é por volta do período em que começaram a encontrar esqueletos de *Homo erectus* com ossos de fêmur 50% mais longos que os dos hominídeos anteriores, assim como ombros mais largos e antebraços menores — todas as evoluções para uma forma humana que sustenta uma passada de corrida mais eficiente.

Deixe de lado os registros fósseis e podemos observar muitas características em seu próprio físico que o ajudam a correr. Grandes músculos glúteos e longos tendões de Aquiles nos impulsionam para a frente. Comparados a outros primatas, os humanos têm mais fibras musculares de contração lenta, que resistem à fadiga, e mais mitocôndrias nos músculos de corrida, permitindo-os consumir mais oxigênio como combustível. Nós também somos os únicos primatas a ter o ligamento nucal, a tira de tecido conectivo que fixa a base do crânio à espinha. Esse ligamento — compartilhado por outras espécies de corredores, como lobos e cavalos — impede sua cabeça de balançar enquanto corre. Todas essas adaptações sugerem que evoluímos para atletas de resistência. Porque a sobrevivência dos primeiros humanos dependia de viajar longe e rápido, você nasceu com ossos, músculos e juntas que o ajudam a percorrer o caminho.

David Raichlen, antropólogo da Universidade do Arizona, estava familiarizado com a ideia de que a seleção natural favorecia características que permitiam aos humanos correr. Seu próprio trabalho de graduação o ajudou a estabelecer a teoria, incluindo um artigo acadêmico de 2005 intitulado "Why is the Human Gluteus So Maximus?" ["Por que o Glúteo Humano é Tão Máximo?", em tradução livre]. Ele, porém, estava frustrado com o problema da motivação. A natureza pode construir um esqueleto que o faça correr com maior facilidade, mas sozinha não é suficiente para criar um atleta de alta resistência. O que poderia ter feito os primeiros humanos querer exercer tanto esforço? Quando muito, os humanos parecem predispostos a conservar energia. É um risco calórico se deslocar o dia todo, usando suas reservas de energia na esperança de capturar algo grande. Como Herman Pontzer disse, caçar e coletar é "um jogo de alto risco no qual a moeda é a caloria, e ir à falência significa a morte". Um estômago vazio seria suficiente para fazer uma pessoa persistir em uma caça de um dia inteiro ou aguentar as exigências da procura por comida do amanhecer ao anoitecer?

Raichlen é um corredor recreacional e começou a pensar sobre o barato da corrida. Ninguém surgiu com uma boa explicação sobre sua existência. E se a euforia não fosse algum subproduto fisiológico aleatório de correr longas distâncias, mas uma recompensa da natureza pela persistência? Seria possível que a evolução tivesse encontrado uma maneira de aproveitar a química de bem-estar do cérebro para tornar recompensador o exercício de resistência? Talvez, Raichlen refletiu, os primeiros humanos tenham ficado chapados para não morrer de fome. Ele raciocinou que tal recompensa neurológica teria a ver com duas coisas: aliviar a dor e induzir o prazer. Os cientistas há muito especulavam que as endorfinas estão por trás do barato da corrida, e estudos mostram que exercícios de alta intensidade causam um pico de endorfina. Mas Raichlen tinha em mente outro candidato, uma classe de químicas cerebrais chamada endocanabinoides, que são as mesmas químicas imitadas pela *cannabis* ou maconha. Os endocanabinoides aliviam a dor e melhoram o humor, o que se enquadra nos requisitos de Raichlen para recompensar o trabalho físico. E muitos dos efeitos da *cannabis* são compatíveis com as descrições de euforias induzidas pelo exercício, incluindo o desaparecimento repentino de preocupações e estresse, redução da dor, desaceleração do tempo e sentidos mais apurados.

A pesquisa anterior sugeria que o exercício poderia provocar uma liberação dessas químicas cerebrais, mas ninguém havia documentado isso durante uma corrida. Então Raichlen colocou corredores habituais em treinos de esteira em diferentes intensidades. Antes e depois de cada corrida, ele coletou sangue para medir os níveis de endocanabinoides. Andar devagar por trinta minutos não tinha efeito. Nem o exercício mais intenso, correndo ao esforço máximo. O *jogging*, entretanto, triplicou os níveis de endocanabinoides dos corredores. Além disso, a elevação nos endocanabinoides foi correlacionada com o barato autodeclarado pelos corredores. O palpite de Raichlen estava certo. O barato da corrida é um estímulo.

Por que o *jogging* elevou os endocanabinoides e andar devagar e correr em um passo exaustivo não? Raichlen especula que nosso cérebro nos recompensa por nos exercitarmos em intensidades similares àquelas utilizadas com sucesso para caçar e procurar comida há 2 milhões de anos. Se isso é verdadeiro, então a seleção natural também teria recompensado outros animais que caçam ou coletam de maneiras similares. Os cães, por exemplo, evoluíram para perseguir suas presas por longas distâncias. Raichlen decidiu colocar cães de estimação em sua esteira também, para ver se eles ficavam chapados. (Os lobos seriam melhores candidatos para o estudo, mas é mais fácil fazer os cães cooperarem.) Como um grupo de comparação, Raichlen recrutou furões de estimação. Furões selvagens são noturnos, caçam pequenos mamíferos que adormecem em suas tocas. Eles também se alimentam de pererecas, ovos de pássaros e outras fontes improváveis ou incapazes de conduzir os furões em uma perseguição cansativa.

A seleção natural não tinha motivo para recompensar os furões por resistência física — e aparentemente não o fez. Depois de trinta minutos de *jogging*, os cães mostraram níveis elevados de endocanabinoides. Os furões, apesar de trotarem na esteira a uma velocidade impressionante de 3 quilômetros por hora, não mostraram tais níveis.

O que tudo isso significa para o praticante de exercício recreacional de hoje? Para começar, sugere que a chave para desbloquear o barato da corrida não é o ato de correr por si só, mas sua intensidade moderada contínua. E, de fato, os cientistas documentaram um aumento similar nos endocanabinoides em pedalar, andar em uma esteira inclinada e em uma caminhada ao ar livre. Se quiser a euforia, você tem apenas que colocar tempo e esforço. Julia foi diagnosticada há 22 anos com uma formação genética rara de ataxia espinocerebelar, uma doença progressiva com sintomas que incluem problemas de equilíbrio, tremores e espasmos musculares. Ela é aposentada e vive sozinha, e uma das coisas mais importantes em sua vida é manter a mobilidade necessária para tomar conta de seus netos. Então, todas as manhãs ela caminha 500 metros e sobe 140 degraus no prédio onde mora. Sua família a ajudou a calcular a distância e montou uma lista de músicas para ela ouvir enquanto se exercita. Os outros moradores do prédio apoiam Julia quando a veem sair; carinhosamente dizem que ela está "na ronda". Essas sessões diárias desafiam Julia o suficiente para lhe causar o barato. Como ela explica: "Eu sinto um estímulo porque realmente gosto disso. Essa é a adrenalina que vocês sentem — os que caminham, os maratonistas —, acho que estou sentindo um pouco. Isso é heroína?"

Qualquer coisa que o mantenha em movimento e aumente sua frequência cardíaca é suficiente para acionar a recompensa da natureza por não desistir. Não há nenhuma medida objetiva de desempenho, passo ou distância que você deva alcançar, que determine experimentar uma euforia induzida pelo exercício. Você apenas tem que fazer algo que seja moderadamente difícil e manter isso durante pelo menos vinte minutos. Isso porque o barato da corrida não é um barato de *correr*. É um barato da *persistência*.

Se víssemos Jody Bender, gerente de recursos humanos de 30 anos, em uma de suas frequentes corridas pelo parque de seu bairro em Austin, Texas, uma das primeiras coisas que repararíamos é em sua perna direita. Diferentemente de sua perna esquerda, ela é coberta de tatuagens. Em toda a frente de sua coxa, um pégaso preto e branco abre suas asas. Do tornozelo ao joelho, há uma cabra azul musculosa com chifres curvos e uma crina dourada de pé em um campo de papoulas vermelhas. Um pé de coelho da sorte está tatuado próximo de seu pé direito. A distribuição desigual de tatuagens não é uma coincidência. Quando Bender tinha 23 anos, um derrame a deixou incapaz de sentir a sua perna direita. Ela estava em casa, tentando aliviar uma dor no pescoço com uma bolsa de água quente, quando foi dominada pela sensação mais estranha — como uma cobra se contorcendo pelo lado esquerdo de seu crânio. Quando levantou, percebeu que não conseguia andar direito. Sentia como se estivesse em um navio afundando. Conseguiu chegar ao banheiro, ficou violentamente mal, rastejou até a cama e desmaiou.

Bender agora sabe que a sensação parecida com a de uma serpente em seu crânio era sangue escorrendo pelo seu cérebro. Ela tem uma condição genética, displasia fibromuscular, que conduz a vasos sanguíneos anormalmente fracos e que se danificam facilmente. Quando esticava o pescoço, rompeu uma artéria, causando o derrame hemorrágico. Em uma imagem de ressonância magnética feita uma semana depois, pode-se ver um ponto branco do tamanho de uma bola de golfe do lado esquerdo do cérebro onde o sangue se acumulou. Depois do derrame, Bender era incapaz de sentir sua perna direita e o pé — era como se estivessem permanentemente dormentes. Seus médicos não estavam certos se ela recuperaria a sensibilidade. Um ano depois, ela conseguia andar, mas com frequência tropeçava e caía. Tomava anticoagulantes para reduzir o risco de um derrame futuro, e essas drogas deixavam qualquer acidente mais arriscado. Se ela se machucasse, seu corpo não seria capaz de controlar a perda de sangue. Um dia, enquanto passeava com seu cachorro, lembra-se de ter tropeçado e caído do lado de fora de seu apartamento. Caída na calçada, a palma de sua mão e o joelho sangrando, por terem sustentado a queda, Bender ficou determinada a aumentar sua estabilidade e sua resistência.

Ela iniciou uma fisioterapia mais intensa, embora seus médicos não tivessem certeza de que ajudaria. Em sua primeira sessão, o fisioterapeuta a colocou em um aparelho que avalia as condições posturais e de equilíbrio, pintado para simular uma cadeia de montanhas. Conforme a plataforma onde estava de pé rotacionou, Bender imediatamente caiu. Seu fisioterapeuta, um maratonista, pensou que correr em uma esteira seria bom para desenvolver seu equilíbrio. "Eu disse: 'Você está maluco? Eu vou cair de cara'", recorda Bender. Seu fisioterapeuta, no entanto, ficou ao seu lado, de forma que ela não caísse, e a encorajou a alternar caminhada com corrida, era como andar rápido. "Levou um mês de sessões de fisioterapia para fortalecer e correr quase 2 quilômetros. Depois de dois meses, seu fisioterapeuta a desafiou a correr 5 quilômetros na esteira. Em uma foto dessa sessão, Bender está sorrindo, com olhar confiante, e seu terapeuta a aplaude. "Estava tão surpresa por poder fazer isso", contou. "Achava que nunca chegaria àquele ponto."

Antes de seu derrame, Bender era decididamente uma não corredora. "Odiava correr. Não sei se alguma vez já corri quase 2 quilômetros em minha vida. Se tivesse que correr pela minha vida, provavelmente estaria em apuros." Agora ela corre quase todos os dias. Com frequência, leva seu cachorro, Cujo, com ela. ("Ele é o cachorro mais doce do mundo", afirmou Bender, que é grande fã de filmes de terror, quando olhei duas vezes para o nome. "É um excelente corredor. Ele me força a correr mais rápido.") Ela tem um armário cheio de tênis de corrida, e quando se arruma para correr, sempre coloca a meia e o tênis esquerdos primeiro. Desliza a meia esquerda pelo tato, então cuidadosamente puxa a meia direita pela visão, tentando imitar como a meia esquerda se ajusta. Repete com os tênis. A rotina leva vários minutos. É a única forma que consegue perceber se sua meia e seu tênis direitos estão colocados corretamente. "A falta de sensibilidade me fez ter mais bolhas, porque eu simplesmente não sentia esse lado. Corria por quilômetros com pedras no meu tênis direito, somente notando depois, quando via sangue nos meus pés."

Algumas vezes, quando está correndo, Bender reflete sobre sua jornada. "É geralmente ao final de uma longa corrida. Começo a pensar sobre onde estava e de onde vim", ela diz. "Algumas vezes, eu choro quando corro. Suponho que ninguém nota porque estou supersuada. Nunca sei se é o barato da corrida ou se simplesmente não acredito que sou capaz de fazer isso. Havia um tempo em que eu não era, e não faz tanto tempo assim. Estou tão orgulhosa de mim!" O parque onde Bender corre tem um caminho de terra através das árvores e um riacho que é difícil de cruzar. O terreno é irregular, com pedras em que é fácil tropeçar e uma eventual cobra para evitar. "Em algum ponto durante minha corrida, paro de olhar para o chão a minha frente. Deixo de procurar trilhas desniveladas, nozes no caminho ou um meio-fio na rua. Começo a olhar para a frente, muito mais longe. Levanto meus pés. Ganho confiança para saltar sobre o caminho desnivelado ou pular o meio-fio. E esse é normalmente o meu ponto certo."

No documentário *The Great Dance: A Hunter's Story* [*A Grande Dança: A História de um Caçador*, em tradução livre], cineastas registraram uma persistente caçada dos dias modernos. Um caçador chamado Karoha Langwane persegue um antílope por horas através do Deserto de Kalahari em um calor de 49°C. Craig Foster, um dos diretores do filme, esperava que os espectadores ficassem incomodados com a cena em que o antílope, perseguido à exaustão, cai em frente ao caçador, que então atravessa a lança no peito do animal. Entretanto, os espectadores estavam profundamente comovidos com a cena e pelo alívio no rosto de Karoha enquanto sua perseguição termina com a alegria de saber que poderia alimentar sua família e sua tribo. Como Foster contou a um repórter para a ESPN: "As pessoas estavam comovidas porque viam uma parte profunda e importante delas mesmas que nunca souberam que existia."

Testemunhar esse aspecto de nossa herança humana — a habilidade de persistir para que possamos sobreviver — pode ser uma experiência surpreendente. Mas também é algo que muitos corredores e atletas vislumbram diretamente quando escolhem superar a inércia que torna difícil começar ou a fadiga que tenta pará-los. Jody Bender me contou sobre uma recente viagem de caminhada que ela e seu marido fizeram ao Big Bend National Park no Texas. Por três dias, carregaram o peso de suas mochilas e percorreram mais de 24 quilômetros por entre as montanhas — algo que pareceria impossível antes, quando Bender estava na fisioterapia, esforçando-se para se manter na vertical naquele aparelho. Nessa caminhada, caiu algumas vezes. "Eu estava com calor, estava desconfortável, e tudo doía. Quase fiquei sem água", lembra ela. "Mas, no momento em que termina, você nem se lembra das partes desconfortáveis. Lembra-se daquele sentimento no final: Uau, eu disse que iria fazer isso, foi difícil mas eu não desisti, eu fiz, e isso é incrível!"

Persistência é a chave para experimentar o barato enquanto se exercita, mas talvez essa não seja a melhor forma de pensar sobre isso. Não persistimos para conseguir um pouco de recompensa química; o êxtase é criado em nossa biologia para que possamos persistir. A seleção natural nos dotou com uma maneira para perseguir nossos objetivos e prosseguirmos mesmo quando é difícil. O barato da corrida é a recompensa temporária que nos leva a nossos objetivos maiores. Para muitos, a experiência de perseverar é parte do que dá sentido ao movimento e o que torna a experiência recompensadora. Isso é menos anunciado, mas possivelmente o efeito colateral mais duradouro do barato da persistência: você começa a vivenciar como alguém que insiste e continua quando as coisas ficam difíceis. Sete anos após seu derrame, é assim que Jody Bender se vê agora. Ela atribui muito da confiança que desenvolveu à corrida. "Sei quem eu sou", disse. "Não sei o que fazia antes."

• • •

Os neurocientistas descrevem os endocanabinoides como a química do "não se preocupe, seja feliz", que nos fornece a primeira pista sobre o que o barato do exercício faz ao cérebro. As áreas do cérebro que regulam a resposta ao estresse, incluindo a amígdala e o córtex pré-frontal, são ricas em receptores de endocanabinoides. Quando as moléculas de endocanabinoides se ligam a esses receptores, reduzem a ansiedade e induzem a um estado de contentamento. Os endocanabinoides também aumentam a dopamina no sistema de recompensa do cérebro, que alimenta ainda mais o sentimento de otimismo. Como o corredor Adharanand Finn observa: "Podem ser somente químicas injetadas em seu cérebro, mas, ao final de uma longa corrida, tudo parece estar certo no mundo."

Outra forma de compreender a ação dos endocanabinoides é observar o que ocorre quando eles são inibidos. A droga rimonabanto, agora proibida para perda de peso, bloqueia os receptores de endocanabinoides, uma forma efetiva de suprimir o apetite. Em testes clínicos, a droga levou a um alarmante aumento de ansiedade e depressão, assim como a quatro suicídios. Os efeitos adversos no humor eram tão persuasivos e severos, que a droga foi retirada do mercado europeu e nunca foi aprovada nos Estados Unidos. Em um experimento potencialmente imprudente, Hamilton Morris, repórter da *Vice,* conseguiu obter o rimonabanto para descobrir como seria o efeito contrário do barato da maconha. Assim Morris descreve os efeitos de uma dose de 60 mg: "Nunca me senti tão para baixo em minha vida." Ele foi assolado por ansiedade, náusea e ficou prestes a chorar sem razão aparente. Quando o experimento de Morris acabou, sua recuperação poderia ser confundida com a do barato da corrida. "As comportas dos neuroquímicos se abriram, e há um rebote de euforia inimaginável", escreveu Morris. "Todas as noites eu ando pela rua, tranquilo e otimista, pronto para cumprimentar estranhos."

O rimonabanto ainda pode ser adquirido para pesquisa científica, e, inclusive, se você der a droga a roedores que amam correr, ela diminuirá as corridas na roda. (Em um experimento parecido, foi dado a alguns ratos o THC, ingrediente psicoativo da *cannabis,* em vez de rimonabanto. O THC não teve nenhum efeito sobre o quanto eles corriam, mas é sempre possível que tenha levado a algumas experiências interessantes na roda.) Bloquear os endocanabinoides também elimina dois benefícios do barato da corrida: menos ansiedade e maior tolerância à dor. Os ratos tipicamente temem um novo ambiente, mas depois de uma corrida na roda, estão consideravelmente mais corajosos quando colocados em uma caixa escura desconhecida. Eles mostram também menos desconforto físico — pular e lamber as patas traseiras — quando colocados em uma chapa quente. Se for injetada uma droga parecida com rimonabanto antes de correrem, eles não conseguem esses benefícios. Em vez disso, apenas agem tão assustados e angustiados como qualquer rato que não se exercitou.

Essas descobertas fornecem evidências adicionais de que os endocanabinoides tornam a corrida recompensadora. Também levantam possibilidades intrigantes sobre os efeitos psicológicos de seus exercícios diários. É fácil notar e apreciar o auge da euforia, mas talvez não reconheçamos como a química básica do cérebro nos prepara para o que acontece depois. O National Study of Daily Experiences monitorou a atividade física e o humor de mais de 2 mil adultos nos Estados Unidos, com idades entre 33 a 84, por 8 dias. Todas as noites, eles ligavam para os participantes e perguntavam sobre os eventos mais estressantes do dia. Nos dias em que as pessoas foram ativas, os eventos estressantes — como conflito no trabalho e tomar conta de uma criança doente — tornaram-se menos que um obstáculo ao seu bem-estar mental.

Em experimentos de laboratório, o exercício pode até mesmo o tornar imune a ataques de pânico tipicamente induzidos por CCK-4, uma droga que dispara ansiedade severa e sintomas físicos como coração acelerado e falta de ar. O efeito de se exercitar por trinta minutos antes de ser exposto ao CCK-4 é equivalente a tomar um benzodiazepínico como Lorazepam, mas sem os efeitos colaterais sedativos. Pense deste modo: atividade física pode neutralizar a ansiedade que foi literalmente injetada em sua corrente sanguínea. Não sou uma pessoa que gosta de acordar cedo, mas aprendi a me arrastar para fora das cobertas, cambalear até a cozinha para o café e me exercitar antes de fazer qualquer outra coisa. Para mim, é uma estratégia de sobrevivência. Quero encarar o dia como a versão de mim mesma que assume o controle do tempo quando eu termino o meu treino: mais corajosa, mais otimista e pronta para encarar quaisquer desafios que estejam à espera.

Niki Flemmer, enfermeira clínica de 37 anos de Seattle, entrou em uma rotina diária de 5 quilômetros de corrida na esteira da academia. Ela estava enjoada de fazer o mesmo treino sozinha o tempo todo, quando ouviu sobre um estúdio local que oferecia grupos em esteiras e aulas de remo. "Parecia difícil, e eu ainda não sabia se aguentaria a intensidade", lembra. Ela também estava em um momento na vida em que estava comprometida a fazer coisas que a intimidavam, então decidiu conferir o estúdio.

Durante a aula, todos trabalham em um passo que seja desafiante. Uma pessoa pode correr 2 quilômetros em 7 minutos ou 2 quilômetros em 15 minutos. Flemmer estava encantada ao descobrir que, em um ambiente de grupo, o mesmo movimento físico significa algo diferente do que quando ela se exercita sozinha. Parece que todos na aula estão à procura de um objetivo coletivo, colocando esforços não somente em si mesmos, mas também para apoiar um ao outro. Uma das partes favoritas do treino é quando o instrutor chama para um exercício intenso e ela olha para a pessoa que está na esteira próxima e diz: "Vamos arrasar!" "Quando vejo vinte pessoas dando tudo de si, muitas vezes fico tão emocionada, que fico com lágrimas nos olhos."

O estúdio é revestido de espelhos, e durante um treino recente, Flemmer fez contato visual com um homem na esteira atrás dela. "Tivemos aquele momento de conexão absoluta, com gestos que indicavam que estávamos torcendo um pelo outro. Senti-me grata. Grata por ele e sua habilidade de se mostrar por si mesmo e pela capacidade humana de se conectar." Esse sentimento permanece até depois do fim da aula. "Sinto-me mais corajosa em público, para fazer contato visual e interagir mais com as pessoas", contou. "Ajuda-me a perceber que todo mundo quer uma conexão. Mesmo que não admitam, as pessoas gostam quando você sorri para elas."

A confiança social pode ser um efeito colateral surpreendente da transpiração, mas a química do barato da corrida nos prepara para conectar. Em uma resenha de 2017 sobre como o sistema de endocanabinoides funciona no cérebro, cientistas identificaram três coisas que o potencializam de forma viável: intoxicação por *cannabis*, exercício e conexão social. Os três estados psicológicos mais fortemente ligados a baixos níveis de endocanabinoides? Abstinência de *cannabis*, ansiedade e isolamento. Os endocanabinoides não se resumem a não se preocupar e ficar feliz; eles também ajudam a nos sentir próximos dos outros. Níveis elevados dessas químicas cerebrais aumentam o prazer decorrente de estar junto de outras pessoas. Eles também reduzem a ansiedade social que interfere na conexão. E, assim como inibir os endocanabinoides elimina a euforia do corredor, também retira o desejo ou a habilidade de se conectar com os outros. Dar aos ratos um bloqueador de endocanabinoides os faz sentir menos interessados em socializar com outros. Em ratos, faz com que as novas mães negligenciem seus filhotes.

A euforia de um corredor faz o oposto: ajuda a nos unirmos. Muitas pessoas me contaram que usam a corrida como uma oportunidade de se conectar com amigos e entes queridos. John Cary, escritor de 41 anos e pai de dois filhos, lembra-se afetuosamente de levar sua filha mais nova para as corridas. Ele colocava a cadeirinha de carro em um carrinho de corrida, a empurrava morro acima e ao longo de trilhas ao ar livre de sua cidade natal, Oakland, na Califórnia. Algumas vezes, eles faziam sons de animais, e outras vezes ele contava a ela sobre todas as pessoas que a amavam. "Durante o percurso de uma corrida, consigo nomear de cinquenta a sessenta pessoas da vida dela. Se ela está processando ou não, é outra questão, mas eu simplesmente amo esse tempo que temos juntos."

Também ouvi de muitas pessoas que dependem de um treino diário para serem mais carinhosas com seus pais ou parceiros. Depois do exercício, retornam para suas famílias revigoradas e prontas para se conectar. Como nota um corredor: "Minha família às vezes me manda correr, porque sabem que voltarei uma pessoa muito melhor." Um estudo descobriu que, nos dias em que as pessoas se exercitam, relatam interações mais positivas com amigos e família. Entre pessoas casadas, quando se exercitam juntas, ambos os parceiros relatam maior proximidade posteriormente naquele dia, incluindo se sentir amado e apoiado.

Quando me deparei com a ligação da pesquisa dos endocanabinoides com conexão social, pensei sobre outra coisa que o antropólogo Herman Pontzer me contou sobre como os primeiros humanos se adaptaram a um ambiente em mudança. Ele estava convencido de que correr não é o único fator que os ajudou a sobreviver. "Se tivesse que escolher um comportamento que marca o início de caçar e coletar, esse é o acontecimento decisivo", disse. "É compartilhar."

Caçar e coletar, tanto como é feito entre os Hadza hoje e como imaginamos que era feito centenas de milhares de anos atrás, são uma divisão de tarefas. Alguns membros do grupo saíam para caçar, enquanto outros realizavam um trabalho mais seguro de procurar por plantas. "Você reúne aquilo no final do dia, compartilha, e todos têm o suficiente para comer", disse Pontzer. Os grupos que eram melhores em compartilhar eram mais propensos a sobreviver, e a seleção natural começou a favorecer não somente características que melhorassem a resistência física, como ossos da perna maiores, mas também as que incentivavam a cooperação em grupo. É por isso que os humanos têm a parte branca dos olhos tão grande; ela ajuda a nos comunicar por meio do contato visual.

Outra adaptação semelhante é a recompensa neurobiológica por compartilhar e cooperar, na qual parece espantosamente com o barato da corrida. A cooperação mútua ativa regiões do cérebro ligadas à recompensa, liberando um coquetel químico de bem-estar de dopamina, endorfinas e endocanabinoides. Chame de um barato da cooperação: sinta-se bem em trabalhar com outros em direção a um objetivo compartilhado. Estudos de imagens cerebrais mostram que, quando se vê o rosto de alguém com quem cooperou anteriormente, seu sistema de recompensa é reativado. De um ponto de vista evolucionário, esse é o alicerce neurobiológico da confiança. É também um tipo de barato antecipado. Não há dúvida de que isso é parte do porquê de Niki Flemmer ter experimentado tanta alegria em seu grupo de corrida e nas aulas de remo. O sistema de recompensa do seu cérebro dispara assim que pisa na academia e vê o rosto de alguém que a cumprimentou ou encorajou em um treino anterior.

Compartilhar também pode ser um prazer que atrai as pessoas a se exercitar em grupos. Uma mulher que pratica *jiu-jitsu* me contou que uma de suas partes favoritas do treino é a tradição de compartilhar equipamentos. "As academias de *jiu-jitsu* são como uma família, e o equipamento compartilhado é importante. É como você é acolhido." Seu primeiro quimono, a pesada camisa de algodão que os praticantes vestem, foi emprestado de um amigo. Seu protetor bucal foi um presente de outro estudante da academia. Aceitar o que é oferecido é parte de como se encaixa. "Está tudo bem se você ainda não tem alguma coisa", disse. Isso dá a outros uma chance de deixar você saber: "Estamos aqui para você."

As noites em Hadzaland são passadas ao redor de fogueiras. É hora de descontrair depois de um dia de caçadas arriscadas e concentrada procura de alimentos. Os cientistas dirão que sentar ao redor de uma fogueira encoraja o vínculo social. O calor, as chamas tremulantes e os sons crepitantes nos puxam para um estado mais receptivo aos prazeres de se conectar com outros. Enquanto pensava sobre os rituais noturnos dos Hadza, comecei a imaginar: e se a euforia do corredor faz algo parecido? Poderia o resplendor da atividade física fazer se sentir mais amigável e cordial sobre as pessoas com quem compartilha sua vida? E fazer com que, no final do dia, nos agruparmos para compartilhar histórias e uma refeição se torne ainda mais gratificante?

Pareceu-me que o barato da corrida impulsionado por endocanabinoides não somente tornaria caçar e procurar alimentos mais agradável. Ao prepará-lo para conectar, o barato também tornaria mais recompensador compartilhar os espólios com a tribo. Um experimento na Universidade La Sapienza, em Roma, sugere que a atividade física pode ter esse efeito. Os participantes jogaram um jogo de economia que requisitava a contribuição de dinheiro para uma associação comunitária. Quanto mais contribuíssem, mais todas as partes se beneficiariam. Os participantes que se exercitaram por trinta minutos antes de jogar compartilharam mais do que quando participaram do mesmo jogo sem se exercitar primeiro.

Apresentei minha hipótese — a de que o barato da corrida encoraja cooperação e vínculo — ao antropólogo David Raichlen. Ele considerou ser plausível que os endocanabinoides induzidos pelo exercício contribuem para a coesão social. Na verdade, ele estava ansioso para executar um estudo que observasse que mesmo se exercitar com outros levaria a um aumento maior de endocanabinoides do que se exercitar sozinho. Mas eu estava muito mais interessada em outra possibilidade — a de que estar fisicamente ativo pode potencializar o barato da cooperação e nos ajudar a extrair ainda mais alegria do trabalho em equipe ou de ajudar os outros. Ao que me parece, não fui a primeira a considerar essa questão. Quando se junta o barato da corrida com o barato do ajudante, as recompensas vão além de um treino mais satisfatório. Corredores se tornam uma família, comunidades são cuidadas, e humanos encontram sua tribo.

• • •

Nykolette Wallace, administradora do Serviço Nacional de Saúde, de 35 anos, corria pelas ruas do sudeste de Londres em uma tempestade torrencial. Não se esperava chuva forte no final daquela tarde, e ela não estava vestida para esse clima. Seu casaco e sua capa de beisebol eram uma defesa inadequada contra o dilúvio, e logo ela estaria encharcada. Wallace corria com um grupo de voluntários pela GoodGym, uma organização baseada em Londres que combina corridas com projetos comunitários. O grupo estava correndo pelo bairro de Wallace, Lewisham, para o Goldsmiths Community Centre, que disponibiliza aos moradores locais pré-escola, grupos de oração, aulas de dança de salão, almoços com frango e bingo e suporte à abstinência. No caminho para o centro, o grupo correu direto para a casa de Wallace, e ela estava tentada a abandoná-los para se secar e se aquecer. Mas havia tanta camaradagem, que ela não queria ir embora. "Nós, os humanos, nos queixamos muito: 'Está chovendo, quero entrar.' Todos estávamos lá fora, ainda rindo e conversando", ela lembra. "Estávamos fazendo algo bom porque queríamos fazer. Nada mais importava."

O fundador da GoodGym, Ivo Gormley, costumava assistir aos alunos correndo para lugar algum nas esteiras das academias e pensar: *Que desperdício de energia.* Ele imaginou se havia uma maneira de utilizar essa energia. Como um primeiro experimento, Gormley enviou corredores voluntários para visitar idosos isolados socialmente em Londres. De acordo com dados do governo, metade dos idosos no Reino Unido diz que a televisão e os animais de estimação são suas únicas companhias, e que muitos saem de casa menos de uma vez por semana. Duzentos mil idosos na Inglaterra e no País de Gales não falam com um amigo ou familiar há mais de um mês. Como uma pessoa que pediu visitas de um voluntário da GoodGym explicou: "Seria muito bom ver outro ser humano. Meus únicos amigos são as pessoas na TV." Os idosos que recebem visitas ganham o título de "treinadores". Seu papel é manter os corredores motivados lhes dando algum lugar para ir. Os corredores fazem ligações regulares para seus treinadores e, quando necessário, ajudam na casa, como a trocar lâmpadas, por exemplo. Com o passar do tempo, essas visitas se tornam amizades reais. Mais de uma vez, quando um treinador ficou doente, os corredores da GoodGym foram os únicos visitantes no hospital — e, no momento da alta, eles são os que frequentemente levam os treinadores de volta para casa. Algumas vezes o jogo vira, e é o treinador que aparece para apoiar um corredor da GoodGym.

Conforme a GoodGym cresceu, a organização expandiu seu alcance ao conectar corredores com outros voluntários em seus bairros e os enviando para todos os tipos de projetos em suas comunidades. Cada corrida de grupo começa com um aquecimento, onde aprendem mais sobre a missão do dia. Então correm dois ou mais quilômetros para a localização do projeto, mantendo um passo que os permite conversar e compartilhar histórias. Um seguidor específico acompanha o grupo para ter certeza de que ninguém se perca. A GoodGym também adicionou grupos de caminhada para aqueles que precisam ou preferem um passo mais lento. Uma vez no local, devem classificar doações, retirar ervas daninhas, organizar a brinquedoteca do bairro ou, como um grupo fez recentemente, cozinhar espaguete à bolonhesa e preparar camas para os desabrigados. No dia em que o grupo local de Wallace ficou encharcado na chuva a caminho do Goldsmiths Community Centre, os voluntários lixaram portas e batentes para prepará-los para a pintura nova. Ocupada esfregando a lixa na madeira, Wallace se esqueceu do frio, das roupas úmidas e dos tênis ensopados. Quando a chuva parou, os corredores distribuíram panfletos pela vizinhança para a próxima feira de Natal do centro, onde os locais podem saborear vinho quente e torta de carne e fazer algumas compras de Natal. Depois de sua caminhada de volta, os voluntários da GoodGym relaxaram com um alongamento e fizeram planos para sua própria reunião de Natal em um *pub* do bairro.

Antes da GoodGym, Wallace corria somente para condicionamento físico, uma vez a cada dois meses. Agora ela corre semanalmente com seu grupo. "Todas as vezes que eu pego um trem, posso ver algo que fiz", diz Wallace. Uma de suas tarefas em grupo preferida foi plantar tulipas, narcisos e violetas em uma nova floreira do lado de fora do principal shopping da vizinhança. Quando visitou sua avó logo depois, sua avó perguntou: "Você viu aqueles vasos de plantas enormes do shopping Lewisham?" Wallace também tem um treinador no bairro, um homem de 75 anos que vive sozinho. Em sua primeira visita, ela estava nervosa, imaginando: *E se ele não gostar de mim? E se não tivermos nada para falar?* Ela previu passar 15 minutos, mas acabou ficando uma hora, conversando sobre a vida, livros, filmes de artes marciais e a série de documentários *Planeta Azul*. "Não pensei que tivéssemos tanto em comum", contou. "Um dia eu lhe disse: 'Estou muito feliz por nos darmos bem', e ele disse a mesma coisa."

Wallace está surpresa com o quão fortes seus laços com seu grupo de corrida local se tornaram. Ela os chama de sua família GoodGym. Quando ouviu pela primeira vez sobre a GoodGym, estava em um momento da vida no qual se sentia presa em sua rotina diária. Mãe solo com uma filha adolescente, não tinha muitos amigos fora seus colegas de trabalho, e ansiava por um senso de comunidade maior. No aniversário de um ano de sua primeira corrida com a GoodGym, ficou emocionada apenas por pensar sobre o quanto seus colegas corredores passaram a significar para ela. "Sei que posso procurar essas pessoas para qualquer coisa", disse. "Eu nunca tive isso realmente." Um dos colegas corredores de Wallace, de Lewisham, diz que a missão original da organização pode ter sido acabar com o isolamento social entre os idosos, mas muitos dos voluntários se sentiam igualmente isolados antes de ingressarem na GoodGym. A organização se tornou uma maneira de transformar estranhos que por acaso moram perto um do outro em uma comunidade unida.

Recentemente, uma corredora da GoodGym de Hounslow, Remy Maisel, que estava se recuperando de uma amigdalite, tuitou: "Hoje à noite a @goodgym veio ME resgatar! Estou em casa doente e muito triste por sentir falta do meu grupo de corrida, até que @GGHounslow veio até mim com minhas guloseimas preferidas para enfrentar mais um dia de repouso. Obrigada, pessoal." A foto que acompanhava o tuíte mostrava macarrão com queijo, um *muffin* de chocolate branco com framboesa e um cartão de melhoras. Seu tuíte me lembrou que compartilhar comida é uma parte muito profunda e primitiva de como sabemos que pertencemos a uma tribo. Sua tribo estava se certificando de que ela estava alimentada. Quão estranho e adorável é a evolução do barato da corrida poder ter algo a ver com essa parte da natureza humana. Quão maravilhoso é, por nos exercitar ou voluntariar em grupos, poder estabelecer amizades que nos nutrem!

AO REFLETIR SOBRE O BARATO DA CORRIDA, o ultramaratonista Amit Sheth escreveu: "Helen Keller disse: 'As melhores e mais bonitas coisas do mundo não podem ser vistas ou sequer tocadas. Devem ser sentidas com o coração'. A experiência do êxtase enquanto corre é uma delas." Quando li isso, pensei que ele poderia ter descrito com a mesma facilidade a alegria do pertencer. É uma união intrigante, correr e fazer parte. Por que nosso cérebro tão prontamente liga atividade física e conexão social? E por que a biologia do barato da corrida coincide de modo tão próximo com a neuroquímica da cooperação? Qualquer que seja a razão, é assim que evoluímos. Somos capazes de persistir, por nós mesmos e uns pelos outros. Seja perseguindo o jantar, empurrando um carrinho morro acima ou fazendo tarefas para um vizinho, podemos obter alegria no esforço. E, quanto mais fisicamente ativo for, mais recompensadoras essas experiências se tornam. Isso é porque uma das maneiras pelas quais o exercício regular muda seu cérebro é aumentando a densidade de pontos de ligação para os endocanabinoides. Seu cérebro se torna mais sensível a qualquer prazer que ative o sistema de endocanabinoides: pode absorver mais alegria. Isso inclui a euforia do corredor, que ajuda a explicar por que as pessoas acham o exercício mais agradável quanto mais o fazem. E também inclui prazeres sociais, como compartilhar, cooperar, jogar e criar laços. Dessa maneira, o exercício regular pode diminuir seu limite para se sentir conectado com outros — permitir sentimentos de proximidade mais espontâneos, companheirismo e pertencimento, seja com família, amigos ou estranhos.

Em um primeiro momento, o barato da corrida parece um antídoto improvável para o isolamento social. E, assim, a recompensa neurobiológica que impediu nossos ancestrais de morrerem de fome pode agora nos salvar de uma fome mais urgente na sociedade moderna — a solidão. A ligação entre atividade física e conexão social oferece uma razão convincente para ser ativada. Também serve como um lembrete importante de que nós, humanos, precisamos um do outro para prosperar.

Capítulo 2

FICAR VICIADO

No final dos anos 1960, o psiquiatra Frederick Baekeland, do Brooklyn, tentava recrutar praticantes de exercícios para um estudo do sono. Seu último experimento havia mostrado que o exercício ajuda as pessoas a dormirem mais profundamente, e ele queria testar se cessar o exercício interferiria em um sono profundo. Tudo de que precisava era encontrar praticantes regulares de exercícios que estivessem dispostos a parar por trinta dias. O problema foi que ninguém se inscreveu para o estudo.

Baekeland tentou oferecer mais dinheiro — consideravelmente mais do que pagou aos participantes no passado. Como escreveu mais tarde: "Muitos possíveis sujeitos, especialmente aqueles que se exercitavam diariamente, afirmaram que não parariam de se exercitar por nenhuma quantia em dinheiro." Aqueles que eventualmente se sentiram atraídos a se inscrever reclamaram não somente de um sono pior, mas de sério desconforto psicológico induzido por aquilo que eles viram como privação de exercícios.

Esse estudo, publicado em 1970, é amplamente considerado o primeiro documento científico sobre a dependência do exercício. Desde então, diversos estudos mostraram que, para quem se exercita regularmente, perder um único treino pode levar à ansiedade e irritabilidade. Três dias sem exercício induz a sintomas de depressão, e uma semana de abstinência pode causar distúrbios severos de humor e insônia. O cientista húngaro do exercício Attila Szabo declarou que experimentos mais prolongados de privação de exercícios são "inúteis". Mesmo se conseguisse recrutar participantes, argumentou, dedicados praticantes de exercícios iriam, como viciados, trapacear e mentir sobre isso.

A dependência é uma analogia popular tanto para entusiastas do exercício quanto para pesquisadores. Essa analogia se mantém de algumas formas. A atividade física pode ser psicodélica, afetando os mesmos sistemas neurotransmissores que drogas como a *cannabis* e a cocaína. Quando os praticantes de exercícios alegam ser viciados que precisam de uma dose, esse barato é claramente parte do que buscam. Entusiastas do exercício também demonstram certas peculiaridades mais comumente associadas à dependência química. Assim como os alcoólatras são facilmente distraídos pela presença de vinho ou uísque, as pessoas que se exercitam regularmente mostram um viés de atenção em direção a qualquer coisa relacionada a treino. Esse fenômeno — conhecido como *captura de atenção* — revela um cérebro que sempre procura por uma oportunidade de satisfazer um hábito favorito. Paralelos ainda mais convincentes podem ser vistos em estudos de neuroimagens. Por exemplo, quando viciados em exercícios autoproclamados veem imagens de pessoas treinando, seus circuitos de desejo do cérebro disparam de maneira idêntica ao que ocorre quando se mostram cigarros a um fumante. Uma pequena porcentagem de praticantes de exercício também mostra sintomas de dependência psicológica ao concordar com declarações como "O exercício é a coisa mais importante na minha vida" e "Conflitos surgiram entre mim e minha família e/ou meu parceiro sobre a quantidade de exercícios que pratico". Uma corredora de longa distância de 46 anos contou aos pesquisadores que correu com o tornozelo quebrado por dois anos, em vez de fazer o repouso necessário para deixar os ossos cicatrizarem. Quando perguntaram a ela se algo a impediria de correr, disse: "Suponho que pararia se alguém me acorrentasse."

Esses estudos sugerem que a atividade física se aproveita da mesma capacidade de viciar das substâncias com maior poder viciante. Considerar as similaridades entre o exercício e o vício pode nos ajudar a entender como a atividade física altera o cérebro. Também ajuda a explicar por que ela se torna mais recompensadora quanto mais se pratica. Entretanto, existem limites para a analogia entre exercício e dependência. Muitos entusiastas do exercício não sofrem de uma dependência que interfere em sua saúde ou em sua vida. O que têm, em vez disso, é um relacionamento com o exercício que envolve desejo, necessidade e comprometimento. Quando se trata da paixão que professam por sua atividade física favorita, podem existir comparações melhores ao de abuso de substâncias. O fato de que as pessoas se viciam em exercício não é, por fim, uma história clássica de dependência. Se o exercício é uma droga, ele se assemelha mais a um antidepressivo. E, para muitos de nós — inclusive eu —, ficar viciado em exercícios não aponta para sua natureza intrinsecamente viciante, mas à capacidade de nosso cérebro de se agarrar a um relacionamento que é bom para nós.

$$\bullet \ \bullet \ \bullet$$

Há mais de uma década, cientistas tentam desenvolver uma pílula que imite os benefícios fisiológicos do exercício. Em vez de treinar, você ingeriria uma droga que produz muitas das mesmas alterações moleculares em seu corpo, como em um treino extenuante. Nem todos estão convencidos de que essa é uma busca válida; o biólogo Theodore Garland Jr. contou a um jornalista do *New Yorker*: "Pessoalmente, estou mais interessado na possibilidade de drogas que nos deixem mais motivados a fazer exercícios." Garland não é o único cientista a levantar essa ideia. O fisiologista do exercício Samuele Marcora propôs o uso de drogas psicoativas para encorajar as pessoas a serem mais ativas. Os candidatos mais promissores, argumenta, seriam a cafeína, seguida por modafinil, um comprimido que mantém as pessoas com narcolepsia acordadas, e o metilfenidato, um estimulante do tipo anfetamina. Sobretudo, essas drogas agem principalmente sobre a dopamina e a noradrenalina, dois neurotransmissores que se elevam naturalmente durante a atividade física e contribuem para os efeitos de melhora do humor. Marcora até mesmo sugeriu que drogas que atingem o sistema opioide seriam úteis se melhorassem o barato do exercício. ("Ainda me lembro da primeira reação de choque de um fisioterapeuta quando contei a ele sobre essa ideia", escreve Marcora.)

Independentemente de essa abordagem chocá-lo ou o intrigá-lo, parece-me um exagero. Supõe-se que o cérebro humano não tem a capacidade de achar que a atividade física seja suficientemente recompensadora e que seria necessária alguma outra substância psicodélica para enganar ou provocar uma pessoa a gostar de se exercitar. Entretanto, a pesquisa sobre esse assunto é clara: você não precisa de uma droga psicoativa para se habituar a fazer exercícios. De várias maneiras, o exercício *é* a droga. Como substâncias altamente viciantes, a exposição ao exercício regular, ao longo do tempo, ensinará o cérebro a gostar, querer e precisar dele.

Todas as dependências começam no sistema de recompensa do cérebro, e todo o abuso de drogas — álcool, cocaína, heroína, nicotina — age nesse sistema de maneira similar. No primeiro uso, a droga causa uma liberação de dopamina, o neurotransmissor que sinaliza a presença de uma recompensa. A dopamina capta sua atenção e o comanda a se aproximar, consumir ou fazer qualquer coisa que desencadeie a onda. A maioria das drogas viciantes também aumenta outras químicas de bem-estar do cérebro, como endorfinas, serotonina ou noradrenalina. Essa poderosa combinação neuroquímica é o que torna a substância viciante.

O uso crônico de tal droga liga, finalmente, o que os pesquisadores chamam de interruptor molecular para a dependência. Após exposições repetidas a qualquer droga viciante, uma proteína que ajuda o cérebro a aprender com as experiências é acumulada dentro dos neurônios no sistema de recompensa. Essas proteínas ativam mudanças duradouras nas células cerebrais dopaminérgicas que as tornam ainda mais receptivas à substância que originalmente desencadeou esse processo. Em um usuário regular de cocaína, a oportunidade de usar cocaína (e somente cocaína) ativará um *tsunami* de dopamina. Para um usuário de heroína, a possibilidade de usar heroína desencadeará uma onda similar. Dessa maneira, consumir uma droga ensina seu cérebro a querê-la mais.

As células do cérebro que foram sensibilizadas dessa maneira também se tornam menos receptivas a outras recompensas; elas já escolheram o seu mestre. Tente provocá-las com qualquer outra coisa, e elas resistirão. Um sistema de recompensa exposto à cocaína quer cocaína, não uma refeição caseira ou um pôr do sol bonito. Uma vez acionado esse botão molecular, todos os sinais de dependência se iniciam. Você desejará essa recompensa sobre todas as outras, se tornará disposto a se sacrificar para obtê-la e sofrerá com a abstinência se não a conseguir. Esse é o caminho neurológico pelo qual um prazer de curta duração ("Isso é bom!") se torna um desejo estável ("Eu quero isso!") e, finalmente, a dependência ("Eu preciso disso!").

Cientistas observaram essas mudanças em cérebros que aprenderam, por meio de satisfação regular, a desejar cocaína, álcool e açúcar. Mas e o exercício? A resposta é complicada. De algumas maneiras — mas não todas —, a atividade física claramente se assemelha a uma droga viciante. Exercitar-se faz com que o cérebro libere muitos dos mesmos neuroquímicos que as substâncias viciantes, incluindo dopamina, noradrenalina, endocanabinoides e endorfinas. Com a exposição repetida, correr também liga o interruptor molecular da dependência. Em estudos de laboratório com ratos, correr dez quilômetros por dia durante um mês teve um efeito nos neurônios dopaminérgicos semelhante ao de uma dose diária de cocaína ou morfina. Ratos que correm em rodas também demonstraram comportamentos similares aos de humanos viciados; se eles fossem impedidos de usar as rodas por 24 horas, correriam de forma compulsiva quando o acesso fosse restaurado.

Existem, entretanto, diferenças importantes entre o exercício e drogas como a cocaína. Uma tem a ver com o momento. Embora haja mudanças similares no sistema de recompensa do cérebro, após a exposição ao exercício e drogas como a cocaína, leva mais tempo para se viciar em exercícios. Duas semanas de corrida na roda não são suficientes para acionar o interruptor molecular nos ratos, mas, depois de seis semanas, os ratos correm mais a cada noite, e o cérebro deles mostra a assinatura neural de estarem viciados. De modo semelhante, adultos sedentários que começam treinos de alta intensidade demostram aumento de diversão com o tempo, com o prazer no ápice em seis semanas. Um estudo de novos membros em uma academia descobriu que a "exposição" mínima requerida para estabelecer um novo hábito de exercício seria de quatro sessões por semana durante seis semanas. Essa demora na formação do hábito sugere que algo acontece, em nível molecular, diferente daquilo que ocorre quando um usuário de drogas se torna dependente. As drogas viciantes sequestram o sistema de recompensa e rapidamente o dominam. O exercício parece, em vez disso, se aproveitar da capacidade do sistema de recompensa de aprender por experiência de forma mais gradativa. Como me contou uma mulher que evitou atividade física por toda sua vida e então se surpreendeu por ter se tornado uma corredora e ciclista depois dos 40 anos: "As coisas mudam devagar. Algumas vezes, você não reconhece a si mesma enquanto muda. Agora eu sou mais feliz quando estou calçando meus tênis."

Como você se sente da primeira vez que tenta uma nova forma de exercício não é necessariamente como se sentirá depois de obter mais experiência. Para muitos, o exercício é um prazer adquirido. As alegrias de uma atividade se revelam vagarosamente enquanto o corpo e o cérebro se adaptam. Um homem durante toda a vida acreditou que odiava se exercitar me contou que, aos 53 anos, decidiu trabalhar com um *personal trainer* para melhorar sua saúde e conseguir se recuperar em um programa de 12 passos. Começou com um treino por semana e, em três semanas, decidiu que poderia tolerar uma segunda sessão semanal. Um dia, quando terminou o treino, reparou que estava sorrindo, algo que descreveu como chocante. "Percebi que não estava somente feliz, descobri o prazer verdadeiro no meu treino. Não acreditei que esse tipo de prazer era possível fora do vício."

Para algumas pessoas, é uma questão de achar a atividade certa no tempo certo — como a jovem mãe solo que se sentia isolada e "nada além de uma mãe", até que se juntou a uma liga recreacional de *netball*, achou uma rede de amigos e descobriu uma nova identidade como atleta. Para outros, é sobre encontrar o movimento para o qual seu corpo foi feito. Uma mulher que começou a remar aos 40 anos me contou: "Muitas das mulheres com quem remo pensavam não ser atletas, mas, assim que chegavam no barco, o corpo delas dizia *sim*, e elas encontravam seu lar." Os humanos também são psicologicamente mais complexos do que animais de laboratório que correm em rodas. Somos recompensados não apenas pela sensação do exercício, mas também por aquilo que a atividade física significa. Uma mulher começou a ir à academia após sair de um casamento abusivo. Depois de 38 anos tendo seus movimentos restringidos pelo marido, descobriu que estar em público e andar em uma esteira era incrivelmente libertador. Como ela diz: "Eu sei que estou em liberdade quando me exercito."

Muitas pessoas acreditam que não gostam de exercício de forma alguma, mas aposto que muitas delas não são imunes às suas recompensas. É possível que apenas não tenham se exposto à dose, ao tipo ou à comunidade que as transformaria em uma "pessoa do exercício". Quando dose, tipo, lugar e tempo certos se juntam, até mesmo os abstinentes de uma vida podem se viciar. Nora Haefele, de Stowe, Pensilvânia, não começou a competir até meados de seus 50 anos. Agora, aos 62 anos, ela completou mais de 200 eventos, incluindo 85 meias-maratonas. Em sua 65ª maratona, uma prova em Waterbury, Connecticut, o diretor do evento surpreendeu-a com um troféu: um tênis de ouro com asas em uma base de mármore com o nome de Haefele inscrito nele. Esse troféu fica agora em uma mesa em sua sala de estar, próximo à estante onde guarda suas medalhas de finalista.

Haefele não é rápida. "Geralmente em uma corrida, é dada a partida, e em cinco minutos estou sozinha e permaneço assim até o final da corrida", diz. Muitas vezes, é a última a terminar a prova, mas descobriu que a maioria das pessoas torce com mais força para os últimos corredores do grupo. "Eu não me importo em terminar por último, assim outra pessoa não precisa." Ela tem um orgulho especial em perseverar. Durante uma meia-maratona em Harrisburg, chovia tão forte, que as poças eram fundas e os condutores eram forçados a sair da estrada. Haefele foi a última a alcançar a linha final, mas foi a primeira a ganhar em sua faixa etária, porque todos os outros em sua categoria desistiram.

Contadora fiscal, começou andando em uma esteira no trabalho, mas rapidamente percebeu que se exercitar em local fechado não era para ela. Procurou por algo que a afastaria mais de seu cubículo e descobriu o *volkssporting*, palavra alemã para "o esporte do povo". O *volkssporting* faz uma abordagem não competitiva a caminhadas ao ar livre, montanhismo, ciclismo, natação e esqui *cross-country*. Você pode aparecer em um evento a qualquer momento do início ao fim, participar em seu próprio passo e aproveitar o cenário e a companhia. Haefele começou a participar de caminhadas de 10 quilômetros por todos os Estados Unidos, apreciando tanto a viagem quanto as pessoas que conheceu. Para desafiar mais sua condição física, registrou-se na primeira corrida cronometrada, uma caminhada de 5 quilômetros. "Quando me inscrevi, estava apavorada", lembra-se. "Pensei: todos terão 1,80m de altura, 20 anos e irão me olhar e dizer 'O que essa mulher velha e gorda está fazendo aqui?'." Para seu alívio, não foi nada disso. Ela se sentiu bem-vinda, terminou a corrida e percebeu que *podia fazer isso*.

Com mais treinos como experiência, inscreveu-se para uma meia--maratona em Birmingham, Alabama, apenas "para ver como se sentiria". Ela estava surpresa em descobrir que gostava disso também e decidiu tentar correr. "Houve vezes, quando eu estava lá no quilômetro 16, que pensava: *Por que achei que isso seria divertido? Isso é horrível*. Outras vezes, estou no sétimo céu. Sinto-me forte. Sinto-me poderosa. Estou alcançando algo. Quando me aproximo da linha final, me sinto ótima." Depois que Haefele passou pela conquista de sua 65ª meia-maratona, ela decidiu seguir para uma centena. "Minhas corridas são uma fonte de alegria. Aos 61 anos [sua idade à época], sinto-me privilegiada de me sentir dessa maneira."

Quando perguntei a Haefele se as corridas a lembravam de alguma coisa, imediatamente ela disse: "Igreja. É minha maneira de celebrar o mundo. Estamos todos lá fora a celebrar, de certa forma adorar o que nos foi dado, e todos somos gratos. Lembra-me uma cerimônia religiosa." Depois de uma pausa, adicionou: "Também é como ir a uma *rave*. Depois de uma corrida, eu amo todo mundo, e algumas vezes isso dura o dia todo. A pessoa que me vende café na loja de conveniência a caminho de casa, estou assim, 'amo esse cara'. Nunca usei *ecstasy*, mas é assim que imagino que seja: está tudo bem com o mundo, todo mundo é maravilhoso. Se tudo o que tenho de fazer é correr vinte quilômetros para conseguir isso, vale mesmo a pena." Haefele é uma alcoólatra em recuperação e não bebe desde 1988. "Agora esta é minha droga preferida", contou. "Preenche a mesma necessidade, mas faz isso de uma forma tão boa!"

Haefele nunca esperou ficar viciada em corridas. Nascida em 1957, frequentou a escola antes do Título IX, aprovado como parte das Emendas Educacionais de 1972, que obriga as escolas a oferecerem as mesmas oportunidades desportivas para meninas e meninos. "Sempre pensei: 'Esportes não são para garotas'. Se você me dissesse que em algum momento do ensino médio eu participaria de corridas, acharia que você estava louca. Eu pensava que não deveria fazer, que não era para mim. Era gorda também, e isso às vezes o faz pensar que esse mundo não era para mim, não estou autorizada a estar lá", diz. "Em algum momento, pensei *Que se dane. Irei fazer isso. Por que me limito?* Quando você completa 50 anos, para de se preocupar com o que as outras pessoas vão pensar. Não sei por que desperdicei minha vida inteira pensando que não podia fazer exercícios por ser uma menina e estar gorda."

Agora, quando ouve que alguém pensa em tentar uma primeira corrida de cinco quilômetros mas está preocupado sobre terminar ou se encaixar, ela encoraja essa pessoa a correr o risco. "Eu lhe conto minha história sobre minha primeira corrida de cinco quilômetros, como estava com medo e como ela literalmente mudou minha vida. Se posso, ofereço-me para ir com a pessoa", diz. "Gosto de acrescentar uma citação de John Bingham: 'O milagre não é porque terminei, é porque tive a coragem de começar'. Quase choro quando vejo isso. Se você puder encontrar apenas aquele pouquinho de coragem de que precisa para começar, isso mudará tudo."

Sempre que Nora Haefele passa pela saída de uma corrida de que participou, um sentimento acolhedor e feliz enche seu corpo. "Lembrarei do dia que a fiz, do clima, das pessoas que vi e de como me senti quando terminei", contou. Em 1976, o maratonista Ian Thompson contou à revista *New York*: "Tenho que pensar apenas em calçar meus tênis de corrida para que o prazer cinestésico de flutuar surge em mim." Tanto a reação de Haefele às saídas da estrada quanto o barato da corrida antecipado de Thompson apontam para uma das mais curiosas similaridades entre a dependência e o entusiasmo do exercício: a pressa condicionada que os cientistas chamam de *brilho do prazer*. Quando se experimenta repetidamente um cheiro, som, gosto ou toque em um contexto que é altamente prazeroso, aquela sensação fica codificada em sua memória de experiência prazerosa. Eventualmente, essa sensação — mesmo se originalmente foi neutra ou desagradável — passa a ser interpretada pelo cérebro como altamente agradável por si só. Uma vez que essa associação é formada, estímulos sensoriais simples se tornam bombas de prazer, desencadeiam explosões de endorfinas e dopamina. Considere, por exemplo, a forma como os fãs da NASCAR passam não só a tolerar, mas a apreciar o ataque olfativo de borracha queimada. Ou como uma criança crescida cujos pais cozinhavam ainda associa o zumbido de uma batedeira a um sentimento de segurança e amor.

No caso do vício, sinais sensoriais podem desencadear desejos poderosos ou até mesmo abstinência. O mero sinal da parafernália da droga ou o cheiro de um lugar onde alguém tenha ficado chapado repetidamente pode desencadear um desejo intenso pelo uso. O psiquiatra Benjamin Kissin notou que, quando ex-viciados em heroína voltaram para Nova York depois de terem ficado presos em Sing Sing por cinco anos, eles desenvolveram sintomas de abstinência espontâneos assim que o trem passou por seus antigos bairros.

Entusiastas do exercício relatam suas próprias versões do brilho do prazer e desejos dependentes de estímulo. Sensações associadas ao exercício se tornam altamente prazerosas, e objetos, lugares ou outros estímulos relacionados a uma atividade favorita podem produzir um forte desejo de se mover. Quando perguntei às pessoas que conheço por seus próprios exemplos, muitas mencionaram odores: o cloro de uma piscina de natação coberta, o cheiro de grama recém-cortada em um campo de futebol e até mesmo de esterco em uma fazenda onde uma mulher anda a cavalo. Um ex-aluno meu disse que o cheiro do seu tapete de ioga ativava seu circuito cerebral do prazer. Quando o perguntei sobre qual era o cheiro de seu tapete, ele disse "Químicas emborrachadas", prova de que o cérebro está disposto a dar qualquer coisa pelo brilho do prazer. Outros praticantes de exercício têm prazer com sons: o barulho dos pesos caindo na academia, o *pop!* ao abrir uma lata de bolas de tênis ou o estalo do tênis no pedal da bicicleta. A fonte do prazer pode ser até mesmo um objeto, como os praticantes de exercício que me descreveram sobre a satisfação de uma camisa de corrida favorita ("Quando a visto, sinto-me revigorado."), um tapete de ioga ("Quando o guardo em minha mochila na noite anterior, sinto um entusiasmo pelo próximo dia... Definitivamente sinto aquela empolgação de felicidade quando toco no tapete.") e um monitor de batimento cardíaco ("Quando o coloco para carregar, começo a me sentir entusiasmado; na verdade, somente pensar sobre isso agora faz eu sentir como se tivesse borboletas no estômago, sinto uma carga de poder."). Quão estranhas essas declarações devem parecer para uma pessoa que ainda não tenha ficado viciada em alguma atividade física! Eu mesma me surpreendi pela facilidade com que os praticantes de exercícios identificaram seus brilhos de prazer. E, no entanto, esses exemplos demonstram apenas o quão genuína é a recompensa da atividade física. Um cérebro dá tais saltos e forma tais associações somente quando o prazer é profundo.

Meu prazer antecipatório mais profundamente relacionado ao exercício é a sensação e o som de colocar uma fita VHS no videocassete. Descobri então, pela primeira vez, o que era aeróbica no terceiro ano, quando minha mãe começou a trazer para casa alguns vídeos que comprava em vendas de garagem. Em princípio, ela os comprou para si mesma, ao imaginar um pontapé no condicionamento físico que nunca se materializou. Fui a única que ficou viciada na música sintetizada e nos movimentos sincronizados. Nas aulas da academia e do parque, eu era descoordenada, desastrada e aparentemente tinha falta de todos os talentos atléticos. Porém, os treinos nesses vídeos se ligaram às minhas habilidades físicas de modo que nenhum jogo de *kickball* ou prova de resistência aeróbica alguma vez tenha exigido: a habilidade de se mover em um ritmo musical e a aptidão de espelhar os movimentos de outra pessoa. Ao fazer esses vídeos, descobri a excitação da competência física, tão diferente da humilhação de ser incapaz de pegar uma bola ou de dar um salto nas barras da academia. Ao fazer exercícios de perna, sentia-me como uma *rockette* na glamourosa Radio City Music Hall Christmas Spectacular a que meus avós levaram minha irmã e eu para ver em Nova York.

Muito mais tarde, quando me tornei psicóloga, aprenderia que as capacidades de manter o ritmo e de se espelhar nos movimentos de outras pessoas estão relacionadas à empatia. Os vídeos de treino tocaram o mesmo traço de personalidade que me ajudou a me perder em romances como *Julie of the Wolves* [*Julie do Lobos*, em tradução livre] e me manteve acordada à noite, preocupada com as crianças famintas para as quais colocávamos dinheiro nas caixas da UNICEF. Assim, a ginástica e a dança aeróbica me deram acesso à informação de meu corpo de maneira que esportes recreativos de competição nunca fizeram.

Ao longo dos anos, acumulei uma bela coleção de fitas, empilhando-as no canto da sala de TV. (O original *Jazzercise* era meu favorito, em parte porque o instrutor nos encorajava a cantar junto enquanto dançávamos e nos alongávamos.) Mantive minha rotina diária até o ensino médio. Antes de cada treino, examinava a pilha de fitas, selecionava um vídeo e a retirava de sua caixa de papelão. Após inserir a fita no videocassete, havia um clique agradável assim que a máquina aceitava a fita, e então o som da máquina ao levantar a tampa de proteção para expor a fita. A essa altura, a tela da TV ganhou vida com o antigo aviso de violação de direitos autorais do FBI, as células de meu cérebro estavam inundadas de dopamina. Não tenho mais um videocassete, mas se colocar uma das minhas velhas fitas em minhas mãos, tenho certeza de que meu cérebro relembrará o prazer e meu coração baterá mais rápido em antecipação aos próximos passos.

Praticantes de exercícios tendem a experienciar essas respostas condicionadas de maneiras bem diferentes daquelas de usuários de drogas que tentam ficar limpos, talvez porque muitos não sentem ambivalência em relação a seus hábitos. Eles recebem os desejos desencadeados pelo brilho do prazer e apreciam a forma como as sensações familiares acendem seus desejos. Essas sensações não são acionadoras para uma compulsão incontrolável e autodestrutiva. Pelo contrário, para muitos praticantes de exercícios, o brilho de prazer que envolve sons, cheiros e objetos simples serve para lembrá-los de uma relação duradoura e positiva pela qual são gratos. Como um amigo me descreveu seu brilho do prazer: "A academia de artes marciais onde treinei durante quinze anos tem um cheiro único — uma mistura de suor, borracha do tatame e Deus sabe mais o quê. Se eu viajasse rapidamente e voltasse, meu corpo reagiria como se tivesse retornado para casa depois de estar longe durante por muito tempo." Seu comentário me lembrou a pesquisa que mostra que ver o rosto de um amigo pode ativar o sistema de recompensa do cérebro. Aquela explosão de dopamina e o pico de prazer subsequente ajudam a solidificar o relacionamento. Talvez isso também seja válido para cada uma das adoradas sensações que os praticantes de exercício desfrutam. O sentimento da camiseta favorita com os fios gastos na sua pele, o som do tapete de ioga ao se desenrolar e encostar no piso de madeira, a mistura de cheiros de suor e cera enquanto entra em uma quadra de basquete — eles aprofundam os prazeres inerentes ao movimento e nos conectam com mais força à nossa atividade escolhida.

• • •

Quando, há alguns anos, meu marido decidiu treinar para um triatlo, começou a ler livros e ouvir *podcasts* sobre esportes de resistência. Enquanto ele compartilhava suas histórias favoritas, algo que se destacou foi como muitos desses atletas estavam em recuperação de vícios em drogas ou álcool. Talvez para muitos deles — como o corredor que comparou o barato de uma corrida de longa distância à heroína —, o exercício seja um substituto do vício. Mas me ocorreu que algo a mais aconteceu; que talvez o exercício possa reparar estragos neurológicos causados por vícios anteriores.

Drogas viciantes seriam muito menos destrutivas se tudo que fizessem fosse ensinar seu cérebro a querê-las. Seus efeitos reais são mais devastadores, em parte porque, quando uma substância libera uma enxurrada sobrenatural de químicas do bem-estar, desencadeia os mecanismos homeostáticos do cérebro. Seu cérebro tentará compensar os efeitos da droga para manter sua neuroquímica em equilíbrio. Uma das formas pelas quais isso é feito é ativando o sistema de antirrecompensa do cérebro, que trabalha para atenuar os efeitos das químicas de bem-estar. O sistema de antirrecompensa inicialmente dispara quando o cérebro é inundado com níveis anormalmente altos de dopaminas ou endorfinas. O cérebro tenta reduzir o barato extremo, como puxar a tampa do ralo de uma banheira para que não transborde. Quando você dispara regularmente o sistema de antirrecompensa por meio do repetido uso de drogas, ensina o sistema a permanecer ativo mesmo quando não está fazendo uso. Um cérebro que é usado para ser colocado em um estado de êxtase extremo começará a matar sua alegria preventivamente ao produzir uma disforia quase constante. O uso crônico de drogas também diminui o nível de dopamina circulante em seu cérebro e reduz a disponibilidade de receptores de dopamina no sistema de recompensa. Ambas as mudanças podem fazer com que se sinta desmotivado, deprimido, antissocial e incapaz de aproveitar prazeres simples — uma consequência que os neurocientistas denominaram como o lado sombrio do vício.

Aqui é onde os efeitos de longo prazo da atividade física e do abuso de substâncias divergem mais drasticamente. O exercício produz um pico menos intenso de dopamina, endorfinas e outras químicas do bem-estar. Drogas como cocaína ou heroína golpeiam o sistema, mas o exercício apenas o estimula, levando a diferentes adaptações em longo prazo. O cérebro reage ao exercício regular não por suprimir a atividade no sistema de recompensa, mas por facilitá-la. Em uma comparação direta ao abuso de drogas, o exercício leva a uma circulação de níveis mais altos de dopamina e receptores de dopamina mais disponíveis. Em vez de aniquilar sua capacidade para o prazer, o exercício o expande. A sensibilização do sistema de recompensa a recompensas sem drogas, como comida, conexão social, beleza e inúmeros prazeres simples, pode explicar por que o exercício ajuda as pessoas a se recuperarem do abuso de substâncias. Tanto em estudos com animais quanto com humanos, a atividade física reduz desejos e vício em *cannabis*, nicotina, álcool e morfina. Em um estudo randomizado, adultos em tratamento por abuso de metanfetamina participaram de uma hora de caminhada, *jogging* e musculação três vezes por semana. Após oito semanas, o cérebro deles mostrou aumento da disponibilidade de receptores de dopamina no sistema de recompensa.

Estudos como esse sugerem que o exercício pode reverter a absorção do sistema de antirrecompensa do cérebro e trazer um sistema de recompensa entorpecido de volta à vida. Ao fazê-lo, o exercício se assemelha mais a um antidepressivo do que a uma droga viciante. O paralelo mais próximo que pude encontrar de como a atividade física afeta o sistema de recompensa não é a dependência, mas a estimulação cerebral profunda e contínua, um dos tratamentos médicos mais promissores para depressão. Para preparar um paciente para profunda estimulação cerebral, um neurocirurgião faz um pequeno furo no crânio do paciente e desliza um eletrodo dentro do prosencéfalo medial. O eletrodo é conectado a um gerador de impulso cirurgicamente implantado na parede torácica do paciente. O gerador emite tensão de baixa voltagem contínua para o sistema de recompensa do cérebro, muito parecido com um marcapasso que regula o batimento cardíaco de um paciente. Com o tempo, a estimulação profunda do cérebro remodelou o sistema de recompensa para torná-lo mais receptivo e mostrou curar até mesmo depressão prolongada e resistente a tratamento.

Uma metanálise de 25 testes clínicos randomizados concluiu que o exercício tem um efeito antidepressivo elevado e significativo entre pessoas diagnosticadas com transtorno depressivo grave. Outra análise de 13 estudos — conduzidos nos Estados Unidos, no Reino Unido, Brasil, na Alemanha, Noruega, Dinamarca, em Portugal, na Itália, Espanha e no Irã — descobriu que adicionar o exercício ao tratamento com medicamentos antidepressivos leva a melhores resultados do que somente com medicação. Embora existam muitas maneiras de a atividade física afetar o humor, seu impacto no sistema de recompensa quase certamente contribui para seus efeitos antidepressivos. Uma maneira de pensar sobre o exercício é como uma estimulação profunda do cérebro do tipo faça você mesmo. Quando você se exercita, providencia uma descarga de baixa dosagem aos centros de recompensa do cérebro.

Um empurrão no sistema de recompensa do cérebro beneficia não somente aqueles que sofrem de depressão ou que lutam com o vício em drogas. Nosso cérebro muda conforme envelhecemos, e adultos perdem até 13% dos receptores de dopamina no sistema de recompensa a cada década. Essa perda leva a menos satisfação dos prazeres cotidianos, mas a atividade física pode prevenir esse declínio. Comparados aos seus companheiros sedentários, idosos ativos têm sistemas de recompensas que se assemelham mais aos indivíduos que são décadas mais jovens. Esta pode ser uma das razões pela qual o exercício está tão ligado à felicidade e a um nível reduzido de depressão à medida que envelhecemos. Isso também pode explicar por que as pessoas que evitaram o exercício mais cedo na vida se sentem atraídas por ele conforme envelhecem. As mesmas propriedades psicodélicas que fazem a "droga" do movimento um prazer adicional para alguns o tornam um remédio poderoso para outros.

● ● ●

Em 1993, Theodore Garland Jr. — o biólogo que, 25 anos depois, contaria ao *The New Yorker* que sonhou com uma droga que poderia motivar as pessoas a se exercitar — começou um experimento de reprodução seletiva com ratos. Tendo acesso a rodas, os ratos correriam rapidamente, mas Garland queria produzir uma linhagem genética que correria ainda mais do que um rato normal. As gerações mais antigas corriam uma média de 4 quilômetros por dia. Por reproduzir somente aqueles que corriam mais do que isso, o laboratório de Garland foi capaz de escolher e fortalecer quaisquer fatores genéticos que os impulsionavam a correr. Até a 15ª geração, os ratos de Garland corriam 15 quilômetros por dia. (Um homem de 1,80m teria que correr 270 quilômetros por dia para cobrir uma distância equivalente para o comprimento de seu corpo.) Vinte e nove gerações depois, esses ratos criados seletivamente — conhecidos como "supercorredores" — não somente corriam mais, mas também corriam mais rápido, com mais frequência e faziam menos intervalos. Se um assistente de laboratório travasse a roda para não se mexer, os ratos frustrados subiriam por dentro da roda na tentativa de correr.

O experimento de Garland teve sucesso, mas quais predisposições biológicas foram exploradas por sua equipe? Uma possível explicação é que a anatomia dos supercorredores diferia de maneira que tornava mais fácil correr. É verdade que, enquanto o experimento de reprodução progredia, os supercorredores começaram a mostrar características físicas distintas, incluindo fêmures mais simétricos e células musculares que usam energia de modo mais eficiente. Mas os antigos supercorredores não tinham esses atributos. Algo a mais os motivava a correr. Acontece que a distinção mais notória entre os ratos normais e os supercorredores não está em seus músculos ou ossos, está no cérebro. Especificamente, no sistema de recompensa. Os supercorredores têm mesencéfalos fisicamente maiores, incluindo as estruturas do sistema de recompensa. Também mostram diferenças em expressão genética e neurotransmissores espalhados pelo circuito de recompensa. Isso os leva a mais rapidamente ficar viciados em correr que os outros ratos. É preciso menos exposição ao exercício para ligar o interruptor molecular cerebral do vício, e eles desenvolvem sinais de desejos e de dependência mais cedo. Esses ratos nasceram para correr não porque têm o corpo certos, mas porque têm o cérebro certo. Os supercorredores originais não haviam herdado uma capacidade para fazer o trabalho do exercício; eles herdaram uma capacidade aumentada para gostar dele. Foi somente por meio de reproduções sucessivas que a anatomia dos supercorredores alcançou seus cérebros, e eles começaram a desenvolver características físicas que sustentavam seu desejo de correr.

Ler sobre os ratos de Garland me fez pensar: os humanos modernos são o equivalente dos supercorredores? A seleção natural é um tipo de experimento de reprodução seletiva. Alguns cientistas argumentam que, enquanto a espécie humana evoluía, desenvolvemos um genoma compartilhado que reflete a vantagem de sobrevivência de sermos capazes e dispostos a nos esforça. Talvez tudo o que sabemos sobre como o movimento afeta o cérebro humano — desde o barato da corrida à nossa habilidade de ficarmos viciados em exercícios e os benefícios físicos de ser ativo — seja prova de que, se temos ou não um armário cheio de tênis, os humanos são todos, em algum nível, geneticamente supercorredores.

E, ainda, também existem claras diferenças físicas no quão ativas as pessoas são. Poderiam alguns humanos se exercitarem mais porque têm um cérebro que fica viciado mais facilmente? Há evidência de que a tendência a ser ativo é pelo menos parcialmente herdada. Ao comparar gêmeos idênticos que cresceram juntos e separados, cientistas estimaram que 50% da variação da atividade física é por causa da genética. Quando olhamos não somente o quanto as pessoas se exercitam, mas o quanto elas gostam disso, as estimativas de hereditariedade diminuem para algo entre 12% e 37%. Isso o coloca ao mesmo nível de outras características psicológicas, como autoestima (22%), empatia (27%) e medo de dentista (30%), mas muito mais baixas que características físicas como peso e curvatura do cabelo (ambas em torno de 80%). Ainda, esses números sugerem uma influência genética. E, de fato, estudos recentes de associação genômica ampla identificaram dúzias de variantes genéticas em humanos que têm o prognóstico de serem mais ativos fisicamente. Alguns desses filamentos de DNA estão em genes que influenciam o metabolismo, outros estão em genes ligados à função cerebral, e ainda outros permanecem um mistério — cientistas não estão certos sobre quais papéis eles desempenham na formação da saúde e no comportamento humanos.

Sou totalmente inútil em esportes de equipe e sempre fui uma das corredoras mais vagarosas de minha classe. Porém, me apaixonei pela aeróbica quando tinha 8 anos, e raramente fico tão feliz como quando ensino exercício em grupo. Eu estava curiosa: essa alegria estava gravada em meus genes? Para descobrir, encomendei um kit de DNA da 23andMe, coloquei saliva no tubo de ensaio e enviei minha saliva para um centro de processamento. O relatório padrão não me disse nada sobre os filamentos de DNA que os cientistas ligaram aos hábitos de exercício. Entretanto, quando cliquei em "Dados Brutos", descobri que tinha acesso a todas as partes do meu genoma que a 23andMe havia genotipado. Enquanto entrava em cada identificador genético ligado à atividade física na caixa de procura, os resultados estavam misturados. Eu tinha muitas, mas não todas, das variantes associadas a ser mais ativa. Não tinha certeza de como interpretar isso. Esperava descobrir um perfil genético que gritava "Nasci para me mover", mas percebi que, na verdade, não sabia como isso se pareceria. As variantes genéticas ligadas a ser fisicamente ativa eram comuns, não raras. O movimento era tão gritantemente a chave da sobrevivência de nossos ancestrais, que essas mutações se tornaram amplamente conservadas através dos povos humanos.

Antes de ir mais longe, deveria reconhecer os limites profundos dessa investigação. A genética comportamental é um campo emergente, não uma ciência estabelecida. Os métodos estão constantemente sendo melhorados, e antigas descobertas são descartadas. O trabalho futuro pode desvendar centenas de variantes genéticas que moldam como os humanos respondem ao exercício. Além disso, os genes não são a história toda. Existem muitas influências psicológicas, sociais e ambientais sobre a atividade física humana, muito mais do que dar voltas em uma roda de roedores. Eu sei disso. E ainda me senti compelida a interrogar meus genes. Estava certa de que meu amor pelo exercício era, de alguma forma, inato e inerente. Isso porque tenho outra fonte de dados que há muito tempo me convenceu de que nasci para me mover: minha irmã gêmea idêntica, Jane, que não somente compartilha dos mesmos genes, mas também é tão comprometida com o exercício quanto eu.

Em fotos antigas, não é possível nos diferenciar a não ser que uma de nós revele um segredo — eu sou a única que parece que está prestes a chorar, enquanto a minha irmã parece que está elaborando algum plano diabólico para dominar o mundo. Já adultas, minha irmã e eu somos parecidas de várias maneiras. Nós duas colocamos o dedo na garganta como se estivéssemos enjoadas à menção de sangue, e temos uma gula tão grande para doces, que poderíamos viver com açúcar injetado na veia. Moramos na região da baía de São Francisco, apesar de termos crescido na suburbana Nova Jersey, e nos casamos com o mesmos homens que começamos a namorar aos 22 anos. Nossas carreiras como pesquisadoras e escritoras seguiram passos surpreendentemente parecidos, e não é incomum para alguém dizer que ama meu trabalho apenas para descobrir que estão pensando na minha irmã. Também somos praticantes regulares de exercícios — faz parte de nossa vida tanto quanto comer e dormir. Jane é uma corredora de longa distância que faz entre 40 e 65 quilômetros por semana. Ela compete, em média, em 12 corridas por ano, incluindo meias-maratonas e maratonas completas. Quando ela chega perto de uma das trilhas de corrida favoritas, descreve: "Sinto como um cavalo que ficou no estábulo a semana inteira, impaciente e batendo no chão com as patas dianteiras, ávido para sair e galopar. Não posso passar de táxi pelo Central Park sem querer sair do carro e fazer o circuito de 10 quilômetros."

Admito, fico intrigada por sua devoção à corrida, que nunca me atraiu. Ela está igualmente confusa pelo meu amor ao exercício em grupo. "Não sei como você consegue melhorar", contou, sem saber por que alguém poderia empenhar tanto tempo em algo que não melhoraria objetivamente. "Você não tem que ficar melhor", rebati, "Você apenas aproveita". Mas somos igualmente devotadas às nossas atividades preferidas. Quando viaja, ela busca rotas de corrida e competições, e eu procuro pelo melhor local para dar uma aula de exercício em grupo. Em feriados e outras ocasiões especiais, você irá encontrá-la com seu marido e suas filhas em corridas temáticas de 5 quilômetros ou meia-maratona, enquanto eu darei uma aula de dança comunitária. O movimento é como celebramos a vida. É uma das coisas mais "gemelares" sobre nós. Armada com essa evidência informal, retornei para a literatura científica, determinada a descobrir se há algo mais que um ser humano possa herdar que o influencie a ficar viciado em exercício. Pelo visto, a resposta é sim, e minha irmã e eu a temos: uma predisposição genética a experimentar os benefícios da saúde mental da atividade física.

Cientistas identificaram diversas cadeias de DNA, em múltiplos genes, que estão ligadas aos efeitos antidepressivos e redutores de ansiedade do exercício. Indivíduos com quaisquer dessas variações genéticas parecem ser mais sensíveis aos efeitos psicológicos do exercício regular. Por exemplo, eles estão especialmente suscetíveis a mostrar um risco menor de depressão e de pensamentos suicidas ao se exercitarem por pelo menos vinte minutos por dia. Enquanto procurava por esses marcadores genéticos em meu arquivo de dados da 23andMe, descobri que minha irmã e eu temos todos eles. Meu coração saltou com esses resultados. Não importa o quão inovadora a ciência possa ser, eu não pude deixar de ficar animada com o que via. Há uma possibilidade de que nossos genes estejam cheios de nucleotídeos que tornem a atividade física especialmente importante para nosso bem-estar mental.

Quando compartilhei essa descoberta com minha irmã, ela me mandou uma mensagem de volta: "Minha nossa! Isso é incrível!" E é. Não apenas que o exercício seja bom para a saúde mental, mas que nosso corpo e cérebro tenham independentemente nos guiado a algo de que ambas necessitavam. Isso tem sido especialmente verdadeiro nos últimos anos para minha irmã, que sofreu de depressão e pensamentos suicidas após uma lesão traumática no cérebro, perto de completarmos 30 anos. Correr foi uma das maneiras mais efetivas e confiáveis para cuidar de sua saúde mental. "Tenho certeza de que correr faz para mim o que os antidepressivos fazem para as pessoas que se dão bem com eles", diz minha irmã. "Se eu estivesse doente ou machucada e não pudesse correr, assim que eu fizesse minha primeira corrida, sentia que as nuvens desapareciam, que o sol brilhava e que eu sou um ser humano de novo."

Sinto-me da mesma maneira, exceto que a brecha do exercício é me proteger da ansiedade. Sempre tive uma tendência à preocupação. Meus pais generosamente chamavam meu temperamento precoce de *sensível* e *tímido*, mas uma descrição mais precisa de mim quando criança seria *assustada*. Eu era a criança que implorava para *não* ir aos passeios nos parques de diversão, que ficava enjoada antes das provas de matemática e das festas de aniversário e que calculava nervosamente quanto tempo duraria o estoque de biscoitos das bandeirantes em um apocalipse nuclear (era o início dos anos 1980). Não consigo desenterrar nenhuma história de origem, nenhuma experiência de infância que possa explicar essa característica de personalidade. Tudo que consegui foi: nasci dessa forma. Tenho um cérebro que espera calamidade e é facilmente oprimido. Se tivesse que adivinhar meu ponto de ajuste físico biologicamente determinado, posicionaria em algum lugar entre "em alerta máximo" e "consumido pelo medo".

Uma teoria da preocupação crônica é a de que as pessoas como eu têm um circuito de medo hiperativo no cérebro, desencadeado por nada específico, mas funciona como um ruído de fundo constante: *Há algo errado. Há algo errado.* A hiperatividade desse circuito produz uma vaga sensação de ansiedade, deixando para nossa imaginação descobrir sobre o que exatamente deveríamos nos preocupar. Não posso dizer com certeza o que acontece com meu cérebro, mas coincide com o que percebo que se passa pela minha mente. E, sem dúvida, o exercício foi o antídoto mais poderoso que descobri. As pesquisas científicas confirmam minha experiência. Uma única dose de atividade física imediatamente diminui a ansiedade e a ruminação, e esse efeito se torna ainda mais acentuado com exercício regular. Uma metanálise de 2017 sobre intervenções do exercício descobriu que a atividade física pode ser um tratamento efetivo para transtornos de ansiedade.

Quando eu tinha 8 anos de idade e fiz minha primeira descoberta sobre os efeitos alteradores de humor da aeróbica, não existia nenhuma das drogas que hoje são prescritas para ansiedade ou antidepressivos. Era raro uma criança estar em terapia ou ter acesso a qualquer acompanhamento da saúde mental. Na verdade, não acho que passou pela cabeça de alguém que minha mente era algo que precisasse ser tratado. De alguma forma, tropecei em algo que me ajudou a lidar com as predisposições com as quais nasci. Há algo reconfortante sobre essa revelação. Sinto-me felizarda por meu cérebro ter descoberto isso, apesar do fato de que me faltava qualquer habilidade atlética natural e cresci em uma casa onde nenhum dos pais se exercitava ou praticava esportes. Posso não ser uma supercorredora no sentido tradicional, mas essa pesquisa me ajudou a perceber que há mais de uma maneira de ter nascido para me mover. O hábito de me exercitar diariamente não me anestesia tanto quanto me encoraja, o que é exatamente o remédio certo para minha ansiedade. Ser ativa me torna uma versão melhor de mim mesma, e, por essa razão, sou grata por estar viciada.

No verão após ter terminado a faculdade, fiz a matrícula em uma academia como presente de graduação para mim mesma. Na minha primeira semana lá, eles organizaram uma feira. Junto de uma roda de prêmios cujos brindes eram garrafas de água e entradas gratuitas para convidados, um quiroprático fornecia análises posturais, e uma sensitiva oferecia leituras no canto da sala de musculação. Curiosa com o tipo de conselho que receberia próxima ao aparelho de supino, sentei para a leitura. A sensitiva me olhou e disse para tentar a aula de cardio *kickboxing*. Talvez ela pudesse ver a ansiedade que corria em minhas veias; talvez transparecesse no meu rosto. Durante o tempo em que morei sozinha, em um *flat,* e durante o ano anterior, eu carregava *spray* de pimenta na bolsa e voltava andando do trabalho para casa com as chaves entre os meus dedos. Não acho que a mulher que me conduziu para o *kickboxing* fosse uma sensitiva, mas ela me deu um

FICAR VICIADO 55

ótimo conselho. Aquelas aulas me transformaram. Até o fim do verão, aprendi a aplicar um gancho, um golpe no queixo e um soco. Estava acostumada a cerrar os punhos por causa da preocupação, mas você sente os punhos de maneira diferente ao dar socos. Até hoje, nenhuma outra maneira de exercício me faz sentir tão poderosa.

Algo em que passei a acreditar: o movimento não é viciante somente quando se sente prazer. Penso que o cérebro pode sentir a resiliência sendo ligada. E, de fato, a coragem é outro efeito colateral previsível de como a atividade física muda o cérebro. Ao mesmo tempo em que um novo hábito de exercício melhora o sistema de recompensa, ele também atinge regiões do cérebro que regulam a ansiedade. Em estudos de laboratório com ratos, 21 dias de corrida alteraram o sistema nervoso e o córtex pré-frontal — áreas do cérebro que controlam as respostas do corpo ao medo e ao estresse — de formas que tornaram os ratos mais corajosos e em melhores condições de lidar com situações de estresse. Em humanos, fazer exercícios três vezes por semana em um período de seis semanas aumenta as conexões neurais entre áreas do cérebro que acalmam a ansiedade. Atividade física regular também modifica o estado padrão do sistema nervoso para que se torne mais balanceado e menos propenso à luta, à fuga ou ao medo. As últimas pesquisas sugerem que até mesmo o lactato, o subproduto metabólico do exercício que é em geral, mas erroneamente, culpado pela dor muscular, tem efeitos positivos para a saúde mental. Depois que o lactato é liberado pelos músculos, viaja através da corrente sanguínea para o cérebro, onde altera sua neuroquímica de maneira que pode reduzir a ansiedade e proteger contra a depressão. Gosto de pensar que quando me apaixonei pelo *kickboxing* naquele verão há 20 anos, ou mesmo antes, quando coloquei a primeira fita de aeróbica no videocassete, meu cérebro entendeu que uma transformação positiva estava em curso. Algo profundo no meu DNA reconheceu uma coisa boa e disse: *Sim, obrigada, continue.*

EM UM EXPERIMENTO DE LABORATÓRIO na Universidade de Wisconsin, em Madison, pesquisadores pretendiam captar o que acontece no cérebro de ratos que amam correr na roda mas têm a oportunidade negada. Logo antes de sua corrida noturna, os pesquisadores bloquearam o acesso de cada rato à roda. Os ratos estavam prontos para se exercitar, mas não podiam — é como se você tivesse ido até a porta da academia pronto para treinar e encontrasse as portas trancadas e as luzes apagadas. Naquele momento de desejo contrariado, cada rato era sacrificado. Os pesquisadores retiraram o cérebro de cada um dos ratos, fatiando-os e tingindo a matéria cinzenta para exame. Sob um microscópio, observaram a evidência química de que o rato estava em um estado elevado de anseio quando morreu. Áreas do cérebro associadas ao desejo, à motivação, à frustração e até mesmo à iniciação física da corrida estavam desativadas. Esse padrão é parecido ao que se veria em um fumante que desejasse um cigarro mas estivesse impossibilitado de fumar. No entanto, você poderia facilmente compará-lo a uma criança com saudades de casa sentindo falta da mãe ou a uma viúva observando o lado da cama agora vazio.

A palavra *adicto* vem do latim *addictus* e significa tanto "devotado" quanto "ligado a". Alguns neurocientistas ponderaram que todas as devoções — entre amantes ou entre um cuidador e uma criança — são um tipo de vício. Eles apontaram similaridades no cérebro entre adoração e dependência. Quando jovens adultos que tiveram o coração partido veem uma foto da pessoa amada, o cérebro deles instantaneamente muda para um estado que se assemelha ao de um viciado que deseja cocaína. Quando uma mãe olha para seu filho, o sistema de recompensa de seu cérebro é ativado da maneira que os neurocientistas compararam ao barato de uma droga. O cheiro da pele de seu bebê pode disparar uma resposta neural parecida com a fome. (Uma das minhas manchetes favoritas que descrevem essa pesquisa vem do *Daily Mail Australia*, que assegurava aos leitores: "Sua compulsão como mãe em comer seu bebê é totalmente normal.")

Entretanto, a tendência a ver o amor através da linguagem do vício em substâncias pode levar a analogias insatisfatórias. Um artigo científico descreveu sentir falta de alguém amado como "abstinência", e o desejo de se reencontrar como uma "recaída". Essas análises fazem parecer que a função primária do sistema de recompensa é se viciar, e qualquer coisa que aproveite desse sistema está meramente explorando essa capacidade. Mas por que supor que o vício é o fenômeno que todas as outras devoções imitam? De um ponto de vista evolucionário, não faz sentido. A cocaína não é o motivo da existência do sistema de recompensa: a droga apenas o estimula excepcionalmente bem. Além disso, o sistema de recompensa é, evolutivamente falando, milenar. Em todos os tipos de criaturas, a dopamina incentiva comportamentos que são fundamentais para a sobrevivência: comer, acasalar e cuidar. O trabalho principal do sistema de recompensa não é nos manter dependentes de coisas que são nocivas, mas nos empurrar para as coisas de que realmente precisamos.

Em humanos, isso inclui outras pessoas. E quando você se apaixona ou se torna um cuidador, o sistema de recompensa o ajuda a estabelecer fortes ligações para que fiquem juntos. Por meio do prazer repetido que experimenta com os entes queridos, você passa a gostar, desejar e necessitar desses relacionamentos. Fica disposto a se sacrificar para mantê-los. Quando estão separados, deseja estar junto. Essa não é uma dependência destrutiva: é um mecanismo neurobiológico para o compromisso. As mesmas respostas cerebrais que os cientistas comparam ao vício também são sinais de ligações fortes. A explosão de dopamina no cérebro de uma mãe quando olha para seu bebê prevê sua habilidade de se ligar e acalmar seu filho. Em relação a casais em relacionamentos felizes de longo prazo, um pico de dopamina ao ver seu cônjuge está ligado ao quanto você considera o bem-estar dele como parte integrante de seu próprio bem-estar. E quando uma viúva ou um viúvo no auge do luto olha a foto de seu cônjuge, a atividade do sistema de recompensa está relacionada com seu desejo referido pelo seu amado ou sua amada.

Talvez seja mais correto pensar em *comprometimento,* não em vício, como a função primária do sistema de recompensa. Provavelmente essa seja a capacidade a que o exercício se liga. Desse ponto de vista, nossa habilidade de ficar viciados reflete nossa tendência a se apegar. A atividade física não é somente uma droga que causa dependência: em vez disso, potencializa nossa capacidade de formar os tipos de conexões que mantêm juntos nossos relacionamentos mais importantes. Como vimos, o exercício não prejudica nosso sistema de recompensa da maneira que os vícios destrutivos fazem. O que está se tornando mais claro é que a atividade física muda seu cérebro de formas que são similares a ter um filho ou se apaixonar. Por exemplo, mães e pais recentes mostram um aumento na massa encefálica no sistema de recompensa durante os primeiros meses como cuidadores. Quanto mais essa parte do cérebro se expande, mais os pais descrevem seus filhos como lindos e perfeitos e a si mesmos como abençoados. Essa alteração neurológica — um estímulo para o sistema de recompensa — se parece com o que acontece quando as pessoas desenvolvem um hábito pelo exercício. E o resultado não é tão diferente do que os humanos experimentam quando formam ligações íntimas. Por meio do aproveitamento da capacidade do cérebro de se apaixonar, o exercício regular nos ajuda a nos comprometer alegremente com um relacionamento que enriquece nossa vida e aumenta nossa felicidade.

Capítulo 3

ALEGRIA COLETIVA

No clube de remo mais antigo do Canadá, a equipe master feminina se encontra após o trabalho para treinar. Seu trabalho em equipe começa em terra, enquanto as mulheres carregam o barco de corrida de oito lugares sobre seus ombros para o rio Ottawa na borda do Escudo Canadense. Enquanto se movem da casa de barcos para a água, o cheiro da madeira apodrecida, da cola e de antigos equipamentos de esportes é substituído pelo ar fresco e a fragrância das árvores da floresta.

As remadoras ficam de costas para a água, e, enquanto seguem rio acima, não conseguem ver para onde vão. Elas dependem da timoneira, que senta na popa, para conduzir e gritar as direções. As mulheres também confiam em sua habilidade de sentir o vento, o barco, a água e umas às outras. Ninguém fala, a não ser a timoneira. Cada remadora tem seu próprio remo, que movem para dentro e para fora da água em uníssono. A cada remada sincronizada, o barco é levantado pelos oito remos e salta pela superfície do rio. Nesse momento em que desliza, há um som sussurrante da água correndo por baixo do barco — um som tão agradável, que as mulheres da equipe o chamam de "cocaína do remo". Para atingir esse movimento, as remadoras devem estar completamente sincronizadas. Qualquer resistência súbita ao ritmo e o balaço do curso interrompe o fluxo do barco sobre a água.

"É uma sintonia total", diz Kimberly Sogge, uma das mulheres da equipe de mais de quinze atletas. "Todas nós sentimos umas às outras e o movimento da água, e não se torna claro quem sente o que, porque somos uma única entidade viva. Não somente nós, mas também o rio." Algumas vezes, a equipe para na água no meio de uma sessão de treino para olhar ao redor, respirar e ouvir. Sogge aprecia esses momentos. "Quando a luz está de tal forma que os limites entre a água e o céu se dissolveram, e estamos nesse ritmo em que os limites entre nós humanos se dissolveram — é a felicidade suprema. Não consigo imaginar que o paraíso seja em outro lugar."

O sentimento que Sogge descreve não é reservado somente a remar. Pode ser experimentado a qualquer momento e em qualquer lugar em que as pessoas se reúnam para se movimentar, em clubes, enquanto pulam corda na calçada ou praticando *tai chi* no parque, ou quando se balançam e cantam na igreja. Em 1912, o sociólogo francês Émile Durkheim cunhou o termo *efervescência coletiva* para descrever a autotranscendência eufórica que os indivíduos sentem quando se movem juntos em um ritual, uma oração ou um trabalho. Durkheim acreditava que essas atividades ajudam os indivíduos a se sentirem conectados uns aos outros e a algo maior que eles mesmos. Nós desejamos esse sentimento de conexão, e o movimento sincronizado é uma das maneiras mais poderosas de experienciá-lo.

A alegria da efervescência coletiva explica por que sentimos que os amigos de academia e de times de esportes são como uma família, por que os movimentos sociais que incluem movimento físico inspiram maior solidariedade e esperança, e por que indivíduos se sentem empoderados quando se juntam a outros para andar, correr ou participar de uma corrida em favor da cura de alguma doença. Assim como com o barato da corrida, nossa capacidade para a efervescência coletiva é baseada em nossa necessidade de cooperar para sobreviver. A neuroquímica que no faz mover em euforia harmônica também une estranhos e gera confiança. É por isso que se mover juntos é uma das maneiras pelas quais os humanos se reúnem. A ação coletiva nos lembra do que fazemos parte, e se mover em comunidade nos lembra de onde pertencemos.

• • •

A Ilha de Marajó, no Brasil, se encontra na foz do rio Amazonas. Nessa ilha, em uma cidade chamada Soure, a estudante de graduação em psicologia Bronwyn Tarr estava acordada, deitada em um quarto de pousada, suando debaixo de um mosquiteiro no escuro. Estava exausta, mas muito cansada da viagem para dormir. Através das paredes finas, ela ouviu seu assistente de pesquisa no quarto ao lado eletrocutando mosquitos. Tarr poderia também distinguir o som de tambores em algum lugar ao longe. Intrigada, saiu da cama, amarrou uma canga na cintura e pegou uma lanterna. Seguiu o som pelas estradas de terra cheias de buracos. Podia sentir o cheiro da carne assada e o aroma das mangas penduradas nas árvores, mas ninguém mais parecia ter saído. As únicas criaturas que encontrou foram búfalos que vagavam, atraídos pelas frutas maduras.

Depois de andar por um tempo, chegou a uma construção em que as luzes estavam acesas. As janelas e as portas estavam escancaradas, e a música vazava. Tarr, que não sabia falar nada além de *olá* em português, hesitou próxima à porta. Um jovem homem a viu, sorriu e fez um gesto para que ela entrasse. A sala estava cheia de adolescentes e adultos dançando carimbó, uma dança folclórica da ilha. Músicos tocavam bateria, flauta, violão, e as mulheres dançavam em pares, segurando suas saias e rodando em círculos. Uma mulher, ao ver Tarr do lado de fora, segurou-a pelo pulso e puxou-a para dentro. Tarr deu o seu melhor para acompanhar, imitando os movimentos das mulheres. No final da música, sua parceira se inclinou para agradecê-la. Não importava que Tarr fosse uma forasteira ou que ela não falava a língua. Ela sentia como se pertencesse e ficou ali dançando por horas.

Tarr dificilmente poderia ter imaginado uma recepção mais adequada. Ela e seu assistente de pesquisa viajaram para a Ilha de Marajó para estudar como a dança une as pessoas. Estava particularmente interessada no sentido de unidade e autotranscendência que as pessoas frequentemente relatam ao dançar em grupos. Quando perguntei a Tarr como ela descreveria o sentimento de alguém que nunca havia experimentado isso, ela lutou para encontrar as palavras. Em vez disso, fez um gesto, virou a palma das mãos para o céu e olhou para cima. "Fica centralizado aqui", disse, ao tocar o peito sobre o coração. "Sente expandir, embora seja interno. O limite de quem você é se dissolve."

Esse sentimento — ao qual os pesquisadores modernos se referem como *alegria coletiva* — é a razão principal de eu amar o exercício em grupo. Experimentei isso tanto quando ensinei como quando tive aulas como estudante. Contudo, Tarr está certa; é algo complicado de explicar. A melhor descrição que encontrei não vem de um psicólogo ou dançarino, mas do antropólogo britânico A. R. Radcliffe-Brown, que passou um tempo no início do século XX observando os povos indígenas das Ilhas Andaman na Baía de Bengal, leste da Índia. Os habitantes das ilhas se dedicam a rituais de dança frequentes, e Radcliffe-Brown estava especialmente impressionado com os efeitos psicológicos dos rituais:

> Enquanto o dançarino se perde na dança, enquanto ele se deixa absorver na comunidade unificada, ele alcança um estado de euforia no qual se encontra cheio de energia ou força imensamente além do seu estado normal, e então se encontra capaz de realizar prodigiosos esforços. Esse estado de intoxicação, como poderia quase ser chamado, é acompanhado por uma estimulação prazerosa do sentimento egocêntrico, para que o dançarino venha a sentir um grande aumento na sua força e valor pessoal.

E, ao mesmo tempo, se encontre em harmonia completa e extasiante com os membros da sua comunidade, experimenta um grande aumento nos sentimentos de amizade e conexão para com eles.

Radcliffe-Brown também notou um aspecto do ritual que psicólogos como Bronwyn Tarr suspeitam que é a chave para produzir a alegria coletiva: *sincronia*. Todos os índios de Andaman performavam o mesmo passo de dança simples ao mesmo tempo e a uma batida gerada por um homem batucando com os pés em uma caixa de ressonância de madeira. Mesmo quando um dançarino precisava descansar, ele continuava a levantar e abaixar um calcanhar por vez para manter a batida.

Enquanto na Ilha de Marajó, Tarr conduziu um experimento com alunos do ensino médio local para ajudar a separar os efeitos psicológicos da música, dançar com os outros e se mover em sincronia. Os alunos dançaram em grupos com música. A alguns grupos foram dados passos para performarem em uníssono, enquanto outros não coordenavam seus movimentos. Posteriormente, os que haviam dançado em uníssono se sentiram mais conectados aos membros de seu grupo do que os que dançaram juntos, mas não em sincronia. Quando Tarr voltou para o Reino Unido, repetiu o experimento em várias discotecas silenciosas, no qual os participantes dançavam músicas que ouviam em fones de ouvido. Novamente, aqueles que se moveram em uníssono se sentiram mais fortemente conectados a estranhos com os quais haviam dançado. Música e esforço físico podem ter um papel na alegria coletiva, mas a sincronia é o componente mais importante.

Tarr sabia que as endorfinas, analgésicos naturais do cérebro, podem produzir tanto euforia quanto ligações sociais entre estranhos, então também mensurou a habilidade dos dançarinos em tolerar a dor. (Ela fez isso ao colocar um medidor de pressão sanguínea no braço de cada participante e inflá-lo até que não pudessem mais aguentar o desconforto. Eu estava cética em relação a esse método poder gerar dor significativa, então comprei um medidor de pressão pela internet e tentei. Não estou mais cética.) Mais uma vez, foram os dançarinos que se moveram em sincronia que demonstraram maior tolerância à dor. Quando Tarr deu aos dançarinos uma dose de 100mg de naltrexona, uma droga que bloqueia os efeitos das endorfinas, o movimento sincronizado não aumentou sua habilidade de suportar a dor. Essa descoberta confirmou que a alegria coletiva é motivada, em parte, pelas endorfinas.

Normalmente associamos um pico de endorfina com exercícios de alta intensidade, mas Tarr descobriu que o movimento calmo e sincronizado, mesmo pequenos gestos feitos enquanto sentado, também aumentaram a tolerância à dor e a proximidade social entre desconhecidos. Um lugar onde se pode experimentar isso é em uma aula de *flow yoga*, quando os praticantes sincronizam tanto os movimentos quanto a respiração. A respiração se torna a batida que impulsiona o fluxo das posturas, e o som do grupo inspirando e expirando em uníssono proporciona uma resposta sensorial gratificante. Estudos mostram que o ioga, como a dança, pode criar laços sociais. Em um experimento, desconhecidos que praticaram ioga juntos relataram um senso de conexão e confiança com os outros membros do grupo. Posteriormente, quando aquele grupo participou de um jogo de economia, cooperou mais do que os grupos que se envolveram em uma atividade menos sincronizada.

Ministrei aulas de ioga em grupo durante anos e me lembro bem do senso de união que pode produzir. Em 12 de setembro de 2001, caminhando para minha aula de ioga já agendada, pensei se alguém apareceria ou se todos estariam tão traumatizados e desorientados com os eventos do dia anterior, que a sala estaria vazia. Mas os alunos chegaram na hora e desenrolaram seus tapetes. Muitos estavam mais quietos que o normal. Uma mulher deitou na pose de relaxamento e não se levantou até o final da aula. Direcionei o grupo por um fluxo conhecido, a sequência que praticamos todas as semanas durante meses. Usei a menor quantidade de palavras possível e acreditei na memória muscular coletiva para nos levar até o fim. Movemo-nos e respiramos juntos, primeiro por meio de saudações ao sol e poses em pé. Enquanto segurávamos cada postura, ouvi a mim mesma dizer continuamente: "Inspire. Expire." As poses e a respiração sincronizadas fizeram sua mágica, mas a enxurrada de endorfinas naquele dia serviu para uma função diferente. Não uma alegria eufórica, mas alívio. Por noventa minutos, nós não desmoronamos, e por noventa minutos, ninguém estava sozinho. Foi outro tipo de alegria coletiva. Um bálsamo. Qualquer medo, confusão ou tristeza que sentimos como indivíduos foi detido por algo maior, e, naquele espaço, encontramos lugar para respirar.

Quando a psicóloga Bronwyn Tarr tentou descrever o sentimento de alegria coletiva, enfatizou o sentido de si e o outro se fundirem: "O limite de quem você é se dissolve." Kimberly Sogge usou a mesma linguagem para descrever o êxtase de remar com sua equipe no rio Ottawa: "Estivemos em um ritmo em que os limites entre nós, como humanos, se dissolveram." O sentimento de limites se dissolvendo é um dos aspectos mais poderosos da alegria coletiva. Não é a *ideia* de estar conectado; é uma *sensação* física de conexão. De alguma forma, o cérebro é levado a perceber seu corpo como apenas parte de um todo maior que pode sentir sua totalidade.

Para explicar como se mover em sincronia produz esse efeito, Tarr gosta de demonstrar um truque psicológico chamado a *ilusão da mão de borracha*. Imagine sentar a uma mesa e colocar ambas as mãos sobre o tampo. Um pesquisador esconde a sua mão direita e coloca no lugar uma mão de borracha. Quando olha para baixo, você vê sua própria mão esquerda e a mão falsa de borracha onde sua mão direita deveria estar. O pesquisador então passa um pincel na mão de borracha, que você pode ver, enquanto simultaneamente passa na sua mão real que está fora de sua visão, a qual pode sentir. Seu cérebro recebe, de modo simultâneo, essas duas sensações: o sentimento de sua mão real sendo tocada pelo pincel e a visão do pincel passar pela mão de borracha. Quando esses dois fluxos chegam ao córtex sensorial ao mesmo tempo, a sincronia de sua chegada produz a ilusão de que a mão de borracha é parte de você. Apesar de, intelectualmente, saber que é falsa, você olhará para a mão de borracha e pensará: *Isso é parte de mim.* Você não apenas *pensará* isso, você *sentirá*. A ilusão é tão forte, que, se o pesquisador fosse pegar uma tesoura e golpear a mão de borracha, você gritaria e a empurraria da mesa.

É dessa maneira que o movimento sincronizado trabalha também para criar a sensação de unidade de grupo. Enquanto se move, seu cérebro recebe respostas de seus músculos, suas articulações e do ouvido interno sobre o que seu corpo faz. Simultaneamente, vê outros performarem os mesmos movimentos. Quando esses dados chegam de uma vez ao seu cérebro, este os funde em uma percepção unificada. Os movimentos que você vê em outros se conectam aos movimentos que sente, e seu cérebro interpreta os outros corpos como se fossem a extensão do seu próprio. Quanto mais plenamente o cérebro integra esse fluxo perceptivo, mais conectado você se sente àqueles com os quais se movimenta. O neurocientista e dançarino Asaf Bachrach chama isso de *anestésicos da união*. Esse fenômeno ainda pode se estender para objetos com os quais nos movemos. Um praticante de caiaque me disse que sentia o caiaque como um membro extra de seu corpo. Um velejador que relatou uma sensação similar com seu veleiro conclui que esse é o porquê de as pessoas amarem tanto seus barcos.

A percepção de um eu coletivo também altera nosso senso de espaço pessoal, a área ao nosso redor que sentimos pertencer a nós. Quando o sentido de si mesmo se transfere para algum outro objeto (como uma mão de borracha) ou para um grupo maior, esse sentido individual do espaço pessoal se transfere também. Quando Bronwyn Tarr diz que a essência da alegria coletiva é um senso de si mesmo expandido, isso é parte de sua descrição. Sua compreensão da parte do mundo que lhe pertence também se expande. Esse sentimento pode ser traduzido tanto em autoconfiança quanto em bem-estar social. Você pode sair de uma festa dançante ou da aula de exercício em grupo com um sentido de pertencimento expandido e um conhecimento incorporado de que tem o direito de ocupar espaço no mundo.

Mais de uma vez me ocorreu sobre o quão sortuda sou por ter me tornado instrutora de exercício em grupo quando eu tinha somente 22 anos. Ensinar exercício em grupo foi o primeiro ambiente em que me senti tão tranquila e aceita. Todos os dias em que eu dava aula, entrava em uma sala e era recebida por indivíduos que estavam genuinamente felizes em me ver. Os participantes dessas aulas pareciam gostar muito mais de mim, de forma tão reflexiva, do que qualquer coisa que jamais experimentei. Eles sorriam quando eu os encontrava por acaso no *campus* ou pela cidade. Davam-me caronas para o aeroporto e se ofereciam para ajudar na mudança para um novo apartamento. Contaram-me histórias sobre suas vidas e me deixaram participar na celebração de suas conquistas. Ao ensinar exercício em grupo, senti-me bem-vinda, diversas vezes. Não consigo nem começar a explicar quão extraordinário foi esse presente. O senso de pertencimento transitou em todos os aspectos de minha vida, minando minhas ansiedades sociais e minha tendência a me isolar em tempos de estresse.

Passaria anos até eu aprender a neurociência que explica por que meus alunos viam o melhor em mim. Quando se conduz as pessoas em movimento, uma confiança em nível coletivo é cultivada, mas você, o instrutor, é o beneficiário constante de qualquer ligação baseada na sincronia. Todas as pessoas na sala têm a experiência de assistir e sincronizar com você. As horas que meus alunos passaram imitando meus movimentos contribuíram com uma sensação, em seus corpos, de que poderiam confiar em mim. Essa confiança era, de certo modo, não conquistada. Eu havia explorado involuntariamente um atalho social. Porém, a confiança de meus alunos teve um impacto muito real sobre mim. Cientistas que estudam relacionamentos sociais descobriram que a confiança é uma profecia autorrealizável. Pessoas que são vistas como confiáveis agem de maneiras mais generosas e seguras. Isso se torna uma evidência maior de sua confiabilidade, e as pessoas confiam nelas ainda mais.

Em um momento muito educativo de minha vida, entrei nessa espiral ascendente de confiança social, baseada puramente no fato de que conduzia grupos movendo-se em uníssono. Tenho certeza de que isso definiu o que sou hoje. Quando alguém lhe vê através de lentes positivas, você tende a se mostrar à altura dessas expectativas. É como se você recebesse permissão para ser seu melhor eu. Ao longo dos anos, fui capaz de me transformar na versão de mim mesma que meus alunos percebiam: alguém que se preocupa com eles e nossa comunidade de maneira genuína, e alguém que alegremente contribuirá para o bem coletivo. Essas características já estavam dentro de mim, são parte do que me atraiu para o exercício em grupo. No entanto, elas teriam tido o mesmo espaço para se desenvolver se eu não estivesse no papel de instrutora? Eu teria me tornado alguém que vê o bem nos outros se primeiro não tivesse me beneficiado das projeções positivas de meus alunos? É um privilégio incrível estar no final da recepção de tanta alegria coletiva. Gostaria que todas as pessoas pudessem experimentar isso.

● ● ●

Em março de 2016, Brandon Bergeron, proprietário da academia Cross-Fit, recebeu a notícia de que a propriedade que alojava sua academia em Grass Valley, Califórnia, fora vendida. Ele precisava desocupar o local imediatamente. Devastado, Bergeron informou isso aos membros — que haviam se tornado uma comunidade por levantarem, agacharem e suarem juntos. Eles responderam à notícia aparecendo com três caminhonetes e um caminhão para ajudar Bergeron com a mudança. Como ele contou a um repórter para o jornal local *The Union*: "Uma academia inteira, que demorou três anos para ser construída, cada porca e parafuso havia sido retirado em oito horas." Quando ele encontrou uma nova locação, dois meses depois, a comunidade retornou para ajudá-lo a reconstruir a academia.

Um dos efeitos colaterais da alegria coletiva — junto da euforia, a harmonia extasiante e o afeto anunciados pelo antropólogo A. R. Radcliffe-Brown — é a cooperação, porque o movimento sincronizado aumenta a confiança e nos encoraja a compartilhar e a ajudar. Estudos mostraram que, após acertar o passo com alguém, batendo no mesmo ritmo, ou apenas mover um copo de plástico de um lado para o outro em uníssono, as pessoas cooperam mais em um jogo econômico, se sacrificam mais em benefício de um bem maior e são mais propensas a ajudar um estranho. Até mesmo bebês mostram esse efeito. Quando bebês de 14 meses pulam com música, de frente para um pesquisador que pula em sincronia, eles estão mais propensos a, mais tarde, ajudar o pesquisador a recolher as canetas que caíram. De alguma maneira básica e primitiva, quando nos movemos juntos, unimos nossos destinos e nos tornamos mais empenhados no bem-estar daqueles com quem nos movimentamos.

Os antropólogos acreditam que essa pode ser a função mais importante da alegria coletiva: fortalecer os laços sociais que encorajam a cooperação. Alguns a comparam à catação social de chimpanzés, babuínos e gorilas, que retiram carrapatos e pulgas uns dos outros, limpam a poeira e desembolam os pelos. Tal catação não é principalmente sobre higiene ou aparência. É uma forma de criar laços. O toque social leva a um pico de endorfina que fortalece o relacionamento dos animais e conduz a alianças reais. Primatas que praticam a catação uns nos outros são mais propensos a compartilhar comida e defender um ao outro durante um conflito.

As endorfinas são especialmente efetivas em fortalecer laços com indivíduos que não são relacionados. Isso é verdade não somente em outros primatas, mas também entre pessoas. A exposição repetida a endorfinas enquanto na companhia de outros desenvolve uma família extensa. Nós humanos temos nossas próprias maneiras de catação social, que incluem risos compartilhados, cantar, dançar e contar histórias. (Os antropólogos pensam que essa é provavelmente a ordem na qual esses comportamentos sociais apareceram pela primeira vez na história humana.) Todas essas atividades liberam endorfinas, e porque você pode rir, cantar, dançar e contar histórias com muitas pessoas ao mesmo tempo, essas formas de catação social em grupo tornam possível construir grandes redes sociais com menos tempo investido. E isso é uma coisa boa, pois os humanos prosperam quando suas redes sociais são amplas e variadas.

Em diversas culturas, as redes sociais da maioria das pessoas podem ser descritas por cinco círculos amplos de conexão. O primeiro, o círculo mais interno, geralmente tem somente uma outra pessoa nele, um parceiro de vida principal. O segundo círculo contém família e amigos próximos, com uma média de 5 membros. Estas são pessoas que ficariam devastadas caso algo acontecesse a você e fariam sacrifícios significativos para ajudá-lo. O próximo círculo é o das amizades do coração. Inclui, em média, 15 pessoas que têm um papel importante na sua vida. Você poderia convidar esses amigos ou membros de família para reuniões especiais e poderia confortavelmente lhes pedir favores. O próximo círculo inclui 50 ou mais indivíduos que você poderia descrever como amigos, mas com menos conexão. O círculo externo contém cerca de 150 pessoas que estão conectadas de maneiras mais casuais no trabalho, na sua comunidade local, por meio de organizações de que você faz parte ou de atividades das quais participa.

São os dois círculos mais externos os mais passíveis de ser preenchidos e fortalecidos por meio da catação social da alegria coletiva, seja por meio de movimento sincronizado, cantar ou compartilhar sorrisos. E esses círculos externos, quando robustos, proporcionam o tipo de apoio social que pode nos manter avançando de formas singelas, mas significativas. Kimberly Sogge, do Clube de Remo de Ottawa, me disse que o modo como os remadores sintonizam uns com os outros no barco se traduz em um calmo mas efetivo cuidado mútuo comunitário: "Quando alguém está com problemas, como quando remamos, você não comunica isso, mas de alguma forma a mensagem é transmitida, e as pessoas começam a fazer coisas. O fazendeiro trará mel ou couve. As pessoas realmente notam umas às outras, e o que você precisa se manifesta."

Émile Durkheim acreditava que a efervescência coletiva experimentada nas atividades religiosas era uma das principais funções da igreja. Estudiosos da religião moderna observam que comunidades de atividades físicas desempenham um papel similar para muitos. Casper ter Kuile e Angie Thurston, colegas na Harvard Divinity School, observaram comunidades de CrossFit pelos Estados Unidos. Eles concluíram que as academias locais, chamadas "boxes," funcionavam como núcleos de comunidades, similares a lugares de adoração, onde as pessoas cuidam umas das outras. Praticantes regulares de CrossFit levam colegas para consultas médicas, entregam refeições para membros cujo cônjuge ou parente esteja doente, e ainda arrecadam dinheiro ou ajudam a encontrar emprego para os colegas necessitados.

Ouvi um desses relatos de Caroline Kohles, diretora sênior de condicionamento físico e bem-estar da Marlene Meyerson Jewish Community Center em Manhattan. Kohles ensina Nia, uma forma de movimento que integra dança, artes marciais e ioga. Susan — uma aluna de Nia, aluna de Kohles — perdeu o marido recentemente, após cinquenta anos de casamento. Susan decidiu respeitar o desejo de Henry de não fazer um enterro formal, cerimônia ou funeral. Kohles me contou: "Ele foi cremado, e, sem aquele ritual, ela foi deixada sentada sozinha em casa. Fui visitar Susan e disse a ela, 'Quando você voltar para a aula, faremos uma aula especial em homenagem a ele'." Henry amava música clássica, então Kohles começou a organizar uma lista de músicas que poderiam dançar: "Clair de Lune", de Claude Debussy, o *molto allegro* da "Sinfonia nº 14", de Mozart, e o concerto em E maior de Vivaldi, "Primavera."

O dia em que Susan retornou, aproximadamente duas semanas depois que Henry faleceu, aconteceu de ser o aniversário de outra aluna. Outra mulher comemorava o casamento de seu filho. Essas são todas as coisas que Kohles normalmente reconheceria. Ela se lembra de pensar: *Como homenagear um casamento, um funeral e um aniversário em uma aula?* Escolheu tocar "Lean on Me", de Bill Withers, como a última música, e pediu ao grupo que formasse um círculo. Kohles primeiro convidou a aniversariante para ir ao centro e ser homenageada. Então chamou a mulher cujo filho se casaria, para que o grupo pudesse compartilhar sua alegria. Finalmente, toda a turma deu as mãos no círculo e colocou uma lembrança de Henry no meio. "Balançamo-nos, pulsamos, demos as mãos, erguemos nosso coração e nossas mãos, e enviamos Henry em sua jornada final." Em seguida, um grupo de alunos agraciou Susan e Henry com um shivá improvisado. Pediram café, frutas e pães, e ouviram enquanto Susan contava histórias sobre sua vida com Henry. "Cuidaremos de Susan", Kohles disse, "Garantiremos que ela venha à academia e a apoiaremos enquanto ela revê sua vida". Quando conversei com Kohles mais de um ano depois, ela contou que Susan ainda vai à aula regularmente. De vez em quando, Kohles toca a lista de músicas clássicas de Henry, sempre em homenagem a ele e Susan.

Durante grande parte da história humana, o tamanho e a quantidade de membros de nossa rede social eram delimitados pela geografia. Agora a família pode estar a meio mundo de distância, e, por meio da tecnologia, podemos nos conectar com estranhos em qualquer lugar do planeta. À medida que nossos círculos sociais se alargam e se dispersam, vale a pena perguntar: é possível experimentar a alegria coletiva à distância — se mover ao mesmo tempo, se não no mesmo lugar — para criar uma comunidade que não está ligada pela proximidade física?

O Exertion Games Lab, um grupo de pesquisa da Universidade RMIT em Melbourne, Austrália, projetou o aplicativo Jogging over a Distance para conectar dois corredores em diferentes locais. Os usuários falam ao telefone enquanto correm, e o aplicativo usa a rota de GPS de cada corredor para determinar seu passo. Quando você mantém o passo com seu parceiro, a voz dele parece que está perto de você. Se corre mais rápido, o aplicativo faz a voz parecer como se estivesse vindo de trás. Desse modo, o aplicativo encoraja os corredores a sincronizar. (Você pode usar também o batimento cardíaco para calcular o passo, para que essa "sincronia" seja determinada pelo esforço, não pela velocidade objetiva.) A resposta do áudio espacializado cria uma sensação mais realista de correr lado a lado do que simplesmente conversar ao telefone. Como um usuário dessa tecnologia falou: "Senti como se ele estivesse aqui comigo."

Outras tecnologias conectam os usuários a uma comunidade muito maior. Jennifer Weiss, cirurgiã ortopédica de 48 anos do sul da Califórnia, anda na bicicleta ergométrica em sua garagem às 5h30 quase todas as manhãs. A bicicleta a conecta a até oitocentos ciclistas ao redor do mundo por meio de um aplicativo de vídeo que transmite o treino ao vivo do estúdio da Peloton em Nova York. O aplicativo também envia dados sobre a *performance* de Weiss para o instrutor e um placar comunitário, no qual cada ciclista é listado de acordo com a velocidade e a resistência de sua bicicleta. Quando Weiss está perto de alguém do placar e vê sua colocação subir e descer em relação à dela, a sensação é a de que ela está fisicamente pedalando em grupo com ele. Quando o instrutor diz aos participantes para pedalarem no ritmo da música, Weiss sabe que os ciclistas de todas as partes do mundo estão pedalando exatamente na mesma cadência. Essa parte do caminho a lembra do sentimento que ela tem durante a aula de *flow yoga* quando todos estão se movendo e respirando em uníssono.

Em ambos os casos — do Jogging over a Distance e das aulas transmitidas ao vivo da Peloton —, a tecnologia possibilita conexão genuína. Contudo, também pode ser usada para estimular interação social. O mesmo Exertion Games Lab que criou o aplicativo Jogging over a Distance também desenvolveu o Joggobot, o primeiro companheiro de *jogging* do mundo. O Joggobot é essencialmente um *drone* de vigilância. Você mostra antecipadamente qual caminho planeja correr, e ele usa o GPS para seguir aquela rota. Você veste uma camiseta com um alvo em seu peito para que a câmera do quadricóptero possa detectá-lo. O Joggobot o assiste correr e voa três metros à frente para lhe fazer companhia. Nos primeiros testes do dispositivo, os praticantes de *jogging* rapidamente adotaram o robô como um colega de corrida. Eles fácil e instintivamente humanizaram o quadricóptero ao interpretar seu zumbido como um sinal de esforço, como se o Joggobot estivesse ofegante e se esforçando para continuar. Quando erros do sensor ou o vento faz o Joggobot desviar o curso, os corredores interpretam isso como "ter uma mente própria".

Como pensar sobre isso? Se seu objetivo principal é aproveitar o desejo humano por companhia para tornar o exercício mais agradável, o Joggobot é genial. Mas, e se a conexão social autêntica é a verdadeira necessidade e ser ativo é uma maneira de realizá-la? Você poderia argumentar que qualquer um que deseja se conectar rejeitaria o Joggobot e se juntaria a um grupo de corrida ou iria até a ACM da região. Entretanto, pode ser intimidador aparecer em um novo espaço. Em vez de correr esse risco, talvez você decidisse dar um passeio com seu *drone* ou se contentar com uma luva de realidade virtual que se comprime rapidamente para fazer sentir como se acabasse de cumprimentar um parceiro de treino.

Bronwyn Tarr recentemente replicou seus experimentos de dança em realidade virtual, e, quando as pessoas dançam com um avatar, elas gostam de avatares que dançam em sincronia com elas mais do que de avatares que fazem suas próprias coisas. Elas também experimentam o mesmo aumento de tolerância à dor que as pessoas que dançam com outros humanos em um espaço físico compartilhado. Esses resultados sugerem que a realidade virtual pode fornecer o mesmo pico de endorfina que uma sincronia social autêntica. Admito que essa descoberta me surpreendeu. Então, de novo, é provavelmente parte do porquê, enquanto crescia, tive uma resposta tão positiva aos vídeos de exercício. Também ajuda a explicar por que *videogames* de dança que exigem sincronia com um avatar são tão populares. Eles se aproveitam de uma recompensa neuroquímica muito real. A realidade virtual tornará a ilusão da conexão sincronizada ainda mais convincente — e ainda me sinto ambivalente sobre esse progresso. Se a alegria coletiva evoluiu como uma forma de preparação social, essas endorfinas não são liberadas somente para fazer se sentir bem. Elas devem nutrir relacionamentos importantes e ajudá-lo a desenvolver uma rede de apoio social. Quando você se move com um avatar ou um robô, qual relacionamento esse pico de endorfina beneficia?

A tecnologia que explora nossos instintos sociais não necessariamente fornecerá os mesmos benefícios que a experiência que ela imita. Quando as filhas gêmeas de minha irmã nasceram prematuras em dois meses, ela e seu marido se mudaram para uma unidade de terapia intensiva neonatal. Entre os muitos eventos que perderam, não puderam fazer a corrida de trilha de dez quilômetros para a qual haviam se inscrito. Seu grupo de corrida pegou seus números e convenceu os organizadores a entregarem as medalhas que minha irmã e seu marido teriam recebido de tivessem terminado a corrida. O grupo de corrida enviou os números e as medalhas e disseram: "Vão correr dez quilômetros onde quer que estejam." Como minha irmã recorda: "Nós prendemos nossos números, corremos dez quilômetros ao redor do hospital, usamos as medalhas durante o resto do dia e enviamos fotos para o grupo. Era um período de nossa vida em que tudo estava fora de controle e muito desanimador. Sentimo-nos muito acolhidos pelos corredores que fizeram aquilo por nós." Ainda preciso fazer a pergunta retórica sobre se o Joggobot estaria lá para eles da mesma maneira?

Não pretendo saber onde se situa a linha entre a conexão autêntica e a simulação. Essas são questões trabalhadas pelos campos de inteligência artificial e realidade virtual, à medida que robôs sexuais, cuidadores e de estimação se tornam alternativas viáveis aos seus homólogos baseados em carbono. Em breve, todos nós teremos que decidir onde nossa própria linha está, e em áreas muito mais íntimas do que parceiros de *jogging*. Enquanto somos empurrados em todos os aspectos de nossa vida em direção à conectividade tecnológica, ao contrário de compartilhar espaço e contato direto, atividades que nos colocam em presença física de outros podem se tornar cada vez mais raras e especialmente importantes. Mesmo as pessoas que gostam de se conectar por meio da tecnologia precisam de uma conexão real. Não pude deixar de rir quando Jennifer Weiss, fã da Peloton, me contou que comprou uma segunda bicicleta para que seu marido pudesse pedalar junto dela. Algumas de suas corridas favoritas são quando seus três filhos pequenos se juntam a eles dois na garagem e dançam para lhes fazer companhia.

• • •

Quando William H. McNeill foi convocado pelo exército dos Estados Unidos em 1941, a base do Texas onde chegou estava subabastecida. Durante as primeiras seis semanas, cada recruta tinha somente um conjunto de uniforme, produzindo um odor memorável. E, embora McNeill treinasse para se tornar um artilheiro antiaéreo, a base tinha somente uma arma antiaérea danificada para todo o batalhão. Os agentes de formação de McNeill lutaram para preencher o tempo na base com atividades úteis. Ordenaram aos recrutas para aparar a grama ao redor do quartel com as mãos (um dos muitos suprimentos que estava em falta era o cortador de grama). Os oficiais também fizeram os homens em treinamento marcharem por horas mantendo a formação. A primeira impressão de McNeill sobre esses exercícios era a de que "seria difícil imaginar um exercício mais inútil". Sua visão mudou, entretanto, conforme marchavam embaixo do sol quente, suas botas batiam na areia e nas pedras e suas vozes gritavam *Hut! Hup! Hip! Quatro!* "Palavras são inadequadas para descrever a emoção despertada pelo movimento prolongado em uníssono que envolveu aquele treinamento", McNeill escreveu em 1995 seu livro *Keeping Together in Time* [*Mantendo-se Juntos no Tempo*, em tradução livre]. "Um sentimento de bem-estar dominante é do que me lembro; mais especificamente, um estranho sentimento de amplificação pessoal; uma espécie de expansão, tornar-se maior que a vida."

Os psicólogos chamam esse sentimento de empoderamento por meio de ação conjunta de *organismo nós*. McNeill cunhou o termo *ligação muscular* para descrever como as atividades físicas, como marchar e trabalhar sincronizadamente, produzem o organismo nós. Quando nos movemos em uníssono, nos tornamos dispostos e capazes de dar o nosso melhor para um objetivo coletivo. Depois que McNeill deixou o exército e continuou sua carreira como historiador, passou a acreditar que o organismo nós alcançado por meio da ligação muscular foi a fonte da força militar ao longo da história. Os astecas, espartanos e zulus usavam dança ritualizada para treinar jovens guerreiros, e os exércitos europeus praticavam exercício de marcha em formação para construir "uma sociabilidade de grupo de caça" que fortaleceria a solidariedade dos soldados e o comprometimento em combate.

A percepção de McNeill aponta para uma segunda função social do movimento sincronizado. Não é somente sobre ajudar os indivíduos a construir redes de amizade. É também sobre construir uma tribo que possa defender seu território, perseguir objetivos em comum e enfrentar grandes ameaças juntos. O médico Joachim Richter e a psicóloga Roya Ostovar especularam que os primeiros humanos podem ter desenvolvido o movimento sincronizado como uma defesa tática para "enganar um predador ao produzir a impressão de ser um enorme animal homogêneo, muito poderoso para atacar". Essa ideia não é tão improvável. Muitas espécies utilizam estratégias de defesa sincronizada. Baleias-piloto e golfinhos nadam e emergem em uníssono para intimidar intrusos. Os pássaros *cacicus cela* protegem seus ovos dos predadores ao formar um grupo ao redor do invasor, mergulhando e bicando o predador até que ele vá embora. Quando os bois-almiscarados são cercados por lobos, eles se agrupam firmemente, com os chifres voltados para fora, para se tornar um animal de várias cabeças, uma manada impenetrável. Grupos humanos que se movem em uníssono podem produzir um efeito igualmente assustador. Em um experimento psicológico, os participantes classificavam a formidabilidade de grupos de soldados com base somente nos sons desses grupos ao se aproximar. Em algumas gravações de áudio, os passos estavam sincronizados; e em outros, os passos não estavam. Quando os participantes ouviam os passos sincronizados, imaginavam que os soldados seriam fisicamente mais fortes e maiores. Os grupos sincronizados também eram percebidos como mais unificados, não mais indivíduos separados, mas uma única entidade — um tipo de superorganismo — com uma elevada capacidade para lutar.

Qualquer grupo que se move em uníssono é visto pelos outros como unido em propósito, conectado por valores compartilhados e que agem como um. Mas como William H. McNeill observou enquanto marchava no treinamento básico, esse não é somente um efeito de observador. Aqueles dentro do grupo se sentiam mais poderosos também. Quando as pessoas se movem juntas, elas veem ameaças externas como menos temíveis e seus oponentes como menos intimidadores. Essa pode ser a razão pela qual os habitantes da ilha de Andaman performavam rituais de dança antes de um combate com um grupo de fora. Também é parte do motivo pelo qual movimentos políticos e sociais organizam marchas. O movimento coletivo não somente demonstra a força de sua coalizão para os de fora, mas também reforça o ânimo de seus membros. Estudos de marchas e demonstrações reais confirmam que participar desses eventos gera sentimentos de organismo nós. Participantes ativos — mas não aqueles que observam do lado de fora — descrevem se sentir conectados ao grupo e parte de algo maior que eles mesmos. Marchar também torna os participantes mais esperançosos. Depois do evento, estão mais propensos a concordar que o mundo está se tornando mais justo, que a natureza humana tem mais bem do que mal e que os problemas sobre os quais estão protestando são solucionáveis. Vale ressaltar que assistir a esses eventos não é suficiente para produzir esses efeitos. Você precisa participar deles.

Polina Davidenko nasceu na cidade russa de Omsk, na Sibéria, e se mudou para os Estados Unidos com seus pais e irmã quando tinha 2 anos de idade. Em 2008, quando era caloura no ensino médio, sua avó Nina, que ainda vivia na Rússia, foi diagnosticada com linfoma. Davidenko e nem sua mãe poderiam estar com ela, e a separação pesou sobre as duas. Logo após o diagnóstico, a escola de Davidenko sediou o programa de angariação de fundos da American Cancer Society's Relay For Life, no qual os membros da comunidade andariam pela pista ao redor do campo de futebol da escola durante 24 horas consecutivas. Como a Sociedade Americana do Câncer explica: "Os pacientes de câncer não param porque estão cansados, e, por uma noite, nós também não." Davidenko decidiu participar.

Ela se lembra de que o clima naquele dia estava perfeito, ensolarado, sem vento ou chuva. Durante o dia, todos estavam cheios de energia, e o evento parecia uma festa. As bandas locais se apresentaram em um palco, e o campo de futebol estava transformado em um acampamento, repleto de comida, barracas e cadeiras dobráveis. Os pais de Davidenko apareceram durante a tarde para andar um quilômetro e meio com ela. Depois do pôr do sol, as coisas ficaram mais calmas. Os participantes decoraram sacolas de papel brancas em tributo aos sobreviventes e aos entes queridos perdidos para o câncer, então acenderam velas dentro delas para as transformar em luminárias de esperança. Davidenko fez uma para sua avó e a adornou com flores. Enquanto os participantes avançavam sobre a pista no escuro, eles indicavam quais luminárias fizeram, e Davidenko teve que compartilhar histórias sobre sua avó.

"Às quatro da manhã foi quando as conversas mais profundas surgiram", lembra-se Davidenko. "Quando você se move e fala, sente-se mais aberto a compartilhar do que sentado cara a cara. Suas inibições estão baixas, e você se torna mais aberto a dizer coisas que de outro modo não diria. Então você confia nas pessoas porque elas lhe viram em um estado muito vulnerável." Algumas vezes, ela andava em silêncio sozinha, mas, mesmo assim, diz: "Você ainda se sente conectada a algo maior que si mesmo. Não está somente com seus próprios pensamentos. Pode ver a comunidade no campo, brincando, chorando, conversando. Você é uma testemunha de tudo aquilo." Ela parou de contar na 50a volta e estima que tenha andado 32 quilômetros no escuro. "Você nota menos a fadiga por causa do propósito. Eu não daria cinquenta voltas apenas por diversão."

Pela manhã, os bombeiros locais fizeram panquecas para o café e serviram salsichas, pães e suco de laranja. Todos comeram juntos, enquanto os organizadores fizeram os comentários finais e agradeceram aos que caminharam e aos voluntários. Quando Davidenko saiu, seus tênis estavam cobertos da areia vermelha da pista de futebol americano. Ela se lembra de se sentir orgulhosa desses tênis e de não querer limpar a poeira.

A psicóloga Bronwyn Tarr me contou: "Precisamos de coisas que nos ajudem a nos conectar uns aos outros, que nos deem oportunidades para forjar coletividade." Se formos sortudos, experimentamos muitos momentos assim na vida cotidiana, mas isso também nos ajuda a ter eventos especiais que se aproveitam do poder de nos movimentarmos juntos. Pesquisadores estudaram os efeitos de participar de eventos atléticos de caridade como o Relay For Life, e os participantes habitualmente descrevem sentir uma força coletiva, esperança e otimismo. As organizações que apresentam tais eventos poderiam escolher qualquer método de arrecadação de fundos, desde vendas beneficentes a leilões, mas nenhuma tem a atração popular das corridas de 5 quilômetros, meias-maratonas e desafios físicos como a Hustle Chicago, na qual milhares de pessoas escalaram os 94 andares da famosa John Hancock Tower para angariar fundos para a Respiratory Health Association. Ameaças na escala de doenças do coração, câncer, AIDS e injustiça social podem fazer nos sentirmos paralisados, sem esperança ou vencidos. Os eventos de atletismo que reconhecem esses problemas coletivos são oportunidades para experimentarmos um dos antídotos para o desespero: o organismo nós. Quando participamos desses esforços coletivos, o movimento físico nos eleva e a comunidade nos inspira. Vencer a batalha de repente parece possível. Também nos lembra de que nossos esforços são compartilhados pelos outros. Isso foi algo que Polina Davidenko me contou: "Quando você está sofrendo com algo, se esquece de que não está sozinho nisso. Quando você vê as pessoas se unirem, se lembra de que não está sozinho." Uma vez por ano, mais de mil pessoas dançam juntas no convés do USS *Midway*, um porta-aviões atracado na Baía de San Diego. Duzentos mil marinheiros serviram no USS *Midway* de 1945 a 1992, quando foi destacado tanto para cerimônias quanto para missões humanitárias. Hoje, o porta-aviões sedia centenas de cerimônias militares e eventos comunitários todos os anos. Um desses eventos é a angariação anual de fundos do Jazzercise Dance for Life, que em um dia levantou mais de US$100 mil para pesquisa e apoio ao câncer de mama. Muitos dos dançarinos chegam em grupos, vestindo camisetas combinando com frases do tipo "Fortes sozinhos. Invencíveis juntos". Os instrutores guiam os participantes através de coreografias de dança para música popular, mil pés simultaneamente batem no convés do navio a cada passo. Imagens aéreas mostram uma multidão de corpos vestidos de rosa se movendo em uníssono, que sugerem um superorganismo, em vez de um grupo de indivíduos. Por meio de seus passos sincronizados e desejo de se reunir, os dançarinos se transformam em uma horda impenetrável, um bando a defender aos seus, uma multidão de eus funde-se em um poderoso *nós*.

Em março de 2011, o Grande Terremoto do Leste do Japão atingiu fortemente a cidade de Iwanuma. Metade da costa da cidade ficou submersa nas águas do *tsunami* e 180 moradores perderam a vida. Como consequência, 15% da população desenvolveu sintomas de depressão. Como parte da recuperação da cidade, oficiais de saúde pública desenvolveram programas para encorajar os moradores a se manter ativos fisicamente. Aqueles que aumentaram sua participação em exercícios de grupo estavam menos propensos a se tornar depressivos. Caminhar sozinho também tem um efeito protetor, mas os benefícios de se exercitar em grupo eram mais fortes.

Pensei sobre isso no outono de 2017, quando estava em Houston para discursar na Texas Municipal League sobre resiliência. O encontro, que reuniu prefeitos, chefes de polícia e chefes de bombeiros, membros e administradores da câmara municipal, diretores de obras públicas, parques e planejamento, ocorreu logo após o furacão Harvey, um dos piores desastres naturais da história do Texas. O George R. Brown Convention Center, onde acontecia o evento, abrigou milhares de cidadãos cujas casas foram danificadas ou destruídas pelo furacão. Na tarde em que cheguei, fiz uma caminhada pelo centro em direção à prefeitura, onde as ruas haviam inundado durante a tempestade. Enquanto voltava para meu hotel, ouvi música. Segui o som até o Discovery Green Park, onde uma aula gratuita de zumba acontecia do outro lado do centro de convenções. Dúzias de dançarinos batiam palmas e marchavam sobre os azulejos de pedra, conduzidos por um instrutor local, Oscar Sajche, que demonstrava os movimentos do coreto. Estava quente e úmido, e eu já estava encharcada de suor pela minha caminhada. Tinha uma bolsa cheia de alimentos que precisavam de refrigeração, mas hesitei por um momento antes de deixar minha bolsa no banco do parque e acompanhá-los.

Dançamos ao som de todos os ritmos comuns aos de uma aula de zumba: salsa, reggaeton, cumbia, merengue, pitbull. Alguns dos participantes vestiam regatas e camisetas oficiais de zumba, mas muitos estavam como eu — vestidos inapropriadamente para um treino, mas incapazes de resistir a uma festa de dança. Estranhos sorriam para mim. As pessoas pareciam felizes por estarem ali. Enquanto vibrávamos e batíamos os pés, ocorreu-me que o simples fato de estarmos dançando naquele lugar, logo após um desastre natural enorme, era um sinal de resiliência da cidade. Ou talvez a festa de dança fosse algo mais: não tanto a prova de resiliência, mas uma fonte de resiliência. Jacob Devaney, que reconstruiu casas em Nova Orleans após o furacão Katrina, lembra-se de trabalhar desde o amanhecer até tarde da noite, a cada dia trazendo mais lembranças e histórias do que foi perdido. Em vez de ir para casa e descansar no fim de seu turno, Devaney ia dançar nos clubes de Nova Orleans. Ele atribui sua habilidade de ter sobrevivido àquele período, sem se esgotar ou ficar doente, àquelas horas matinais de alegria coletiva.

Quando localizei o instrutor de zumba no Facebook, descobri que Sajche ensinava gratuitamente em aulas comunitárias em Houston havia mais de uma década. Durante a recuperação inicial dos estragos furacão Harvey, ele postou essa mensagem no Facebook: "Curta uma incrível aula de zumba ao ar livre com centenas de guerreiros da zumba. Nós somos uma Houston forte e estamos nos reerguendo." Impressionou-me que oferecer essa aula era tanto um modelo de engajamento civil quanto o evento da Liga Municipal que me trouxe a Houston. Quando discursei para os servidores públicos e oficiais no dia seguinte, falei sobre propósito e conexão social. Reconheci que os participantes do projeto tinham participado no dia anterior, selecionando doações para um banco de alimentos local. E, no fundo da minha mente, pensei: *Talvez eu devesse descartar o discurso e levar uma boa lista de músicas.*

SERES HUMANOS SE SINCRONIZAM NATURALMENTE. Não somente nossos movimentos, mas todos os aspectos de nossa psicologia. Quando nos sentimos conectados a outra pessoa, as batidas de nosso coração, a respiração e até mesmo a atividade cerebral se alinham. Os grupos se acostumarão a sincronizar seus movimentos e respiração mesmo sem instruções explícitas para fazer isso. As pessoas também sincronizam com maior precisão com a batida ligeiramente irregular de outra pessoa do que com um ritmo perfeito gerado por um computador. É como se nossa biologia estivesse sintonizada a reconhecer e a responder à humanidade comum. Para algumas pessoas, reduzir a autotranscendência a um capricho neurológico pode ser desanimador. Ainda me encontro fascinada pela ânsia do cérebro em se tornar parte de algo maior. Estamos equipados com um sistema de percepção pronto para abandonar os limites rígidos de nosso senso de identidade habitual. Nascemos com um cérebro capaz de criar um senso de conexão a outros que é tão visceral quanto a resposta vindo de seu próprio coração, pulmões e músculos. Isso é algo surpreendente, que humanos possam viver a maior parte da vida percebendo-se e sentindo-se separados, mas, por meio de uma pequena ação — se unir em movimento —, dissolvemos os limites que nos dividem.

O cientista cognitivo Mark Changizi usa o termo *aproveitamento da natureza* para descrever qualquer invenção cultural que pode "se aproveitar evolucionariamente dos mecanismos do cérebro antigo para um novo propósito". Tais invenções se tornam amplamente populares porque se conectam aos nossos instintos fundamentais. Uma de minhas motivações para explorar a pesquisa da alegria coletiva era entender melhor meu amor pelo exercício em grupo. Agora, enquanto reflito sobre o que acontece nessas aulas, o aproveitamento da natureza parece completamente certo. Qualquer humano que já dançou ao redor de uma fogueira ou bateu seus pés em algum ritual pré-batalha saberia o que fazer em uma aula de aeróbica. A psicóloga Bronwyn Tarr disse que, se você procura experimentar a alegria coletiva, a maneira mais efetiva seria "uma aula de zumba intensa". O exercício em grupo conseguiu capitalizar muitas das condições que intensificam os benefícios do movimento sincronizado. Por exemplo, quanto mais você aumenta seu batimento cardíaco, mais próximo se sente das pessoas com as quais se move em uníssono. Adicionar música tem o mesmo efeito potencializador. Seja por concepção ou acidente, muitas aulas de exercício também tiram vantagem do fenômeno de "agrupamento fechado". Manter um espaço pessoal menor amplifica a coesão social sentida enquanto se move em sincronia, talvez porque a proximidade física leve a que se desfoque ainda mais a fronteira entre o eu e os outros. Quando estamos próximos o suficiente uns dos outros a ponto de sentirmos o cheiro, as emoções se tornam mais contagiosas. Você sabia que o suor de alegria tem um odor diferente do suor comum, e que, quando sente o suor de alegria, você pode elevar seu estado de espírito também? O perfume da alegria liberado através de nossos poros parece ser culturalmente universal. Mesmo quando não falam a mesma língua — como quando Bronwyn Tarr dançou carimbó na Ilha de Marajó —, é possível se deixar levar por uma felicidade coletiva que você pode literalmente inspirar.

A repetição de movimentos simples em formatos populares de exercício em grupo contribui ainda mais para a alegria coletiva. Ao analisar os rituais de dança dos habitantes de Andaman, A. R. Radcliffe-Brown não pôde discernir nenhum valor artístico óbvio nos passos. "Sua função parece ser a de colocar em atividade o maior número possível de músculos do corpo", escreveu. A uniformidade e a simplicidade do movimento garantiam que os dançarinos experimentassem "um prazer da autoentrega". A aeróbica moderna adota a mesma estratégia para produzir uma experiência igualmente extasiante. Quando o exercício em grupo dá errado, é quase sempre porque os movimentos são tão complicados, que a sincronia colapsa e o indivíduo perde o passo com o grupo.

A cada década, a indústria do condicionamento físico se reinventa, mas, enquanto os passos e a música puderem mudar, e novas ferramentas — um *step*, barras com peso, bicicletas ergométricas — são adicionadas, aqueles de nós com décadas de experiência em exercícios de *step* em nossos *collants* acinturados podemos dizer que a principal experiência é a mesma. Sempre que um programa de exercícios decola, geralmente é porque adicionou sincronia a uma atividade física tipicamente não sincronizada, como boxe (Tae Bo), levantamento de peso (BodyPump) ou ciclismo (SoulCycle). Remova as armadilhas de qualquer programa de condicionamento físico em seu ápice cultural e encontrará os mesmos ingredientes, a mesma alegria coletiva. Enquanto nosso DNA nos compele a nos conectarmos com os outros, continuamos a procurar lugares onde possamos nos movimentar e suar juntos.

Enquanto a maioria das pessoas encontra prazer no movimento sincronizado, algumas parecem especialmente atraídas por se mover em uníssono com outras. Uma razão possível tem a ver com a ligação entre alegria coletiva e cooperação. Acontece que as pessoas que têm uma orientação pró-social para a vida — isto é, gostam de testemunhar a felicidade das outras pessoas e são motivadas a ajudar os outros que estão em dificuldade — sincronizam mais facilmente com os outros. Algo em sua mentalidade ou biologia torna mais fácil se fundir em ação coletiva e se perder no movimento. Talvez esse seja o instinto final do qual o exercício em grupo se aproveita: o desejo de sair de si mesmo e de ter alguma utilidade no mundo. Que esse desejo se expresse por meio de passos no *step*, agachamentos e passos para trás pode parecer estranho. As pessoas de fora não conseguem entender o apelo: essa é uma expectativa que deixa a desejar ao espectador. Como qualquer fenômeno que se aproveita da natureza, não faz sentido até que você esteja no meio dele. Então, de repente, endorfinas fluem e o coração acelera, e você acha isso a coisa mais razoável do mundo. Como o historiador William H. McNeill descreve: "A resposta eufórica para nos mantermos unidos no tempo está tão profundamente implantada em nossos genes, que ainda por muito tempo não poderá ser exorcizada. Essa continua a ser a maneira mais poderosa que temos em nosso comando de criar e sustentar uma comunidade."

Capítulo 4

DEIXE-SE MOVER

Há alguns anos, eu estava nos bastidores de um salão no Hyatt Regency no centro de São Francisco, esperando para dar a palestra principal em uma conferência para designers de tecnologia. A cerimônia de abertura antes de minha palestra apresentou um grupo de monges tibetanos do Monastério Drepung Loseling. Durante os três dias do evento, na recepção do hotel, os monges montaram uma mandala de areia, uma arte de montagem complexa e trabalhosa feita com areias coloridas. Eles esperavam comigo nos bastidores, enfileirados com suas vestes vermelhas, seus braços descansavam sob envoltórios de cerimônia dourados, mãos entrelaçadas. Enquanto esperávamos, o sistema de som tocava música alta para atrair os participantes para o salão. Quando a música "Move", de Saint Motel, começou, percebi minha cabeça balançando, capturada pela batida contagiante. Pelo canto do olho, notei um mocassim de couro marrom batendo no chão com o ritmo. O monge que usava o mocassim me pegou olhando-o e sorriu.

Naquele momento, nós dois estávamos sendo conduzidos por um instinto poderoso: mover-nos quando ouvimos música. Musicólogos chamam essa vontade de *balanço*. Para a maioria das pessoas, o impulso de sincronizar nosso corpo a uma batida é tão forte, que é preciso esforço para suprimi-lo. É um instinto que se mostra cedo na vida. Recém-nascidos com 48 horas de vida conseguem detectar uma batida regular. Crianças balançam os pés para o tempo de 4/4 de *"Eine Kleine Nachtmusik"*, de Mozart, e sorriem enquanto o fazem. Que esses comportamentos emergem antes de falar, andar ou até mesmo engatinhar sugere que a habilidade de se mover com música — e gostar disso — é uma das capacidades humanas mais inatas que se pode encontrar.

De fato, o cérebro parece ser programado para ouvir a música como um convite para se mover. Se você ouvir música enquanto está deitado imóvel em um tomógrafo, cientistas verão seu sistema motor se acender. A música ativa o suposto motor de repetição do cérebro, incluindo a área motora suplementar, que planeja o movimento, o gânglio basal e o putâmen, que coordenam o movimento, e o cerebelo, que controla o momento dos movimentos. Quanto mais forte a batida musical ou quanto mais gostar de ouvir, mais fervorosamente essas regiões consomem combustível. Tudo isso acontece mesmo que você permaneça absolutamente parado. É como se seu cérebro não pudesse ouvir música sem recrutar o resto do corpo. Como o neurologista Oliver Sacks escreveu: "Quando ouvimos música, ouvimos nossos músculos." Um dos maiores prazeres da vida é ceder a esse impulso: cantar, dançar, bater palmas e os pés; celebrar como notas e acordes alcançam seu interior; e se render ao seu único comando, *Deixe-se mover.*

• • •

90   A ALEGRIA DO MOVIMENTO

Em 1º de julho de 1863, o soldado Robert Goldthwaite Carter, da Companhia H do 22ª Regimento de Infantaria de Massachusetts, marchava sob o sol quente da Pensilvânia. A marcha de 32 quilômetros daquele dia levaria Carter e seus colegas soldados a um caminho cheio de cavalos mortos, lembretes dos cavalheiros da União mortos em batalha no dia anterior. Como Carter descreveu nas cartas, muitos homens sofreram insolação, e, enquanto o sol da tarde culminava, "centenas caíram exaustos à beira da estrada". Justo quando o regimento estava a ponto de ser derrotado pela fadiga, Carter ouviu clarins e tambores a distância. Um regimento invisível que marchava em uma estrada paralela começou a tocar música.

> Todo soldado cansado e com os pés doloridos, o patriota
> coxo, fraco e desgastado, jogado fora, exausto e prestes
> a depositar seus ossos na beira da estrada, recolheu
> inspiração do som, deu o passo, e com coragem renovada
> se arrastou para o acampamento... Tal era o poder
> da música sobre os espíritos caídos dos grosseiros,
> bronzeados veteranos do antigo valente Exército do
> Potomac.

Muitos atletas de alta resistência têm uma história similar de serem trazidos de volta à vida por uma canção oportuna. Tucker Andersen, de 76 anos, que corre a Maratona da Cidade de Nova York quase todos os anos desde 1976, contou ao *New York Times* sobre a corrida memorável quando a música o ajudou a levá-lo à linha de chegada. Ele havia acabado de passar a marca dos 32 quilômetros, na qual muitos corredores chegam à exaustão. Na Maratona da Cidade de Nova York, essa "exaustão" coincide com cruzar a Willis Avenue dentro do Bronx, onde a multidão de fãs animados diminui. Em determinado ano, enquanto Andersen entrava no Bronx, um adolescente se inclinou para fora da janela de um apartamento e, como se fosse apenas para dar força a Andersen, pendurou um aparelho de som tocando alto a música-tema do filme *Rocky*.

DEIXE-SE MOVER 91

O cérebro responde à música de que gosta com um pico poderoso de adrenalina, dopamina e endorfina, e todas elas energizam o esforço e aliviam a dor. Por essa razão, musicólogos descrevem a música como *ergogênica*, ou potencializadora do rendimento. Ao longo da história e através das culturas, a música foi usada para tornar o trabalho menos difícil e mais recompensador. As endorfinas liberadas pela música não somente tornam as tarefas mais fáceis, mas também podem unir um grupo que trabalha junto. Bennett Konesni, que administra a fazenda Duckback em Belfast, no Maine, viajou o mundo para estudar tradições de músicas de trabalho, passando um tempo com um músico pescador em Ghana, fazendeiros dançarinos na Tanzânia e pastores cantores na Mongólia. Às vezes, Konesni e o pessoal de sua fazenda cantam ao plantar sementes e enquanto debulham o alho. "Não é como em *A Noviça Rebelde*", contou-me. "Você espera seu cérebro e corpo necessitarem disso." Quando ele se entusiasma em uma música de trabalho, "Algo muda muito rápido. Não sinto meus músculos da mesma maneira. A dor desaparece, como se tivesse tomado um analgésico. Começo a suar mais porque trabalho com mais força, mas também trabalho mais rápido". Enquanto o desconforto físico retrocede, o prazer assume. "Começo a sentir essa euforia e a atemporalidade, e não consigo dizer quantos minutos se passaram."

Graças aos seus efeitos ergogênicos, a música pode ajudar as pessoas a transcender suas próprias limitações físicas aparentes. Em um experimento, pacientes de meia-idade com diabetes e pressão alta ouviram uma música alegre enquanto completavam um teste de estresse cardiovascular. Durante o teste, primeiro os pacientes caminhavam e então corriam em uma esteira o quanto conseguissem, enquanto o pesquisador regularmente aumentava tanto a velocidade quanto a inclinação. A maioria das pessoas perdia o fôlego no sexto minuto e desistia no oitavo. Quando acompanhados por música, entretanto, os pacientes persistiram por uma média de 51 segundos a mais. Isso é quase um minuto de seu mais alto nível de esforço. Um teste de estresse cardiovascular é o padrão de ouro para determinar o quão forte seu coração está e o que você pode suportar. A música redefiniu a capacidade do coração daqueles pacientes.

Muitos atletas aprenderam a explorar esse benefício. Em experimentos cuidadosamente controlados, adicionar uma trilha sonora ajuda remadores, velocistas e nadadores a cortarem segundos de seus tempos. Corredores podem tolerar calor extremo e umidade por mais tempo, e triatletas podem se esforçar a ir mais longe antes de alcançar a exaustão. Mover-se com a música leva os atletas a consumir menos oxigênio enquanto se esforçam, como se a música por si só suprisse alguma energia de que necessitam. Descobertas como essas levaram os autores de um artigo científico na *Annals of Sports Medicine and Research* a concluir que a música é uma droga legal de melhoria de desempenho.

Em 2007, o órgão governamental para a realização de competições dos Estados Unidos impediu o uso de reprodutores pessoais de música nas corridas oficiais. A alegação seria primeiramente por segurança, mas muitos assumiram que seria para prevenir uma vantagem desleal no desempenho por ter a lista de músicas certa. Essa pode ser uma preocupação legítima. Em 1998, o atleta etíope Haile Gebrselassie conseguiu convencer os organizadores de um evento a tocar a música pop "Scatman" no sistema de som durante uma corrida coberta de 2 mil metros. Ele praticou com essa música e sabia que seria a trilha perfeita para sincronizar sua passada. Acabou por quebrar o recorde mundial.

Se a música é uma droga de melhoria de desempenho, então o psicólogo Costas Karageorghis, da Universidade de Brunel, é um dos principais fornecedores mundiais. Ele trabalha com atletas olímpicos, nacionais e colegiados para criar listas de músicas customizadas para treinos e competições. Ele ajudou a criar trilhas sonoras para a Run to the Beat, uma meia-maratona movida a música, e para o O_2 Touch, um programa de rúgbi misto jogado com música. Também é o responsável por definir os algoritmos que determinam quais músicas ouvir nas listas de músicas de treino de vários serviços de *streaming* conhecidos.

Karageorghis cresceu no que descreve como um "pobre mas colorido refúgio" do sul de Londres, em um apartamento sobre uma loja de discos usados. Todas as manhãs, ele era despertado pelo estrondo grave do *subwoofer* da loja. Depois de sair da cama, ele gostava de olhar pela janela as pessoas passarem pela loja. Assim que chegavam perto da música — frequentemente sons de reggae de Bob Marley ou Desmond Dekker —, sorriam e começavam a andar com um ritmo animado. Parecia para Karageorghis que adicionar uma trilha sonora a um simples passeio era transformador — cria o que ele chama "um júbilo auditivo".

Enquanto adolescente, Karageorghis destacou-se no atletismo, e por um ano competiu em atletismo júnior no Grand Prix anual de Londres. Ele se encontrou na área de aquecimento com o lendário atleta de 400 metros Edwin Moses. Moses ouvia música *soul* em um antigo *walkman* da Sony. Naquela época, dispositivos pessoais de áudio eram raros, e Moses era o único atleta que usava música para se preparar. Karageorghis se lembra de pensar o quão inovador isso era e quão brilhante Moses era por criar sua própria bolha para chegar na mentalidade certa.

Agora os dispositivos pessoais de música são onipresentes, e Karageorghis é quem ajuda os atletas a escolher as músicas que ouvem. Ele começa por tentar descobrir o gosto musical de cada atleta. Quais são suas músicas favoritas? Quem são seus artistas preferidos? Ele analisará sua biblioteca musical faixa por faixa, pedirá que expliquem por que gostam de algumas músicas específicas. Irá colocá-los em uma esteira para descobrir quais músicas aumentam sua velocidade. Irá testar sua força de preensão manual para descobrir se uma música estimula sua habilidade de continuar apesar do cansaço. Karageorghis procura por uma música potente — uma que ressoe tão fortemente, que altere o humor e a fisiologia do atleta. Normalmente ele pode dizer de imediato quando é atingido por uma música eficaz. "Você

94 A ALEGRIA DO MOVIMENTO

imediatamente observa uma resposta ao ritmo", ele diz. O atleta começa a balançar a cabeça ou a bater os pés. Existem também sinais reveladores de estimulação fisiológica, como pupilas dilatadas e piloereção, quando os pelos de sua pele se arrepiam. É assim que Karageorghis sabe a música que provoca um pico de adrenalina.

Músicas potentes tendem a compartilhar certas qualidades que as tornam estimulantes: uma batida forte, uma sensação energética e um compasso entre 120 a 140 batidas por minuto, que parece ser a cadência universalmente preferida para o movimento humano. Músicas de força também têm fortes associações "extramusicais": emoções positivas, imagens e significado da música provocam quem a ouve. Essas associações podem ser baseadas nas letras, nos artistas, nas suas próprias memórias pessoais ou em sua cultura popular — por exemplo, se uma música estava na trilha sonora de um filme ou se serviu como música oficial de um grande evento esportivo.

De todas as qualidades de uma música, a letra é a mais importante para nos pressionar a nos esforçar mais e a reduzir o cansaço, a dor e o esforço percebido. Se você olhar para as listas populares de músicas para treino, verá música após música com letras que enfatizam qualidades como perseverança e determinação. Essa é uma razão pela qual "Till I Collapse", do Eminem, continua sendo a música de treino mais popular de todos os tempos. Músicas eficazes de força geralmente têm letras relacionadas à atividade física propriamente, com palavras como *se esforce, vá* ou *corra*. Após Karageorghis mencionar isso, dei uma olhada em minha biblioteca de músicas e percebi que ele estava certo — algumas de minhas músicas de força são "Let's Go", de Travis Barker, "Work", de Stella Mwangi, e "Move (Keep Walkin')", de TobyMac.

Muitos atletas reagem a músicas que inspiram imagens heroicas. Um dos estudos de Karageorghis descobriu que ouvir "Eye of the Tiger", da banda Survivor (a música-tema de *Rocky III*), ajudou os participantes a se esforçarem mais e a se divertirem mais durante um desafio de força realizado até a exaustão. Sem dúvida, parte do poder da música se encontra na sua associação com um lutador que não desistirá e em suas letras sobre enfrentar um desafio. Registros de atividade cerebral revelaram que a música distraía os participantes de seu esforço, permitindo-os superar os primeiros sinais de desconforto que tipicamente nos fazem desistir antes de alcançarmos nosso verdadeiro limite físico.

Ainda posso me lembrar da primeira vez que ouvi uma das que seriam minhas músicas de força preferidas. Eu estava em uma aula de ciclismo *indoor* quando "Warrior", da cantora *pop* australiana Havana Brown, surgiu. A música tem uma batida forte, e a vocalista feminina contava sobre dançar na batida de um tambor, com vozes masculinas que gritavam ao fundo o que parecia ser "Vai! Vai! Vai!". Quando chegamos ao primeiro refrão, era como se a música houvesse entrado em meu corpo. Senti uma selvageria que associei à intoxicação ou à paixão. Era como se houvesse descoberto uma reserva de energia desconhecida, e uma vez que estava ligada a essa reserva, a energia explodia pelo meu corpo, ajudava-me a empurrar os pedais mais rápido e com mais força. Aumentei a resistência da roda não porque o instrutor nos pediu, mas porque queria sentir os pedais empurrarem de volta. Queria sentir meu próprio poder e força enquanto vencia a resistência. A melhor maneira que consigo para descrever isso é que essa música incendiou meu cérebro. Acendeu todos os neurônios certos, desencadeou uma resposta primitiva que se infiltrou em minha própria identidade; não estava perdido em mim o significado do meu nome (Kelly, em Gaélico, quer dizer "guerreiro").

A pesquisa de Karageorghis mostra que, em níveis moderados de intensidade, a música reduz o esforço percebido, tornando a atividade mais fácil e mais agradável. No entanto, em alta intensidade, quando você se esforça para continuar, ela não reduz mais esse esforço percebido. Em vez disso, influencia sua interpretação do que sente, adiciona um sentido positivo ao desconforto físico. Quando ouve o *rap* do Eminem sobre encontrar sua força interior ou Beyoncé dizer que um vencedor não desiste de si mesmo, o suor, o cansaço, a ardência em seus pulmões — eles todos se tornam evidência de sua determinação, sua coragem e seu vigor. Dessa maneira, a lista de músicas certa pode transformar sua experiência de exercício. Em um estudo na Universidade de Otago, na Nova Zelândia, pesquisadores pediram a mulheres para dizerem em voz alta o que pensavam enquanto corriam em uma esteira. A mente das mulheres frequentemente refletia as sensações de esforço. Para uma mulher, respirar com mais intensidade e suar pode ser interpretado como: *Estou ficando mais forte* ou *Estou fazendo algo bom para o meu corpo*. Para outra mulher, as mesmas sensações podem levar a pensamentos de *Estou muito fora de forma para fazer isso*. Essas interpretações, por sua vez, predizem o quanto as mulheres gostam de se exercitar. Quando têm uma opinião positiva das sensações de esforço, sentem muito mais prazer. Isso era mais verdadeiro quando alcançaram o chamado limiar da ventilação, o ponto no qual você tem que respirar mais forte para abastecer seu coração. A música é uma maneira de moldar o sentido do que sente quando se esforça. Quando escolhe músicas que lhe inspiram, toda a explosão de esforço pode também fortalecer a história que quer contar sobre quem você é e quem está se tornando.

Quando Amara MacPhee acordou da cirurgia em uma unidade cardiotorácica no NewYork-Presbyterian/Weill Cornell Medical Center, a dor era excruciante. Havia tubos dentro e fora de seu corpo e máquinas apitando. Ela não podia se sentar na vertical. MacPhee se lembra de estar totalmente sobrecarregada e pensar: *Isso vai ser muito mais difícil do que imaginei que seria.*

Um mês antes, MacPhee, de 40 anos, estava na melhor forma de sua vida, graças às aulas na 305 Fitness no West Village de Nova York. Ela amava a música contagiante, o DJ ao vivo e as luzes de discoteca do estúdio. Também apreciava o espírito de comunidade. Gostava quando a turma passava da parte mais difícil do treino — uma sessão de cardio contínua chamada de corrida — e o instrutor dizia: "Cumprimente seu vizinho, dê-lhe os parabéns!"

Em um sábado de manhã, em setembro de 2016, MacPhee ficou tossindo durante a aula. Pensou que talvez fosse alergia. Na terça-feira seguinte, ela teve ainda mais dificuldade para respirar durante a aula e teve que fazer mais pausas para água que o usual. *Talvez eu esteja com bronquite*, pensou. Foi ao médico, presumindo que teria uma prescrição para antibióticos e estaria melhor em uma semana. Em vez disso, sua médica manteve o estetoscópio sobre o lado inferior esquerdo pelo que pareceu um longo tempo. "Quero te mandar para um raio-x do peito", disse ela. Quando os resultados voltaram, a médica de MacPhee envolveu a imagem com um lápis, dizendo: "Este é o seu coração. Estes são os seus pulmões." Então ela circulou um grande ponto cinza entre o pulmão esquerdo de MacPhee e sua caixa torácica. "Preciso mandá-la para o hospital para uma tomografia."

A tomografia revelou uma massa do tamanho de uma toranja. MacPhee tinha um timoma benigno, um crescimento incomum que começa nas células do timo, um órgão do sistema imunológico que está localizado atrás do esterno. A pressão em seu pulmão esquerdo tornava a respiração difícil. O tumor de MacPhee não era canceroso, mas ela precisaria se submeter a uma cirurgia de peito aberto para removê-lo.

Na primeira vez em que tentou sair da cama após a cirurgia, suas pernas pareciam de borracha. Ela tinha que se inclinar, porque doía muito ficar ereta. Quando seu fisioterapeuta disse que era hora de tentar andar, ela conseguiu cambalear pelo corredor até o posto dos enfermeiros e voltar para o quarto. "Parecia que o corredor nunca acabava", MacPhee recorda. "Senti como se tivesse corrido uma maratona."

Poucos dias depois, seu marido chegou ao hospital com uma surpresa. "Ouça isso, eu prometo, você irá gostar", disse a ela. MacPhee colocou um fone de ouvido e ouviu a música que reconheceu como a trilha de aquecimento da 305 Fitness. "Sadie mandou para você!", disse seu marido. Um dos instrutores de MacPhee montou uma lista de suas músicas favoritas das aulas. Ela contou ao marido que queria tentar andar de novo.

Ele a ajudou a sair da cama. Ela ainda estava com as vestes do hospital, roupão e meias antiderrapantes. Com uma mão, arrastava o suporte que sustentava o soro intravenoso. Com a outra, segurava em seu marido para se apoiar. Ela manteve um fone no ouvido e outro fora, para que pudesse ouvir seu marido encorajá-la. O corredor ainda era frio e deprimente, mas a lista de músicas — incluindo "We Found Love", da Rihanna, e "Sissy That Walk", de RuPaul — a transportou. Essas eram suas músicas de força. MacPhee sentiu como se estivesse na aula, em vez de no hospital. "Isso me fez sentir como se estivesse cercada por pessoas torcendo por mim. Fez-me sentir *Você pode fazer isso.*"

Três semanas após a cirurgia, MacPhee postou uma citação de Martin Luther King Jr. no Instagram: "Se não pode voar, corra. Se não pode correr, ande. Se não pode andar, rasteje, mas continue em frente de qualquer jeito." Sete semanas após a cirurgia, ela conseguiu voltar para 305 Fitness. Era final de semana de Ação de Graças, e ela estava grata por se mover de novo. Enquanto celebrava com a comunidade que a ajudou na superação, tudo o que podia fazer era conter as lágrimas. No final da aula, sua instrutora Sadie anunciou: "Quero somente dar uma mensagem especial — Amara fez uma grande cirurgia, e sentimos falta dela."

Em nossas conversas, MacPhee se referiu à 305 Fitness como sua família *fit*, uma frase que me trouxe de volta à alegria coletiva e a como se mover em conjunto pode criar laços fortes. A música pode melhorar esses efeitos, sejam eles realizar *step* sincronizados em uma aula de exercício em grupo ou a ligação muscular dos atletas em treinamento. Quando perguntei ao psicólogo esportivo Costas Karageorghis se tinha uma história favorita em sua carreira, ele me surpreendeu com um conto não sobre o poder da música em fazer os atletas olímpicos correrem mais rápido, mas sobre sua habilidade de unir as pessoas. Em 1997, o clube de atletismo colegiado que Karageorghis administrava estava repleto de conflitos em equipe. Alguns dos atletas evitavam os outros nos ônibus ou nos hotéis, e a discórdia estava derrubando a equipe inteira. Karageorghis teve a ideia de criar um vídeo motivacional que destacasse os atletas que não se entendiam. Ele combinou imagens deles em corridas, incluindo cooperação em revezamentos, e colocou a música "We Are Family", do grupo Sister Sledge. Logo depois de cada reunião, Karageorghis colocava para todos o vídeo que editou. A equipe se uniu, e naquele ano — pela primeira e única vez na história do clube —, derrotaram seu rival no campeonato nacional.

Esse poderia ter sido somente outro exemplo sobre Karageorghis motivar seus atletas com música, mas havia mais da história que ele estava ansioso para compartilhar. Um membro do time daquele ano trabalhou como DJ no bar da união dos estudantes, onde Karageorghis parava algumas vezes para uma bebida no final do dia. Sempre que o DJ o via lá, ele tocava "We Are Family". Os atletas de Karageorghis tiravam a bebida de sua mão e o forçavam a ir para a pista de dança. "Eu me sentia em sintonia com os atletas", lembra, e, vinte anos depois, a música traz de volta todos esses sentimentos de pertencimento. Poucos dias após ter me contado essa história, Karageorghis me enviou uma foto de uma camiseta vermelha com o logotipo da Universidade de Brunel e as palavras *We Are Family*. Ele fez as camisetas para o time de atletismo em 1997, e se agarrou à dele durante todos esses anos.

• • •

Na Maratona Anual de Dança de Stanford em 2017, os membros da comunidade de Stanford dançaram por 24 horas para arrecadar mais de US$100 mil para famílias e pacientes do Lucile Packard Children's Hospital. A maratona aconteceu na quadra de basquete do centro desportivo, que foi decorado com balões e faixas feitas pelos estudantes. Muitos participantes colocaram acessórios em suas camisetas oficiais da Maratona de Dança, com tutus e purpurina facial. O mascote de Stanford, uma sequoia dançante de 2,75 metros, apareceu com as líderes de torcida para apoiar os dançarinos. Um fluxo constante de entregas de uma pizzaria local, um restaurante mexicano e uma loja de pães garantiu que todos estivessem alimentados.

Os organizadores haviam providenciado entretenimento durante todo o evento para manter os maratonistas engajados. Ao lado de uma lista de DJs ao vivo, números musicais e performances de dança, havia a programação de eu conduzir uma festa de dança de uma hora com uma coreografia fácil de seguir e uma lista de músicas que manteriam as pessoas se movendo e sorrindo. Os dançarinos encheram a quadra, em pelo menos dez fileiras até fundo. Sem palco, somente as primeiras duas fileiras conseguiam me ver, e sem um microfone, eu não poderia passar verbalmente os movimentos. Eu tinha que confiar que os passos de dança chegariam até as fileiras mais afastadas de forma mais lenta, e foi o que aconteceu.

Para o grande final, escolhi "You Can't Stop the Beat", da versão cinematográfica do musical *Hairspray* da Broadway. Os críticos chamaram a música de jubilosa, alegre e contagiosamente eufórica — exatamente como me sinto quando a danço. É marcada por uma percussão rápida, trompetes alegres que adicionam uma batida sincopada e um movimento melódico ascendente. As vozes perfeitamente harmonizadas dos cantores louvam não somente os prazeres de se sacudir e vibrar em uma noite de sábado, mas também os valores de autoaceitação, igualdade e progresso social. Eu esperava que, mesmo que os dançarinos da maratona não conhecessem a música, seriam conectados à sua energia contagiante. E, para meu deleite, foi exatamente o que aconteceu. Todo o grupo pegou os passos com rapidez e se moveu em uníssono, batendo palmas e requebrando como se tivessem ensaiado a coreografia por horas. Muitos dos dançarinos sabiam a letra, e assisti enquanto os alunos da fileira da frente se viravam para seus amigos, sorrindo enquanto cantavam juntos. Mais tarde, um organizador do evento me contou que foi um dos destaques mais comentados da maratona.

Em um vídeo nosso dançando a música, há um momento no meio que captura a energia que se espalha através do mar de dançarinos. Um jovem homem no fundo está sorrindo e se movendo com o grupo, mas não dançando totalmente. Então, enquanto a música se aproxima do segundo refrão, ele se inclina, joga sua cabeça e mãos para o céu e começa a balançar as mãos no ar, tudo isso enquanto canta a letra da música. Era uma erupção de felicidade, como se a música tivesse entrado em seu corpo com uma alegria que tinha que ser expressada.

Assista ao clipe oficial da música de 2013 "Happy", de Pharrell Williams, e você verá pessoas fazendo sincronização labial, desfilando, batendo palmas, estalando os dedos, pulando, quicando, balançando e girando. A música foi o sucesso número 1 em 24 países, e o clipe — ao qual a *Fast Company* chamou de "tão animador e viciante quanto um opiáceo" — desempenhou um papel importante. "Happy" é essencialmente um vídeo instrutivo para encontrar a alegria movendo-se de modo alegre com uma música alegre. Essa é verdadeiramente uma das maiores emoções do movimento: quando uma música que *soa* feliz faz nos *sentirmos* felizes, tanto que precisamos nos movimentar de maneiras que *expressem* felicidade — uma repetição da reação positiva que acelera e amplifica os sentimentos de alegria induzidos pela música.

As similaridades entre música feliz e movimento alegre são impressionantes. As músicas que as pessoas descrevem como felizes tendem a ter uma batida rápida e forte, mais aguda, relativamente alta e em tom maior. Os movimentos que as pessoas descrevem com a aparência de feliz compartilham essas qualidades. Movimentos de alegria são rápidos, grandes e verticais. A felicidade quica, salta e pula. É voltada para cima e expansiva. Um corpo alegre abre os braços, olha para o céu e ocupa espaço. Em um estudo, psicólogos e musicólogos da Dartmouth College criaram um programa de computador que poderia produzir tanto melodias de piano quanto animações de uma bola saltitante com olhos. Os usuários eram instruídos a criar canções ou animações que retratassem diferentes emoções. Quando os participantes tentaram expressar alegria, suas melodias soavam similares ao modo como suas animações se moviam. Uma melodia de piano feliz e uma bola saltitante feliz tinham uma batida regular, relativamente rápida. Ambos "olhavam para cima" através de um tom mais alto. Os participantes também expressavam felicidade por meio de passos cada vez maiores em tom ou altura — como uma criança em um trampolim, pulando alegremente cada vez mais alto, ou frequentadores de *raves* pulando para cima e para baixo, ganhando altura e energia à medida que a música eletrônica atinge seu ápice. Mover-se dessa maneira pode induzir à alegria. Em uma série de experimentos conduzidos ao redor do mundo, antropólogos pediram a pessoas de todas as idades para desempenharem ações físicas específicas e relatar como se sentiram. Movimentos diferentes produziram de forma confiável emoções distintas, incluindo raiva, tristeza e felicidade. Um padrão de movimento foi mais eficaz que qualquer outro em invocar uma emoção forte. Foi a expressão da assinatura da alegria: um gesto de salto de corpo inteiro, braços esticados sobre a cabeça, peito aberto e olhar erguido, como se houvesse acabado de jogar confetes no ar.

No estudo conduzido por pesquisadores da Dartmouth College, membros de uma vila isolada no Cambodja produziram canções "felizes" e animações "felizes" similares àquelas dos estudantes dos Estados Unidos, sugerindo algo universal sobre como a alegria soa e se move. Muitas danças tradicionais ao redor do mundo e a música que as acompanha compartilham essas qualidades alegres. A Bhangra ("intoxicado com alegria"), uma dança do Punjabi, região da Índia, é caracterizada pulos, palmas e gestos com as mãos para o alto, junto de saltos ousados e pontapés. A canção folclórica israelense "Hava Nagila" ("Deixe-nos Ter Alegria") é comumente acompanhada por uma dança de saltos leves e ligeiros, braços estendidos ou levantados sobre a cabeça, geralmente feita em um círculo. Os dançarinos batem palmas e cantam juntos. Essas danças capturam algo autêntico sobre o que é a felicidade e como a demostramos. Muitas danças tradicionais, e a música que as acompanha, persistem não somente por causa de seu legado cultural, mas também porque são veículos eficazes para expressar alegria. Como o antropólogo britânico A. R. Radcliffe-Brown observou em 1992: "O indivíduo grita e pula de alegria; a sociedade transforma o pulo em uma dança, o grito em uma canção."

Quando vi pela primeira vez um vídeo composto de animações de bolas saltitantes com a intenção de expressar felicidade, me lembrei da dança de saltos dos guerreiros Maasai no Quênia. Nesse ritual, jovens homens formam um círculo e, um ou dois por vez, vão ao centro e mostram seus saltos. Eles pulam verticalmente, no mesmo lugar, com toda a graça e altura que conseguirem. Os outros homens cantam enquanto assistem, levantam o tom e o volume da voz, para corresponder à altura dos saltos dos dançarinos. O ritual é para ser uma competição, mas algumas vezes a alegria do movimento no centro do círculo é tão contagiante, que todo o grupo se esquece da rivalidade e explode em cantos e pulos sincronizados. Quando você assiste a tal momento, não pode deixar de pensar: *É assim que a alegria se parece.*

Conheci Miriam, especialista em computação aposentada, de 75 anos, e avó de nove, em uma aula de dança na Juilliard School no Lincoln Center na cidade de Nova York. Como a maioria dos participantes dessa aula, Miriam tem doença de Parkinson. Ela foi diagnosticada em setembro de 2015, mas, olhando para trás, percebe que tinha os sintomas desde a primavera anterior. Em uma excursão a pé pela vizinhança de Chelsea em Manhattan, ela não conseguiu acompanhar o grupo. Na época, disse a si mesma que foi porque estava cansada e o clima estava mais quente do que esperava. Agora, porém, ela percebe que era bradicinesia, um sintoma físico de lentidão que é um dos primeiros sinais da doença de Parkinson. Quando visitou sua filha, alguns meses depois, esta lhe disse: "O que aconteceu com você, mãe? Parece que envelheceu dez anos desde que a vi."

O médico de Miriam disse que aquele movimento era a melhor coisa que ela poderia fazer para retardar a progressão da doença. Ele a encorajou a se exercitar duas horas por dia. "Não importa qual o exercício", ele disse, "desde que se movimente". Miriam começou a fazer aulas na ACM. Durante uma sessão de ginástica, a instrutora deixou a sala para pedir ajuda para o sistema de ar-condicionado, que estava quebrado. Manteve a música ligada e encorajou os alunos a continuar enquanto ela saía. Quando a música clássica da Broadway "Don't Cry for Me Argentina" surgiu, Miriam começou a cantar junto. Para sua surpresa, cantar tornou o movimento mais fácil. "Eu não pensava *Agora tenho que mover meu pé para o lado*", contou-me. "Só o fiz."

Quando ouviu sobre o programa Dance for PD em uma feira de saúde, inscreveu-se no dia seguinte. Desde o momento em que o pianista tocou a música do filme *Amor, Sublime Amor*, ela sabia que amaria aquilo. Durante a aula, ela sente leveza e tranquilidade em seu corpo. Ela se torna graciosa, não desajeitada; elegante, não atrapalhada. Seu corpo responde à música de uma maneira que a faz se sentir confiante, menos cautelosa e sem medo. "A música me alcança", diz.

Assisti a uma das aulas do Dance for PD na Juilliard em uma bela tarde de junho. A luz do sol flui para dentro do estúdio através de uma parede de janelas. A pista de dança é um tradicional vinil preto e liso, montado com quatro círculos concêntricos de cadeiras de plástico. Um piano fica no canto. Enquanto os participantes chegam, deixam os andadores e as bengalas embaixo das barras de balé ou deslizam suas cadeiras de rodas para dentro da abertura de um dos círculos. Muitos retiram os sapatos para que possam dançar descalços ou com meias. A aula começa com um acorde dramático do piano.

A instrutora, Julie Worden, é uma dançarina profissional que performou com o Mark Morris Dance Group por dezoito anos. Worden nos leva para um aquecimento que a companhia de dança usa para se livrar dos tremores pré-apresentação. Fazemos caretas, esticando os músculos das bochechas, da boca, da testa e dos olhos. Fazemos barulhos. Isso nos relaxa. Ainda sentados, cantamos "Amazing Grace", mas não com palavras — somente sons. Murmuramos e, *aaahhhh*, a melodia. "Deixe a música se mover através de você", diz Worden.

Aprendemos uma coreografia modificada para uma sequência célebre de Mark Morris. Worden explica as nuances de cada seção, enfatizando a expressividade inspirada pela música e pela emoção. Podemos estar sentados em cadeiras, esticando um pé para a esquerda, em vez de saltar, dedos dos pés apontados, em um palco. Mas não há nenhuma implicação que o que fazemos é menos artístico, intencional ou belo. Worden insiste para que alcancemos a ponta dos dedos, como um elegante *port de bras* de um dançarino experiente. Depois do aquecimento, aqueles que podem ficam de pé. Dançamos chá-chá-chá ao redor de nossas cadeiras, enquanto o pianista muda o ritmo. "Sigam a música!", encora. Ouvimos e deixamos a música nos guiar. Nossos passos se tornam mais rápidos, depois mais lentos. Nossos quadris balançam rápida e divertidamente, em seguida lânguida, sensualmente.

Por fim, os assistentes nos ajudam a trazer as cadeiras para a circunferência da sala, e começamos a nos mover pelo chão. Andamos, balançando as mãos e dando passos largos. Estou encantada pela diferença na qualidade do movimento que acontece na sala nesse ponto comparado a quando as pessoas chegaram pela primeira vez. Muitos dançarinos lutaram para somente se acomodarem em suas cadeiras antes de a aula começar. Esse cuidado evasivo se foi, substituído por uma passada livre. É como se, antes do primeiro acorde do piano, o corpo deles fosse um brinquedo ao qual não tivessem dado corda o suficiente. Agora suas molas foram totalmente apertadas, e seus corpos, impulsionados para a frente por uma energia pronta para ser liberada.

Para nossa última dança, realizamos uma *grand* à direita e à esquerda — dois círculos grandes que se movem em direções opostas. Saudamos com um aperto de mão e um sorriso cada pessoa que passava. O pragmatismo vence a estética aqui. O fluxo dos círculos diminui enquanto algumas interações demoram mais. Desvios são organizados para incluir dançarinos que não podem mover suas cadeiras de rodas. A assistente de uma mulher move seu braço para ela, para permitir que aperte cada mão e faça contato visual com cada dançarino que passa. Enquanto saudamos uns aos outros, parece que toda a aula foi um prelúdio para esse momento.

Meses depois de ter participado da aula na Dance for PD, enquanto estava absorta na neurociência da música, encontrei-me pensando sobre aquela *grand* à direita e à esquerda — como nós saudamos uns aos outros com apertos de mão e sorrisos. O movimento é necessário para as formas mais básicas de autoexpressão, incluindo fala, expressões faciais e gestos. O corpo é como traduzimos o que acontece dentro de nós — pensamentos, sentimentos, desejos — em algo observável, que as outras pessoas podem entender.

O andar devagar e os tremores são os sintomas mais visíveis e familiares da doença de Parkinson. Mas existem também mudanças mais súbitas, incluindo como a doença interfere na habilidade de expressar emoções. Uma expressão facial é uma ação física que, como caminhar ou correr, depende da coordenação de muitos músculos. Um sorriso genuíno emprega pelo menos uma dúzia de músculos para levantar os cantos de sua boca, enrugar seus olhos e levantar suas bochechas. Essas ações, como outros movimentos, são debilitadas pela doença de Parkinson, criando um sintoma chamado *máscara facial*. É como se a doença colocasse uma máscara de gesso no indivíduo, escondendo seus sentimentos verdadeiros e dando a impressão de uma insatisfação leve e imutável. A máscara é frequentemente confundida com apatia ou confusão, levando outros a ver os indivíduos com Parkinson como menos inteligentes, felizes e interessantes como parceiros sociais.

Todos nós acreditamos na constante valsa de expressões de nosso rosto para conduzir nosso interior para o mundo exterior. Quando a doença de Parkinson paralisa essa dança, a ausência de movimento se torna isoladora. E, assim como a música pode ajudar indivíduos com Parkinson a andar com maior facilidade, pode também reavivar os músculos que nos permitem nos expressar e nos conectar. A música provoca expressões faciais espontâneas de emoção. Quando você ouve uma música alegre, o zigomático maior — o músculo que traz o canto dos lábios em direção à maçã do rosto quando sorrimos — se contrai reflexivamente, de maneira similar a quando um médico bate na sua patela para fazer sua perna balançar.

Essa expressão espontânea ocorre em parte porque a emoção transmitida pela música é contagiosa. A música ativa o sistema de neurônios-espelho do cérebro, que nos ajuda a reconhecer e a entender o que os outros pensam e sentem. Os neurônios-espelho sentem e codificam as emoções transmitidas por sons, voz, linguagem corporal e gesto. Esses neurônios também primam pelo mimetismo inconsciente que nos envolvemos quando queremos nos conectar com os outros. Sorrir quando alguém sorri para você. Permitir o riso de outra pessoa a provocar um riso genuíno em você. Retornar a firmeza de um aperto de mão ou o calor de um abraço. Como a expressão da emoção, o mimetismo espontâneo é prejudicado pela doença de Parkinson, criando mais outra barreira para a conexão social. A música e a dança podem ajudar a quebrar essa barreira. Um estudo de 2011 conduzido em Freiburg, Alemanha, descobriu que aulas de dança semanais inspiradas no programa Dance for PD amenizaram a máscara facial e aumentaram a expressão de emoções.

A aula da qual participei na Juilliard terminou em um círculo, com todos de mãos dadas. Nosso instrutor explicou que fecharíamos "transmitindo nossa alegria". Um por um, cada dançarino expressaria fisicamente prazer nos movimentos, nos gestos, nas expressões faciais ou nos sons, então se voltaria para a pessoa do seu lado direito e a convidaria para se expressar em seguida. Enquanto nossa alegria deu a volta na sala, sorrimos, gritamos, mandamos beijos, levantamos os braços, erguemos a cabeça, batemos palmas e balançamos nossos ombros. Quando chegou minha vez, balancei como um cachorrinho que abana a cauda. Rimos uns com os outros. Havia um senso de aprovação e aceitação palpável enquanto cada dançarino fazia sua oferenda. Após o deleite ter passado por todo o grupo, mostramos nossa gratidão e respeito com uma reverência ao dançarino à nossa direita.

Naquela tarde, a habilidade de não somente *sentir* alegria, mas *mostrar* alegria e compartilhar com os outros foi o dom mais profundo da música. A música energizava a força que nos permitia sentir, expressar e conectar. Os acordes do piano acenderam os neurônios que lubrificaram o sistema nervoso e permitiram que as fibras musculares disparassem. O amortecimento da imobilização física foi então esticado na personificação da alegria — algumas vezes em gestos radicais, rostos elevados, braços levantados para o céu, e algumas vezes em movimentos mais súbitos, os cantos dos lábios elevados.

MEU AMOR PELA DANÇA VEM do lado de minha família materna. Meu avô serviu na Segunda Guerra Mundial. Primeiro teve base na França, depois na Alemanha. Ele estava na Checoslováquia, à espera de ser transferido para o Japão, quando a guerra acabou. Depois que voltou para casa, cogitava se juntar ao seminário para se tornar padre. Em vez disso, foi trabalhar para o correio dos Estados Unidos, andando pela Reading Railroad todas as noites entre a Filadélfia e a cidade de Nova York para transportar a correspondência. Sempre disse que sua decisão se resumiu a uma coisa: não queria deixar de dançar a música da grande banda de Tommy e Jimmy Dorsey.

Em dezembro de 1946, ele conheceu minha avó no baile do Wagner na Filadélfia. Percebeu que ela estava sozinha e disse onde ela deveria ficar para que pudesse ser chamada para dançar. Ela aceitou seu conselho e, naquela noite, dançou *jitterbugging* com muitos soldados que regressaram. Meu avô esperou até a última música, um *fox-trot* de Irving Berlin, "Always", para convidá-la para dançar. Então ele a levou até a estação do metrô da Broad Street e perguntou se poderia encontrá-la no baile do próximo final de semana.

Depois de se casarem, um dos destaques de sua vida juntos era o jantar dançante anual para os funcionários dos correios da Filadélfia. Meu avô amava contar a história de como, em 1960, ele era o único funcionário corajoso o suficiente para tentar a nova dança do momento, "The Twist", de Chubby Checker. Enquanto criava minha mãe e meu tio, ele trabalhava em dois turnos: organizando a correspondência das 16h à meia-noite e depois entregando jornais da 1h às 5h da manhã. Antes de sair para o primeiro turno, se deitava de costas no chão da sala, sua cabeça próxima ao aparelho de som, ouvindo seus discos favoritos. Minha mãe, que frequentemente chegava em casa da escola e o encontrava no chão, pensava que ele estava cochilando. Quando ela estava mais velha, ele contou que essa era a forma de tratar dores de cabeça crônicas. A música fazia a dor desaparecer.

Quando meu avô se aposentou, meus avós deixaram sua casa geminada no nordeste da Filadélfia por um rancho em Leisuretowne, Nova Jersey, e ele se tornou o presidente das danças de salão mensais da comunidade de aposentados. Selecionava a música, enquanto minha avó vasculhava brechós para um vestido novo a cada dança. Meu avô presidiu esses bailes por anos, até que complicações em uma prótese de quadril deixaram minha avó impossibilitada de se mover sozinha.

Ela morreu em 2007, e o coração de meu avô enfraqueceu. Caminhar se tornou difícil. Ele passava a maior parte do dia em casa, sentado na mesma cadeira. Um dia, saiu para pegar a correspondência, escorregou e ficou caído no chão por horas, até que um vizinho o encontrou. A cada domingo, quando ia à missa, a caminhada para ir do banco ao padre sobrecarregava sua cabeça durante o culto. Ele estava preocupado em cair no caminho para receber a comunhão. Por três vezes foi levado para o hospital com insuficiência cardíaca e renal. A cada vez era dito à nossa família que ele não sobreviveria, e minha mãe levou o padre para o hospital para dar a extrema unção ao meu avô. Mas seu coração se recusava a desistir de vez. "Deus irá me levar quando ele me quiser", dizia.

Duas semanas após sua terceira estadia no hospital, minha mãe soube que uma banda de jazz da Filadélfia se apresentaria na comunidade de aposentados. Ela perguntou ao meu avô se ele queria ir, e ele disse que sim. O evento foi no mesmo salão das danças que ele presidiu. Ele insistiu em participar com seu andador, não com sua cadeira de rodas. Minha mãe estava com medo de que ele sofresse outra insuficiência cardíaca apenas por tentar chegar ao seu lugar.

A banda de jazz tocou muitas canções que ele sabia e, durante algumas músicas, pedia ao público para cantar junto. Minha mãe notou uma mudança no rosto de seu pai. "Nos últimos anos, ele nunca disse que sofria", recorda. "Mas seu rosto estava sempre perturbado." Agora a preocupação desapareceu. Quando a banda começou a dedilhar uma música popular de desfile, meu avô se levantou da cadeira e, para a surpresa absoluta de minha mãe, pisou no palco sem seu andador. Ele jogou as mãos para o ar e começou a fazer a Mummers Strut. Outros idosos se juntaram a ele, e logo o palco estava cheio, e meu avô liderava todos na dança. Minha mãe não pôde acreditar no que viu. "Eu tremia. Meu coração estava acelerado. Ele estava tão fraco e tão frágil! Pensei que teria que levantá-lo do chão." Quando a música acabou, meu avô sentou-se ao lado de minha mãe, sorrindo. Ele não disse nada, apenas apreciou o resto do show. Ele viveu mais alguns meses, mas nunca dançou novamente.

Anos mais tarde, minha mãe e eu ainda pensávamos sobre aquele momento. Eu não estava lá, mas gosto de imaginar. Pedi a ela mais detalhes. "Qual era a música? Como ele era?" E perguntava várias vezes a ela: "O que você acha que aconteceu?" "O que eu acho que aconteceu?", ela repete, soando igualmente intrigada todas as vezes. "Eu não sei." Posso ouvir a surpresa em sua voz enquanto ela revive o choque do momento. "Acho que a música estalou algo nele", decide. "Durante aquele instante, ele não estava com medo."

O poder da música em nos mover pode parecer mágica. Faz milagres acontecerem. Em testemunho ao Comitê Especial de Envelhecimento do Senado dos Estados Unidos em agosto de 1991, o neurologista Oliver Sacks contou a história de uma mulher cuja perna estava completamente paralisada depois de uma fratura complexa no osso. Os médicos não acharam nenhuma evidência de qualquer comunicação entre os músculos da perna e a coluna vertebral. Tudo sugeria que seu cérebro não era mais capaz de sentir ou controlar sua perna. E, ainda assim, seu pé balançava espontaneamente ao som de uma música irlandesa. Os médicos foram capazes de explorar essa exceção bizarra, e, por meio da terapia musical, ela aprendeu a andar e até mesmo voltou a dançar.

A música pode alcançar o seu interior, acessar o seu eu mais primitivo. Como a jovem Virginia Woolf escreveu em seu diário em 1903: "Ela atiça algum instinto selvagem — adormecido em nossas vidas sóbrias —, você se esquece de séculos de civilização em um segundo, e sucumbe a uma paixão estranha que o faz rodar loucamente pela sala." Mesmo se o corpo não puder obedecer, a sensação de ser movido persiste. Em um estudo sobre mulheres que vivem com dor crônica debilitante, uma mulher descobriu os efeitos terapêuticos da música. "Mesmo quando estou somente ouvindo, fazendo nada a não ser deitada no sofá ouvindo a música, haverá alguma parte de meu corpo que se move de alguma forma. Posso sentir meus músculos se deslocarem pelo meu corpo... parece que a música atravessa meu corpo... como se eu estivesse fazendo o que os músicos estão fazendo. Posso sentir em meu corpo o que sentiria ao soprar aquela flauta e emitir aquele som."

A música também pode nos ajudar a acessar memórias. Ouvimos uma música e nos lembramos de um momento, um lugar, um sentimento. Uma mulher me contou sobre quando aprendeu a esquiar aos 16 anos; foi o ano em que descobriu os Beatles. Ela se lembra de descer balançando, murmurando músicas do álbum *Sgt. Pepper's Lonely Hearts Club Band*. Até hoje, aquelas músicas a levam de volta a um tempo em sua vida, a alegria de dominar curvas apertadas na encosta. Josh White, imitador do Elvis que visita instalações de cuidados em longo prazo para idosos ao redor dos Estados Unidos, viu pessoas não comunicativas, mesmo em estados de coma, reanimarem quando ouviram uma música específica. Seus olhos se abriram e se iluminaram. Algumas vezes, começaram a cantar junto. "Mesmo se o cérebro está literalmente se dissolvendo", ele me contou, "eles ainda conseguem se agarrar a lembranças de suas músicas preferidas".

Quando você se deixa ser movido pela música, estabelece pistas em seu sistema nervoso, caminhos de alegria para percorrer quando ouvir essa canção de novo. Sei que, quando escolho dançar hoje, estou construindo memórias musculares de alegria, dando ao meu futuro eu mais músicas para se movimentar. Bernie Salazar, um pai de 39 anos que vive em Chicago, contou-me a respeito das festas com dança que faz com sua filha. Suas músicas favoritas são "Happy", de Pharrell Williams, e "Shake It Off", do filme *Sing — Quem Canta seus Males Espanta*. "Há uma luz que brilha sobre ela e nós — estamos em nosso próprio pequeno campo de força. Nenhum globo de luz pode ofuscar o que acontece em nossa sala de estar", diz. "Corri três maratonas e quatro meias-maratonas, mas nunca me senti tão chapado como quando me perco no movimento com minha filha." Sua filha chegou à idade de levar seu telefone de brinquedo para Salazar e dizer: "Mais, mais, mais", pedindo a ele para tocar música e dançar com ela. Mais recentemente, ela fez esse pedido no mercado Target. "Não ligo se ela quer dançar em um mercado, vou requebrar ali mesmo", contou-me. Aqueles são os momentos que ele sabe de que se lembrará, as memórias que quer colecionar. "O velho Bernie teria dito, 'Você não pode fazer isso, o que as outras pessoas irão pensar?'. Elas vão esquecer isso, e o momento irá se perder se não o fizer."

De acordo com minha mãe, meus avós com frequência cantavam um para o outro o refrão de "Always", a primeira música que dançaram em 1946. Era um ritual, uma forma de relembrar. Eu nunca testemunhei isso. Enquanto escrevia este capítulo, procurei a música, encontrei uma gravação de Frank Sinatra de 1947 e a ouvi até tarde da noite. Enquanto ouvia a música pela primeira vez, pensei: *Não foi à toa que se casaram.* Como alguém pode segurar alguém em seus braços e dançar essa música e não se apaixonar? Irving Berlin a escreveu em 1925 como um presente de casamento para sua esposa. Na letra, ele promete estar lá para ela, não somente por um dia ou ano, mas para sempre. Quando meus avós dançaram pela primeira vez, eles não tinham como saber que ouviam ao resto de sua história de amor.

Eu estava tão emocionada com a música, que acordei meu marido e o tirei da cama. Dançamos descalços, minha cabeça em seu peito, gravando uma nova memória e nos sentindo conectados ao passado.

Capítulo 5

SUPERAR OBSTÁCULOS

Cathy Merrifield estava de pé na beirada da plataforma de 6 metros, olhando fixamente para um buraco de água lamacenta. Era seu primeiro percurso de obstáculos da Tough Mudder, e Cathy, de 44 anos, mãe de quatro filhos, esperava sua vez de pular. Seus sapatos estavam colados aos seus pés com fita adesiva para garantir que não saíssem. Mergulhadores de segurança estavam de prontidão, e amigos e desconhecidos que já haviam mergulhado a animavam. Seu namorado estava de pé na lateral, a câmera apontada para registrar seu pulo. Ela concordou em ir com um amigo na contagem de três, mas, quando o *três* chegou, seus pés estavam firmemente plantados. Enquanto olhava para baixo, a plataforma parecia muito mais alta do que vista do chão. Seu estômago dava nós, e ela percebeu que prendia o fôlego. Esse era o obstáculo que mais temia e não sabia se conseguiria superá-lo.

Quando Merrifield tinha 8 anos, sua mãe a mandou para aulas de natação em uma Associação Cristã de Moços (ACM) local. Um dia, as crianças fizeram fila para praticar mergulho em altura. Quando chegou a vez de Merrifield, ela congelou no trampolim, muito assustada para pular. Virou-se para descer, mas, como se lembra, o professor de natação subiu a escada, bloqueou sua saída e ameaçou empurrá-la da prancha. Sem nenhuma outra opção, ela pulou, e enquanto afundava sob a superfície, água entrou em suas vias respiratórias. Embora aquela aula de natação tenha sido há quase quase anos, Merrifield se lembra nitidamente do terror. "Lembro-me do sentimento de *Eu tenho que fazer isso, não haverá escolha. Não posso descer a escada*. Aquele medo de *Vou fazer isso mesmo que não queira*." Agora, de pé na plataforma da Tough Mudder, ela tinha uma oportunidade de reescrever o final. Dessa vez, a decisão sobre se pularia ou não seria somente dela. Tapou o nariz, fechou os olhos e saltou.

Grande parte da linguagem que usamos para descrever a coragem se baseia em metáforas do corpo. Superamos obstáculos, rompemos barreiras e andamos sobre fogo. Carregamos fardos, pedimos ajuda e levantamos o outro. Essa é a forma que nós, como humanos, falamos sobre bravura e resiliência. Quando somos confrontados com a adversidade e duvidamos de nossa própria força, pode ajudar sentir essas ações em nosso corpo. Algumas vezes, precisamos escalar um monte verdadeiro, nos esforçar ou trabalhar juntos para suportar uma carga pesada para saber que essas características são uma parte de nós. A mente, de maneira instintiva, dá sentido a ações físicas. Quando você abraça o sentido metafórico dos movimentos, pode literalmente sentir a força que está em você e o apoio que está disponível.

Os seres humanos também são contadores de histórias, e as histórias que escolhemos contar moldam o que pensamos sobre nós mesmos e o mundo. Uma das maneiras mais poderosas pelas quais o movimento pode nos afetar é por meio de sua habilidade de transformar nossas histórias mais ocultas. Seja por pular em uma piscina de água lamacenta, aprender como ficar de cabeça para baixo ou levantar mais peso do que jamais achou possível, conquistas físicas podem mudar como você pensa sobre si mesmo e do que é capaz. Não subestime o quão significativo tal avanço pode ser. Aos vinte e poucos anos, Araliya Ming Senerat estava deprimida, vivia em uma cidade longe de sua família e amigos e estava infeliz no trabalho. Planejou tirar a própria vida. No dia em que pretendia levar isso adiante, foi à academia para um último treino. Levantou 84kg, um recorde pessoal. Quando colocou a barra no chão, percebeu que não queria morrer. Em vez disso, se lembra: "Queria ver o quão forte eu poderia me tornar." Cinco anos depois, consegue levantar 136kg.

• • •

A primeira vez que ouvi sobre a Tough Mudder — um percurso com obstáculos de 16 quilômetros descrito como o "evento mais duro do planeta" —, foi de um estudante de psicologia que elogiava o quão divertido era. Ele me ofereceu um código de desconto se eu quisesse experimentar. Procurei o evento na internet, vi fotos de obstáculos como Jiboia-constritora, Guerra de Trincheiras e Escada para o Inferno, e pensei: *Não, obrigada, sem chance, nem em um milhão de anos.* Minha primeira impressão da Tough Mudder, com seus túneis com simulação de gás lacrimogêneo e laterais em chamas, era o de que seria uma academia na selva para masoquistas provarem sua resistência. Esse não é um evento fora do comum; a jornalista Lizzie Widdicombe o comparava a um ritual de passagem em que os meninos "são iniciados na vida adulta se conseguirem manter suas mãos em uma luva cheia de formigas com uma picada dolorida por vários minutos sem gritar". Contudo, enquanto eu lia relatos e conversava com pessoas que haviam completado o percurso, ouvi histórias de descobertas, empoderamento e até mesmo de redenção. As pessoas superavam obstáculos de maneiras que se tornavam momentos de autodefinição.

Para entender melhor o que acontecia no percurso, procurei por Nolan Kombol, o líder dos projetos de obstáculos da empresa. Kombol cresceu em uma fazenda perto de Enumclaw, Washington, onde ele rotineiramente levava choques na cerca de gado — uma experiência que ajudou Kombol a contribuir para o projeto do obstáculo mais infame da Tough Mudder, Terapia de Eletrochoque, que usa fios eletrificados de cercas de gado. Kombol explicou que, quando a equipe de projetos se senta para imaginar novos obstáculos, eles não perguntam "Como podemos machucar pessoas?" Seu objetivo é criar uma história que as pessoas irão querer contar depois. A história superficial pode ser "Corri através de eletricidade", mas a história mais profunda é "Fiz algo que nunca pensei que poderia fazer".

Os projetistas de obstáculos selecionam fobias comuns, como espaços confinados, contaminação, altura ou escuro. A ideia é provocar medo suficiente para que o obstáculo exija coragem para ser superado. Uma das distinções mais úteis que a equipe aprendeu desde cedo é a diferença entre terror e horror. O terror é o medo antecipatório, ou esperar que algo seja horrível. O horror é a real experiência de ser horrível. A Tough Mudder visa obstáculos que sejam de alto terror mas baixo horror. Um obstáculo, testado em uma corrida na Pensilvânia em 2011, foi um fracasso espetacular nesse sentido. O desafio era comer a pimenta *habanero*. Parecia que daria uma boa história, e a equipe poderia imaginar as pessoas incluindo o obstáculo na recapitulação dos pontos altos: *Comi uma pimenta picante!* Na verdade, as pessoas não gastaram muito tempo pensando sobre isso e subestimaram o quanto poderia machucar. Muitos participantes apenas pegavam a pimenta, estouravam-na na boca e continuavam correndo. "O terror era muito baixo, e o horror, extremamente alto", Kombol se lembra. A lição foi aprendida, e agora a equipe procura maneiras de ampliar o intervalo do terror/horror em direções opostas. (Eles também testam qualquer novo obstáculo primeiro com os funcionários.) Quando testam novos desafios, a equipe de projetos tem pessoas que avaliam seu medo ao entrar e ao sair. Procuram por experiências que transformem o terror em triunfo. É assim que você acaba se sentindo como um herói.

Quando Cathy Merrifield estava na plataforma de 6 metros discutindo se pularia ou não, enfrentava um dos aspectos mais importantes de um obstáculo da Tough Mudder: o ponto de decisão. A equipe de Kombol tenta criar o que ele chama de momento "Caramba, estou prestes a fazer isso!" para cada obstáculo. Eles querem que os participantes parem e pensem sobre o que estão para fazer. Quando Victor Rivera, *personal trainer* de Los Angeles, encarou o Enema do Ártico — uma caçamba cheia com 3.600kg de gelo — em sua primeira Tough Mudder, disse a si mesmo: "Você sabe, pode escapar disso. Eles não te forçam a encarar os obstáculos". Enquanto considerava pular o banho de gelo, percebeu que era uma metáfora. "A vida é cheia de encruzilhadas, onde você decide continuar no caminho em direção aos seus obstáculos ou desiste em face à adversidade." Decidiu que preferiria testar a si mesmo a se arrepender por deixar passar. "Apesar de ter virado um cubo de gelo pelos vinte minutos seguintes, fiquei contente por ter chegado a esse nível. Isso é transportado para o meu levantamento de peso, estudos, e até mesmo como pai", contou-me. "Sempre que sinto que atingi meu limite, sei que há mais lá."

O único obstáculo que causa maior pausa aos participantes é a Terapia de Eletrochoque, um labirinto de 6 x 12 metros feito de cortinas com fios eletrificados. Uma carga de 10 mil volts de eletricidade passa pelos fios 30 vezes por minuto. O obstáculo é ao ar livre, sem paredes, para que os participantes possam ver as pessoas atravessando e levando choques. Muitos ficam do lado de fora por um tempo, assistindo, antes de entrar. "Você vê hesitações de última hora, medo e pavor absolutos", contou-me Kombol. "Aquele morro que você tem que ultrapassar é o maior." Para a maioria dos participantes, essa barreira psicológica é maior do que qualquer barreira física que define a experiência da Tough Mudder. E, novamente, é de propósito. "Não é 'Fui para a Tough Mudder, estava numa esteira rolante, e eles me fizeram passar por uma série de fios eletrificados', que poderia ser uma maneira de fazê-lo", diz Kombol. "É 'Fui até esse obstáculo, pensei se queria fazê-lo ou não'. Você tem a escolha de dizer faço ou não."

Durante anos, a Terapia de Eletrochoque foi o obstáculo final do percurso, o evento projetado para deixar a última impressão. Difere-se de muitos dos obstáculos mais temidos no sentido de proporcionar pavor. Os choques são reais, e os participantes que conseguem atravessar lhe dirão *Sim, realmente dói*. Por que fazer desta a última parte da jornada de um herói? Enquanto pensava sobre a psicologia desse obstáculo, fiquei fascinada por suas similaridades com uma série específica de experimentos de laboratório conduzidos em ratos. Nesses estudos, os pesquisadores davam choques elétricos nos ratos ligando eletrodos em suas caudas ou através de uma rede eletrificada no chão da gaiola. Se der choques nos ratos de maneira imprevisível e inevitável, pode acionar comportamentos parecidos com depressão, ansiedade ou transtorno de estresse pós-traumático. Os ratos se tornaram menos interessados em comer ou socializar com outros ratos. Eles passaram a paralizar a qualquer ruído desconhecido ou sinal de ameaça. E, ao aprenderem que não há nada que possam fazer para prevenir os choques, eles param de tentar melhorar sua situação em outros contextos estressantes — um fenômeno conhecido como *impotência aprendida*. Jogue os ratos em um balde de água, e eles nem tentarão nadar; chegam até o fundo no que os psicólogos chamam de uma *resposta de defesa*.

Entretanto, algumas vezes dar choques em ratos não os torna impotentes; em vez disso, torna-os confiantes, até mesmo corajosos. A chave para reverter os efeitos psicológicos dos choques é dar aos ratos alguns elementos de controle. *Qualquer* elemento de controle. Por exemplo, em um cenário, um rato é colocado em uma roda de correr com um eletrodo preso à sua cauda. O pesquisador dá choques até que o rato gire a roda. O rato não pode prevenir novos choques, mas pode encurtar sua duração. Esse rato não se torna deprimido ou traumatizado; torna-se mais corajoso em novos ambientes e mais resiliente a estresse futuro.

Alguns pesquisadores acreditam que o que é aprendido por meio de choques controlados é um relacionamento diferente com o medo. O que os ratos aprendem não é "Choques são bons", e nem mesmo

"Rodas são boas". O que aprendem é "Posso fazer algo". Medo significa *agir,* não *congelar.* Quando os Tough Mudders atravessam a Terapia de Eletrochoque, o que aprendem não é "Amo levar choques" ou mesmo "Posso sobreviver à dor". É "Sou corajoso". Isso é algo que Cathy Merrifield levou de sua experiência na Tough Mudder, depois de ter encontrado coragem para pular da plataforma de 6 metros e cair na água. "Quando você ultrapassa qualquer tipo de prática física em que você se esforça, constrói uma confiança em si mesmo. Se você permitir, ela durará, e você poderá recorrer a ela na próxima situação difícil de sua vida. Quando pode pressionar a si mesmo? Onde é o final? Você percebe, não sei se há."

Muitos obstáculos da Tough Mudder exigem trabalho em equipe. Para atravessar o Quarteirão do Monstro Ness, oito pessoas em uma piscina devem coordenar seus esforços para girar e em seguida arremessar seus corpos sobre blocos maciços na água. No Segure sua Madeira, equipes carregam um tronco gigante por cima e por baixo de uma série de obstáculos, lembrando as corridas cooperativas de toras realizadas por tribos indígenas no Brasil. O Everest é uma rampa curva coberta com óleo vegetal ou detergente. Quando você sobe a rampa, os participantes que já chegaram ao topo estendem a mão para pegá-lo e evitar que escorregue.

Os primeiros eventos da Tough Mudder não tinham muito trabalho em equipe incorporado; esse elemento evoluiu da observação de como os participantes se uniram para lidar com desafios inesperados. A primeira vez que o projetista de obstáculos Nolan Kombol testemunhou uma colaboração espontânea foi em um evento em Nova Jersey, enquanto os participantes tentavam subir um monte de lama de 3 metros de altura. Havia chovido naquela manhã, e a lama estava escorregadia como uma lâmina de gelo. Ninguém conseguia subir o monte. Os participantes começaram a trabalhar juntos, tirando as camisetas e as amarrando juntas para criar uma escada de corda. Mais tarde, todos estavam se abraçando e se cumprimentando. "Foi fantástico, melhor que qualquer coisa em que eu poderia ter pensado", Kombol se lembra. O trabalho em equipe improvisado naquele dia levou à criação do Esquema de Pirâmide, no qual as pessoas formam escadas humanas para suspender outros sobre uma parede inclinada.

Parece que as pessoas gostam de superar obstáculos juntas, e os obstáculos em equipe revelam um lado diferente dos participantes. "Quando você vê uma pessoa que não conhece e que precisa de sua ajuda, é bem sério — 'Peguei você. Quero te ajudar'." Na outra ponta, as pessoas são gratas. "É significativo", Kombol me contou. "Passei horas assistindo às pessoas nesses obstáculos, vendo o quão sérias ficam naquele momento. Não é pânico, mas é 'Preciso focar', um foco humano. Quanto mais observei, quanto mais assisti à interação entre estranhos, mais percebi que as pessoas anseiam por isso."

A descrição de Kombol me fez pensar sobre histórias que são amplamente compartilhadas depois de um desastre natural — relatos de cidadãos simples que se revelaram heróis por ajudar estranhos, levar pessoas a lugares seguros e retornar para resgatar os que ficaram para trás. Somos inspirados por esses exemplos, mas muitos de nós também se perguntam: poderia ser eu? Nessa situação, eu me tornaria um herói inesperado? Quando mencionei a Kombol o quão significativo seria testemunhar sua própria vontade de pegar a mão de um estranho e carregá-lo sobre uma parede, ele concordou, mas então apontou que é igualmente importante para a pessoa que é ajudada. Nós não queremos apenas saber que podemos ser aquela pessoa. Também queremos acreditar que aquelas pessoas existem.

Uma vez por ano na pequena vila de San Pedro Manrique, na Espanha, milhares se reúnem à meia-noite para assistir aos moradores caminharem descalços sobre brasas queimando a cerca de 680ºC. As pessoas se emocionam com a demonstração de coragem. Os caminhantes do fogo são famosos não somente por sua habilidade de suportar a dor, mas também pelo fato de que carregam um ente querido nas costas. Uma vez que a travessia é completada, a multidão aplaude, e familiares e amigos correm para abraçá-los. Pesquisadores que estudaram o ritual de San Pedro Manrique analisaram as emoções que expressavam tanto os caminhantes do fogo quanto aqueles que carregavam. Enquanto os caminhantes atravessam a brasa, o rosto deles mostra determinação, até mesmo angústia. Já as expressões de seus entes queridos são de pura felicidade. Parte do que nos atrai para desafios físicos como o Tough Mudder é a oportunidade de vermos a nós mesmos como o herói valente. Mas talvez menos óbvia seja a chance de sermos resgatados, nos deixar ser levantados e carregados por outros.

Os humanos não são a única espécie que ajuda uns aos outros. Os golfinhos-nariz-de-garrafa nadarão debaixo de um golfinho doente e empurrarão sua cabeça para fora da água para ajudá-lo a respirar. Quando uma toutinegra de Seychelles fica presa em um punhado de sementes, pássaros semelhantes retiram as sementes pegajosas de suas asas até que ela seja capaz de voar livremente. Uma formiga atacada por cupins e que teve os membros arrancados na luta será carregada de volta ao seu ninho por outras formigas de sua colônia. Na natureza, tal ajuda é sempre precedida por um pedido de socorro. Os golfinhos doentes emitem dois assobios curtos. As toutinegras imobilizadas trinam um sinal de alarme. Formigas machucadas liberam feromônios de sofrimento. Nós humanos — tão acostumados a esconder nossas fraquezas ou cuidar de nossa própria vida — algumas vezes precisamos praticar esse pedido e resposta: "Estou aqui e preciso de ajuda", "Estou aqui, deixe-me ajudá-lo". Quando tal ajuda heroica ocorre na natureza, o indivíduo resgatado tende a ser de alto valor para o grupo ou para aquele que o está ajudando. Seja você uma formiga, um pássaro ou um golfinho, é salvo porque é importante. Talvez isso também seja uma das alegrias de eventos como o Tough Mudder: o sentimento de *Eu sou importante*. Existe a história que contamos nas mídias sociais, exuberantes e presunçosas — "Atravessei fios eletrificados!" —, e há a história da qual nos lembramos depois, com gratidão. *Quando estendi a mão para pedir ajuda, alguém a agarrou.*

• • •

No início do século XIX, o filósofo Thomas Brown defendia que nossos músculos constituem um "órgão do sentido" através do qual chegamos a conhecer a nós mesmos como indivíduos. Por meio do movimento e da contração muscular, literalmente sentimos o nosso "eu" como alguém que existe e interage com o mundo. Brown antecipava a descoberta científica, quase um século depois, de que todas as vezes que movimenta seu corpo, receptores sensoriais em seus músculos, tendões e articulações enviam informações para seu cérebro sobre o que está acontecendo. Isso ocorre porque, se fechar seus olhos e levantar um braço, você pode sentir a mudança de posição e sabe onde seu braço está no espaço. Você não tem que ver o que está acontecendo; você pode *sentir* a si mesmo.

A habilidade de perceber o movimento de seu corpo é chamada *propriocepção*, da raiz latina para "próprio" e "agarrar." A propriocepção, algumas vezes conhecida como "sexto sentido", ajuda a nos movermos com facilidade e aptidão através do espaço, e desempenha também um papel surpreendentemente importante no autoconceito — como você pensa sobre quem é e como imagina que os outros o veem. As regiões de seu cérebro que produzem seu sentido de autoconsciência (este sou "eu") recebem sinais de seus músculos e de suas articulações, assim como de seu coração, pulmões, intestino e até mesmo de cristais no seu ouvido interno que acompanham sua relação com a gravidade. Todas essas sensações internas contribuem para o seu sentido mais amplo de "eu mesmo". Em algum nível muito básico, você sabe quem é porque seu corpo lhe diz: *Este é seu braço alcançando, esta é sua perna chutando, esta é sua coluna girando, este é seu coração batendo.* Em distúrbios neurológicos em que a resposta proprioceptiva está debilitada, uma pessoa pode olhar para seu próprio braço acenando e se perguntar se é de um estranho. Como uma pessoa com a propriocepção debilitada nota, "Meus membros parecem tão perdidos... como a sombra de outra pessoa".

A importância da propriocepção na construção da autoimagem vai muito além de saber que seu braço é *seu* braço. Quando você participa de qualquer atividade física — esportes, dança, corrida, levantamento de peso —, seu sentido do ego de momento a momento é moldado pelas qualidades do seu movimento. Quando você se move com graça, seu cérebro percebe o prolongamento de seus membros e a fluidez de seus passos, e que "Sou elegante". Quando você se move com poder, seu cérebro codifica a contração explosiva dos músculos, sente a velocidade da ação e compreende, "Sou potente". Quando você se move de maneira que requer força, seu cérebro sente a resistência de seus músculos e a força em seus tendões, e conclui, "Sou forte". Essas sensações oferecem dados convincentes sobre quem você é e do que é capaz. Minha irmã gêmea uma vez me contou que sua parte favorita de uma corrida é "a parte quando está horrível". Quando eu ri, ela explicou: "É um sentimento primitivo. Estou fazendo essa coisa que é realmente difícil, e ainda estou fazendo. *Eu sou* resistente."

Com frequência, somos atraídos para atividades físicas que revelam um novo lado de nós mesmos. Pamela Jo Johnson nunca gostou de se exercitar, até que descobriu os *kettlebells* no ano em que completou 50 anos, em uma aula oferecida na cafeteria de uma escola de ensino fundamental em Mineápolis. Johnson descreve o poder do balanço do *kettlebell* como "o maior prazer que já conheci com o movimento". Ela compara definir sua postura a preliminares. Planta os pés separados na altura dos quadris e segura a alça do *kettlebell* de 20kg com as duas mãos, braços virados para baixo. "A combinação de usar as duas mãos na alça e a resistência do peso me faz sentir como se levantasse um gigante", contou-me. Ela dobra os quadris e se inclina para a frente, mantendo o peito aberto e os ombros para trás. Então, balança o peso para trás das pernas e, com uma expiração barulhenta, apoia-se em seu *core*, empurra para baixo entre as pernas e impulsiona o *kettlebell* para a frente e para cima. "É um movimento tão simples, mas é um movimento do corpo todo que reúne força, equilíbrio, e graça. Sinto-me poderosa e eufórica."

Cerca de um mês depois de ter conversado com Johnson, ela postou uma foto no Facebook de uma árvore derrubada por uma tempestade e que bloqueava duas faixas de trânsito. Johnson estava em um táxi a caminho do aeroporto, e os carros à frente deles cruzavam o canteiro central e retornavam. "O taxista e eu decidimos que seguiríamos adiante e veríamos se conseguíamos movê-la", escreveu. Duas outras mulheres e quatro homens se juntaram a eles para ajudar a mover a árvore. Quando vi seu post no Facebook, imediatamente imaginei Johnson balançando um *kettlebell*. Todas as vezes que balança aquele peso, sensações de poder infiltram-se em sua autopercepção. E uma vez que sentiu a si mesmo como poderoso, muda a maneira de como vê um obstáculo em seu caminho. Johnson teria pensado em si mesma como alguém que poderia mover uma árvore sem a experiência de treinar com um *kettlebell*? Enviei uma mensagem a ela perguntando se ela pensou que havia uma conexão. "Quando a árvore surgiu, me senti invencível", ela escreveu de volta. Era como se seu sistema nervoso balançasse a árvore caída, lembrando a sensação eufórica de balançar um peso de 20kg e lembrando-a de que ela é alguém que pode levantar um gigante.

Se há uma voz em sua cabeça que diz "Você é velho demais, desajeitado demais, grande demais, quebrado demais, fraco demais", sensações físicas do movimento podem fornecer um contra-argumento convincente. Mesmo crenças profundamente mantidas sobre nós mesmos podem ser desafiadas por experiências diretas, físicas, assim como novas sensações superam velhas memórias e histórias. A instrutora de musculação Laura Khoudari, que trabalha com pessoas que têm um histórico de trauma psicológico, observa: "Vi mulheres que se sentiram pequenas por anos, não somente por causa de sua estrutura, mas por causa de suas circunstâncias, levantarem mais peso do que jamais consideraram possível e então saírem da academia um pouco mais empoderadas. Levantar mais do que pensou que poderia pode literalmente mostrar que você pode lidar com mais do que pensou que poderia."

Katie Norris, ministra do movimento religioso Unitário-Universalismo e treinadora de CrossFit, descobriu esse tipo de revelação por meio de um movimento chamado *carregar o parceiro*. É um exercício no qual você corre com outra pessoa jogada sobre seu ombro ou agarrada às suas costas. (O CrossFit é popular com bombeiros, equipes de emergência e forças armadas, para os quais esta é uma habilidade extremamente relevante.) Quando Norris se juntou ao seu CrossFit local em Cleveland, Ohio, "Minha premissa era a de que meu corpo simplesmente não poderia fazê-lo, então nunca tentei". Sempre que o parceiro de carregar aparecia em um treino diário, ela carregava um saco de areia no lugar. Não era somente a força exigida que a preocupava; era também o contato físico próximo com outra pessoa. "Parte disso era viver de acordo com a aparência que uma mulher deveria ter. Eu nunca fui assim. Eu sou mais baixa, mais gorda, mais suada. Sempre me senti envergonhada pelo meu corpo."

Enquanto Norris continuava a treinar no CrossFit, ficou mais forte, desenvolveu novas habilidades e praticou sair de sua zona de conforto. Seu marido e seu filho também se juntaram, frequentemente treinando com ela na academia. Quando sua família se mudou para Richmond, Califórnia, acharam outro box de CrossFit. Mas por sete anos, ela nunca tentou carregar o parceiro. Em sua mente, isso estava além dos limites, além da realidade do que era possível. Então, em um verão, quando a aula foi realizada na praia, a lista dos exercícios do dia incluía um carregamento de parceiro por 15 metros. Seu marido estava lá para ser seu parceiro, e Norris pensou: *É somente areia, então, se eu deixá-lo cair, não será tão ruim.* Ela disse a si mesma para ouvir ao que era real naquele momento, em vez de ouvir todas as velhas histórias em sua cabeça sobre o que havia de errado com seu corpo e o que ela poderia ou não poderia fazer. Enquanto seu marido subia em suas costas, ela respirou fundo, sustentou os músculos do seu *core* e avançou. Com os braços do marido em seu peito, seus braços o puxando para perto, ela o carregou pela areia da praia. Seu filho, que tinha 20 anos na época, tirou uma foto, e nela, Norris parecia determinada, como os caminhantes do fogo de San Pedro Manrique.

Quando atingiu a marca dos 15 metros, ela estava surpresa. "É estranho, porque eu literalmente carreguei alguém, mas, em vez disso senti como se tivesse tirado um peso das costas", contou-me. "Todas as coisas ruins que deduzi que aconteceriam, as coisas que pensei que não poderia fazer, desapareceram. Havia um sentimento de alívio. E eu apenas estava orgulhosa." Desde então, Norris tem feito o carregamento de parceiros com estranhos e descreve a experiência tanto como empoderadora quanto como humilde. "Porque eu sou uma ministra, vejo coisas de uma maneira espiritual. Alguém confia em você para carregá-lo, o que é uma honra. Sinto um profundo senso de responsabilidade. Isso me deixa um pouco nervosa, mas também me faz me sentir forte."

A transformação que Norris sentiu nessa conquista é parte do que a levou a se tornar uma instrutora de CrossFit. "Para mim, o ministério é sobre ajudar as pessoas a acharem seus caminhos na vida por serem inteiramente quem são. Há um processo profundo no movimento físico que é uma descoberta do seu próprio eu — mental, emocional e fisicamente, e em relação ao universo." Recentemente, Norris treinava uma mulher em um levantamento terra, um exercício no qual você levanta e abaixa um haltere. Parece simples, mas levantamentos terra podem ser intimidadores. Não é incomum para as pessoas passarem mais tempo que o necessário se empolgando com o movimento do que realizando-o. Em um fórum online dedicado à musculação, um halterofilista descreveu como seu coração fica perfeitamente calmo enquanto ele está de pé em frente ao haltere, mas, no momento que toca a barra, corre para o modo de luta ou fuga. Enquanto Norris treinava essa mulher no levantamento terra, notou sinais de medo em seu rosto e em sua postura. Norris havia observado previamente que a mulher tinha o hábito de colocar os braços ao redor da barriga quando se sentia vulnerável, algo que não se pode fazer enquanto levanta um haltere. Então ela orientou a mulher sobre o método adequado de fortalecer seu *core*, a mesma técnica que Norris usou para estabilizar a si mesma em seu primeiro carregamento de parceiro. Assim, ela encorajou a mulher a pensar sobre a ação física como uma maneira de apoiar a si mesma. "Pense nisso como colocar suas mãos ao redor de si mesma, mas com seus próprios músculos." A metáfora de apoiar a si mesma funcionou, e enquanto a mulher levantava e abaixava a carga pesada, novas sensações de força interior e autocuidado entravam em sua memória muscular.

Lembro-me de ter feito uma descoberta similar quando estava na casa dos 20 anos, com uma ponte de ioga conhecida como postura do pombo-rei. Para iniciar a postura, você fica de joelhos, pressiona as palmas das mãos juntas em seu coração e se inclina para trás vagarosamente, até que somente o topo de sua cabeça toque o chão atrás de você. Para alguém como eu, que gosta de saber o que acontece o tempo todo, um início cego pode ser terrível. Sem o músculo de controle para diminuir a descida, você faz um pouso forçado com sua cabeça. É o tipo de risco físico que eu normalmente evitaria, mas havia algo sobre o início dessa posição que me fascinava. Era como uma queda de confiança, exceto que a pessoa em que eu teria que confiar era eu mesma. O que iria me sustentar era minha própria força.

Levei mais de um ano de prática para ser capaz de fazer aquela posição. Por um longo tempo, pedi a um colega que ficasse em frente a mim e abraçasse meu quadril como um tipo de rede de segurança. Quando finalmente fiz o movimento sozinha, me senti como alguém que eu não reconhecia muito bem — uma pessoa que poderia ir prontamente e de todo o coração para alguma aventura desconhecida. Isso foi há quase vinte anos, mas ainda posso me lembrar do sentimento de cair de costas, abrir meu coração e sentir minha força. Minha prática de ioga mudou como meu corpo mudou, e passaram-se anos desde a última vez em que tentei essa postura. Não sei se ainda poderia fazê-la, mas a memória, a sensação e a lição nunca se foram.

• • •

Uma das primeiras coisas que você nota na DPI Adaptive Fitness em Fairfax, Virgínia, é a Parede da Grandeza. A parede, que se estende pelos 120m^2 da academia, se tornou uma tela para frases motivacionais como "Acreditar é alcançar", "NÃO caia primeiro" e "3º e 3, faça esta vez". Qualquer um pode frequentar DPI, mas a academia é especializada em treinar pessoas com problemas físicos. Muitos tiveram um derrame, uma lesão na medula espinal ou a amputação de um membro. A vibração da academia é, para ser franca, da pesada. Em qualquer dia você poderá ver um jovem garoto com paralisia cerebral bater em um saco de boxe enquanto duas mulheres em cadeiras de rodas estão em um cabo de guerra e um homem com um andador usa um arreio para arrastar um pneu pelo chão. O som de *pop* de Pandora e a *playlist* Hip Hop Power Workout se misturam aos gritos dos treinadores de "Faça!" e "Continue!" Sobre uma coluna no meio da sala, alguém escreveu as palavras *Eu não suo — Eu vazo incrivelmente!*

Pedi ao proprietário e fundador Devon Palermo, de 38 anos, que com seu corte de cabelo curto e porte atlético parece que poderia liderar um campo de treinamento, para me falar sobre a Parede da Grandeza. "Quando nos mudamos para este espaço, eu queria uma maneira de destacar as conquistas das pessoas", disse. "Quando novos membros se associam, os deixamos saber que, se você está disposto a se esforçar, criaremos algo muito desafiador, algo que você não será capaz de fazer em uma ou duas sessões. Se você destruir esse objetivo, pode colocar seu nome e uma citação motivacional que inspire a outros na academia."

Eu estava curiosa sobre as histórias por trás das citações. Palermo se lembrava do que as pessoas fizeram para conseguir colocar seus nomes na parede? Ele deu um sorriso largo: "Eu conheço todos." Apontou para "Mantenha acesa!" — conquistada pela Srta. Ruth, na casa dos 50 anos e sobrevivente de um derrame. Quando a Srta. Ruth começou a treinar na DPI após a fisioterapia, ela e seu treinador estabeleceram o objetivo de fortalecer suas pernas para melhorar seu equilíbrio e sua marcha. Para chegar à Parede da Grandeza, ela teria que completar quinhentas repetições em um aparelho de agachamento. "Seguidas?", perguntei. "Sim", Palermo disse. "Desde então, ela conseguiu mil."

Pesquisas mostram que treinos de alta intensidade podem melhorar significativamente os resultados decorrentes de uma lesão traumática ou derrame, mesmo anos após o trauma inicial. "Você precisa estar seguro, mas precisa ser pressionado", explica Palermo. Uma atleta que apresenta seu esforço na DPI é Joanna Bonilla, de 35 anos. Em 1º de abril de 2012, suas costas doíam tanto, que ela teve problemas para andar. A mãe de Bonilla a convenceu a ir a um atendimento de urgência e a mandou para o hospital. Quando entrou no aparelho de ressonância magnética que revelaria a lesão em sua coluna, ela ainda conseguia sentir as pernas. No momento em que o exame foi concluído, ela estava paralisada da cintura para baixo.

Bonilla passou meses entrando e saindo de hospitais e em repouso, recebendo quimioterapia, injeções de plasma e transfusões de sangue. Nada ajudou, e a perda da mobilidade era devastadora. "Eu não podia fazer nada", se lembra. "Meu corpo havia me traído. Desapontou-me no auge da minha vida. Minhas pernas desistiram de mim. Era assim que me sentia." Depois de doze semanas de reabilitação e de aprender a usar uma cadeira de rodas, seu fisioterapeuta a apresentou a Palermo. "Foi a melhor coisa que poderia ter me acontecido", disse. "Na fisioterapia, progresso é 'Oh, ela levantou o dedo do pé'. Na academia, é levantar 70kg. É ótimo ver os resultados. Tenho controle disso. Ajudou-me a não ir até aquele lugar escuro onde muitas pessoas vão, a depressão." Palermo encorajou Bonilla a definir grandes objetivos, incluindo ser capaz de dirigir de novo. Para isso, ela precisava desenvolver a força da parte superior de seu corpo e transportar a si mesma da cadeira de rodas para o carro. "Não pensei que aconteceria", lembra-se Bonilla. "Devon disse, 'Nós vamos fazer isso acontecer em três meses', e em três meses eu procurava por carros."

Sua rotina de treinamento inclui boxe, e para garantir seu lugar na Parede da Grandeza, ela acertou cem socos em trinta segundos enquanto treinava com Palermo. "Nunca pensei que seria uma garota que poderia dar bons socos. Dar cem socos em trinta segundos não é algo que todos conseguem fazer", contou-me. "Enquanto dou esses socos, bem na metade, posso desistir, ou posso continuar e lutar com a dor da queimação em meus braços, queimação em meus ombros. Isso é bom." Para sua citação, Bonilla escolheu "Não desista". Ela costumava ver essas palavras na sua antiga academia, antes de ficar paralisada. "Antes eu apenas as via. Agora fazem sentido."

Seu novo objetivo é andar com órteses nas pernas, um resultado que uma vez pareceu ainda mais improvável do que ser capaz de dirigir. Perguntei a Bonilla o que significava enfrentar a possibilidade

SUPERAR OBSTÁCULOS 131

de andar de novo depois de seis anos. "Nunca pensei que chegaria a esse ponto", disse. "Eu não deveria ser capaz de levantar as pernas e andar com aparelhos com o diagnóstico que tenho. Eles não entendem como faço isso, mas estou conseguindo." Para se preparar, ela trabalha a força do *core*, e Palermo lançou um desafio de flexões. Como parte do teste de condicionamento físico da Marinha dos Estados Unidos, as fuzileiras devem ser capazes de completar pelo menos 10 flexões em sequência para receber a maior pontuação possível. Os homens devem completar 23. O objetivo de Bonilla é 100. "Se eu vou andar, preciso que meu abdômen fique forte, que meus braços sejam fortes", contou-me. Algumas vezes, quando faz flexões, Palermo a desafia a se segurar em uma, e ela se lembra de estar no parque quando criança. "Penso sobre minhas pernas quando estou lá em cima. Finjo chutes porque me lembro de que é algo que amava fazer. Não estou mais aborrecida com meu corpo. Digo às minhas pernas: 'Vocês estão dando um tempo. Tudo bem, mas vamos fazer isso acontecer'."

Em 1825, o poeta Samuel Taylor Coleridge escreveu: "A esperança sem um objetivo não consegue viver." Psicólogos modernos chegaram a uma conclusão similar: os humanos têm objetivos concretos e se desenvolvem quando perseguem alvos específicos. C. R. Snyder, que conduziu a mais rigorosa análise científica da esperança, descobriu que esse estado mental — tão crucial para nossa habilidade de persistir perante os obstáculos da vida — requer três coisas. A primeira é um objetivo definido, aquele objeto no qual habita a esperança. O segundo é o caminho para alcançar seu objetivo. Deve haver etapas a seguir que o levem ao progresso. O terceiro é confiar que você é capaz de seguir esse caminho. Você tem que acreditar que tem os recursos internos e o apoio necessário para percorrer cada etapa.

Uma maneira de pensar sobre a DPI Adaptive Fitness é que ela é uma incubadora de esperança. Nela, os membros estabelecem intenções de vida significativas, como ser capazes de dirigir ou andar. Os treinadores, então, fornecem o caminho ao estabelecer objetivos físicos concretos, como alcançar o número de agachamentos ou de flexões que desenvolverá a força ou a energia necessárias. Todo o ambiente, desde a música de fundo à atitude dos treinadores, é projetado para aumentar a confiança dos membros, de que seus objetivos podem ser alcançados. Os treinadores garantem que os membros percebam os ganhos que obtêm ao longo do caminho. "Em aulas de ginástica abertas, um participante verá alguém andando melhor ou capaz de fazer algo, e, por alguma razão, eles sempre contam aos treinadores", diz Palermo. "Eu direi, 'Vá contar a eles! Diga a eles o que vê!'" Os treinadores também documentam momentos de triunfo para que possam ser compartilhados e comemorados. Quando Palermo pensou que Joanna Bonilla estava pronta para conquistar seu desafio de boxe, ele insistiu em fazer um vídeo. Ele queria garantir que Bonilla seria capaz de assistir depois, mostrar a outras pessoas e ver o quão durona é. "Sou uma pessoa que não quer comemorar e fazer propaganda", Bonilla me contou. "Ele gravou para que eu pudesse entender que foi uma conquista."

A DPI também convida amigos e familiares para treinar com os membros, algo que pode tornar uma sessão de treino tanto mais efetiva quanto mais significativa. A mera presença de um ente querido pode mudar como você percebe um desafio físico e o que você é capaz de fazer. Um estudo descobriu que, se você está acompanhado de um amigo, um monte parece menos íngreme do que quando você o encara sozinho. Em 2007, um periódico médico documentou o caso de um homem de 65 anos com doença de Parkinson que era incapaz de andar mais de poucos passos sem perder o equilíbrio. Ele vivia em uma região ao norte de Israel que era regularmente atacada por foguetes Katyusha e morteiros, e quando as sirenes de aviso disparavam, ele não podia correr para um local seguro. Durante um ataque, entretanto, sua esposa estava com ele, e ela pegou em seu braço enquanto ele permanecia em sua cadeira. Naquele momento, ele descobriu que não poderia apenas andar, mas também correr. Os neurologistas concluíram que não era a urgência da situação que desbloqueava sua capacidade de se mover, mas o fato de que poderia literalmente seguir os passos da esposa.

A política de família e amigos na DPI tem outro benefício: adiciona testemunhos importantes a cada triunfo. Quando as pessoas que são importantes para você comemoram sua conquista, essa conquista se torna ainda mais significativa. André, que contribuiu com "Acreditar é realizar" para a Parede da Grandeza, veio à DPI depois de uma lesão no cérebro e um derrame que o deixaram com os movimentos significativamente mais lentos. Algumas vezes, demorava dez minutos para andar do estacionamento mais próximo à porta da frente da academia. Palermo deu a André um desafio ambicioso, ficar cinco minutos em uma perna só, a mais fraca, para desenvolver sua resistência. Quando André tentou pela primeira vez se equilibrar na sua perna mais fraca, mal conseguiu segurar a posição. Contudo, construiu sua resistência com o tempo, e sua esposa frequentemente estava ao seu lado, encorajando-o. Quando André superou o objetivo de cinco minutos e chegou à Parede, ela estava lá para ver e comemorar.

Os desafios físicos que os membros realizam na DPI são objetivamente impressionantes, e cada vitória que coloca alguém na Parede tem uma qualidade *uau*. Como superar um obstáculo da Tough Mudder, é uma história que você pode contar, uma foto ou um vídeo que pode postar em uma rede social, algo que merece direitos legítimos a se vangloriar. Uma jovem mulher em recuperação de um aneurisma cerebral treinava para puxar o equivalente ao próprio peso em um trenó. Uma vez que atingiu seu objetivo, seu irmão, um de seus maiores apoiadores, ficou de peso no trenó, e ela o arrastou pela academia também. Eu sei porque vi o vídeo no Instagram, que acumulava visualizações e comentários encorajadores. Quando Palermo inventa desafios para os novos membros, ele presta atenção às suas personalidades. Tenta encontrar coisas que são incomuns e que — deficiente ou não — a maioria das pessoas não consegue fazer. Ele procura pelo objetivo que faz alguém se iluminar. Algo que, quando completarem, fornecerá prova inegável tanto de seu progresso quanto de seu potencial.

Em *A Anatomia da Esperança,* o médico Jerome Groopman define esperança como "o sentimento de elevação que experimentamos quando vemos — aos olhos da mente — um caminho para um futuro melhor". O tipo de esperança que é incubado na DPI pode fornecer uma vantagem real de treinamento. Em um experimento, psicólogos induziram esperança ao pedir aos participantes para pensar sobre um momento no passado em que haviam realizado um objetivo importante, e como isso poderia ajudá-los a perseguir objetivos futuros. Cada participante, então, colocou uma mão em uma banheira de água gelada durante o tempo que aguentassem. A indução à esperança ajudou os participantes a aguentar por mais um minuto inteiro. Pense na diferença que um minuto pode fazer quando você está fazendo flexões ou se equilibrando na perna mais fraca, e cada segundo extra de esforço abre a possibilidade de fazer mais amanhã. Mais adiante, quando as pessoas percebem um exercício físico doloroso como ajuda para atingir seus objetivos, o cérebro libera níveis mais altos de endorfinas e endocanabinoides, as químicas responsáveis pelo barato do exercício. Você pode recrutar sua capacidade neurobiológica interna para persistir através da dor e do cansaço se souber o que busca e acredita que o que faz é importante.

A importância da esperança é o motivo pelo qual a Parede da Grandeza é a primeira coisa que os novos membros veem quando entram no local e porque é visível de cada canto da academia. É um lembrete sempre presente de que objetivos na academia são cumpridos. Para aqueles que já estão na Parede, é evidência do que conquistaram. Para os recém-chegados, a Parede os convida a imaginar o que pode ser alcançável. A primeira vez que falei com Joanna Bonilla, ela me contou sobre uma conversa que ocorreu na academia na noite anterior. Um novo membro, um sobrevivente de um derrame na casa dos 50 anos, perguntou a um treinador: "O que tenho que fazer para chegar na Parede?" Bonilla disse: "Ele olhava para a Parede, e eu poderia literalmente vê-lo escolher onde queria sua citação. Era como, 'Isso vai acontecer. Meu nome vai estar lá'."

UM DE MEUS PROGRAMAS DE TV FAVORITOS é *American Ninja Warrior*, uma competição na qual os concorrentes de todas as posições sociais correm um percurso de obstáculos que requer força e habilidade tremendas. Algo estranho acontece quando assisto ao programa. Meu corpo instintivamente tenta dar uma mão aos participantes. Se eles lutam para manter seu equilíbrio ou controle, meu *core* se prepara, como se os ajudasse a aguentar. Se se preparam para fazer uma grande descida, me encostarei no lado do sofá, como se tentasse jogar meu peso para apoiar sua aterrissagem. Quando me peguei fazendo isso pela primeira vez, pareceu um pouco ridículo, mas também agradável. Apenas assistir aos atletas e torcer pelo seu sucesso provocaram uma mímica empática.

O movimento tem a habilidade potente de provocar uma resposta empática em um observador. Seu coração acelera enquanto assiste a um jogador de beisebol correr em direção à base. Seu estômago revira quando vê um paraquedista saltar de um avião. Quando um corredor cruza a linha de chegada e dá socos no ar, você solta um grito de triunfo. Essa empatia incorporada é, sem dúvida, parte da emoção de assistir a esportes, danças ou acrobacias. Como o escritor Jonah Lehrar observa: "Quando assisto Kobe deslizar até a cesta para uma enterrada, algumas células iludidas no meu córtex pré-motor estão convencidas de que eu, eu mesmo, estou tocando a armação. Quando ele acerta uma cesta de três pontos, meus neurônios-espelho se iluminam como se eu tivesse acabado de fazer o arremesso decisivo." Eu argumentaria que essa percepção não é tanto uma ilusão, mas uma vantagem evolutiva. A capacidade humana para a empatia está enraizada no sistema de neurônios-espelho e em sua habilidade de observar e interpretar ações físicas de outros. Seu corpo responde compreensivamente ao movimento de outra pessoa, porque os humanos tentam instintivamente compreender uns aos outros.

Além do prazer que tal empatia pode proporcionar, também é uma maneira de ampliar nosso sentido do que é possível para nós mesmos. Como o crítico de dança John Joseph Martin escreveu em 1936: "Quando assiste a outros se moverem, você não apenas percebe sua ação. Você se torna *proprioceptivo*. Recebe o movimento em si mesmo. Isso é o que a empatia faz: cria, em sua mente, uma sensação do que observa. Quando observa um atleta competir, um dançarino se apresentar ou uma criança brincar, você sente suas ações em seu próprio corpo, mesmo se não está sempre consciente do que acontece. Isso faz com que observar o movimento seja mais do que uma experiência visual; é também uma experiência visceral. Quando sente, empaticamente, o movimento de outros, você pode também sentir aquele movimento como parte do seu "ego". Nosso corpo aprende o que é possível ao ver e *sentir* a força, a velocidade, a elegância e a coragem de outros. Eu penso que esta é a única razão pela qual fiquei assistindo a tantos vídeos de eventos da Tough Mudder e atletas treinando na DPI Adaptive Fitness. Era mais do que pesquisa. Era inspiração. Não apenas de alguma forma sentimental ou cerebral, mas de uma maneira profundamente incorporada. Permitir a mim mesma ser movida pelas ações de outros é uma maneira de captar esperança.

No box de CrossFit onde a reverenda Katie Norris é treinadora, a academia tem um quadro de recordes pessoais. Todas as vezes que alguém consegue um tempo mais rápido, levanta mais peso ou domina um movimento que não conseguia fazer antes, pode escrever no quadro e tocar um sino. Quando o sino toca, toda a academia para o que está fazendo para aplaudir. "Acontece frequentemente de o treino ser tão difícil, que alguém não está certo de que pode finalizá-lo," Norris me contou. "Todos nós nos reunimos em torno daqueles que concluíram o treino e os aplaudimos; quando terminam, caem no chão chorando, e nós os abraçamos."

Eu não penso que seja uma coincidência que tantas pessoas sejam atraídas para comunidades em que podem buscar desafios físicos ao lado de outras pessoas. É uma alegria assistir às pessoas se esforçar, enfrentar seus medos e superar obstáculos. Na academia de Norris, os membros algumas vezes aparecem somente para testemunhar a conquista dos outros. "Quando alguém no meio de um episódio depressivo entra e somente senta e assiste à aula porque mal conseguiria sair pela porta e entrar no carro, isso é lindo." Também é assim que a esperança coletiva funciona. Algumas vezes, você é o que atinge o objetivo e toca o sino. Algumas vezes, você é parte da multidão que abraça e aplaude a pessoa que toca o sino. E algumas vezes, é suficiente simplesmente mergulhar em um espaço onde um barulho tão alegre é feito.

Quatro meses após minha primeira conversa com Joanna Bonilla, passei pela DPI Adaptive Fitness em Fairfax, Virgínia. Quando conversamos pela última vez, Bonilla acabava de começar a imaginar a possibilidade de andar com as órteses para as pernas. Parecia um objetivo improvável por tanto tempo, mas seu treinamento tornou isso possível. Embora soubesse o quanto ela se esforçava, eu não estava preparada para o que vi quando nos encontramos. Depois de completar seu treino regular na cadeira de rodas, ela pegou dois aparelhos personalizados para as pernas. Um de cada vez, amarrou as cintas em suas coxas e canelas, inseriu seus pés nos suportes curvos de plástico branco e amarrou seus tênis pretos. Então ficou de pé, pegou as alças de um andador e andou pela academia.

Quando concordou em falar comigo sobre sua experiência de treinar na DPI, ela queria usar um pseudônimo. Isso não é incomum. Muitas pessoas estão felizes em compartilhar suas histórias, mas não querem ser o centro das atenções. Até mesmo sua citação na Parede da Grandeza tem um apelido — é atribuída a *A.N.*, ou "a nerd", porque Bonilla sempre busca por mais conhecimento, sempre pede aos treinadores da DPI para explicarem o porquê. Porém, depois de nossa conversa, Bonilla mudou de ideia e me deu permissão de usar seu nome completo. "Não é justo que eu me esconda", disse. "Quero que as pessoas aprendam com minhas experiências e sejam capazes de me contactar se precisarem de incentivo para fazer algo que estão com medo." Em sua decisão de usar seu nome real, ela pareceu, para mim, estar no topo de algum obstáculo, estendendo a mão, querendo agarrar a mão de algum estranho, puxá-lo e carregá-lo.

Capítulo 6

ABRACE A **VIDA**

Quando conversei com Susan Heard sobre correr, ela estava em seu escritório em sua casa em Easton, Pensilvânia. Aos 46 anos, a mãe de dois trabalha como responsável principal pelas doações do St. Baldrick's, uma fundação de pesquisa do câncer infantil. Seu escritório é decorado com quadros que expõem medalhas e fotos das corridas de 5 quilômetros e das meias-maratonas das quais participou. Centenas de grous de origami em papéis coloridos também estão pendurados na parede, amarrados em correntes em forma de cascata. Os grous — destinados a ser uma mensagem de esperança — eram o projeto de seu filho David. Antes de morrer de câncer aos 10 anos, David queria ter móbiles de grous instalados em cada hospital infantil dos Estados Unidos.

David tinha 8 anos quando os médicos descobriram o neuroblastoma envolvendo seu rim, aorta e veia cava. Na ultrassonografia, parecia que o tumor estava estrangulando seu coração. Um vizinho se ofereceu para fazer pulseiras de borracha especiais — similares às pulseiras amarelas LiveStrong tão populares na época —, que a comunidade poderia usar para apoiar David e sua família. Heard perguntou a David o que ele queria escrito na pulseira, e ele decidiu: "Abrace a vida." A família fez o melhor para honrar essas palavras. Havia quimioterapia, cirurgia e radiação, mas também batalhas com Nerf no quintal, férias em família e festas dançantes na cozinha. Quando David foi convidado a compartilhar sua história em uma campanha para arrecadação de fundos, ele surpreendeu Heard ao anunciar para o público: "Para dar o pontapé inicial, vamos raspar a cabeça da minha mãe!"— e então ela o fez. Sentiu-se empoderada. Então, o câncer voltou, e as opções medicamentosas se esgotaram. David morreu em 10 de fevereiro de 2011, e Heard caiu em uma depressão profunda.

Quase quatro anos após a morte de seu filho, ela se sentou em seu sofá na véspera do Ano-Novo, pensando: *Nem estou viva. Por que estou aqui?* "Estava com tanta dor. Eu não queria estar viva", lembra-se. Enquanto esses pensamentos ecoavam em sua mente, ela se perguntou: *Isso é realmente verdade? Eu realmente não quero viver?* Seu marido havia lhe dado um *smartwatch* Fitbit de Natal, então ela decidiu: *Talvez se eu começar a me exercitar, me sentirei melhor.* "Continuei dizendo às pessoas, 'Abrace a vida'. Eu dizia as palavras, mas não fazia isso", contou. "Estava apenas tentando achar uma maneira de me recuperar."

Heard começou a levar o cachorro da família para caminhar com maior frequência. Treinou mais de trinta minutos em um aparelho elíptico. Em um ano, entrou para um grupo de corrida local. O líder que definiu o ritmo do grupo desacelerou todo o grupo quando Heard se juntou a eles pela primeira vez, para que ela não se sentisse deixada para trás. "Eu era nova demais na corrida até mesmo para saber", Heard diz. "Esse grupo me ajudou a superar." Eles correm ao ar livre durante todas as estações do ano, em uma pista de 10 quilômetros que fica em um criadouro de peixes local. "Há algo sobre estar ao ar livre, algo tranquilo. Há algo sobre estar com o clima, o sol, o vento, tudo isso. É uma sensação diferente de estar vivo, estar conectado ao seu mundo. Sinto que vejo mais, sei mais sobre meu mundo."

Foi durante essas corridas ao ar livre que Heard começou a experimentar algo inesperado. "Eu muitas vezes procuro por David", contou. "Houve mães que disseram: 'Eu sonho com o meu filho'. Os únicos sonhos que tive com David são horríveis, as coisas horríveis que aconteceram." Enquanto corre, ela começa a sentir sua presença.

"Existem aqueles momentos quando você entra nesse estado de relaxamento verdadeiro. Seu corpo está funcionando, mas sua mente se vai. Quando corro, e eu chego lá na minha mente, eu o sinto", diz. "Uma raposa corre na minha frente, um cardeal se esquiva de um galho, um esquilo age estranhamente — você nota essas coisas lá fora. Minha conexão imediata é sempre: 'Oi, David'. É assim que me sinto. Ele me mostra que está aqui. Quando isso acontece, é extraordinário. Estamos sempre à procura dessas oportunidades de senti-los ou vê-los. E, para mim, é onde o encontrei. Do lado de fora."

Psicólogos chamam a atividade física que é feita em ambiente natural de *exercício verde*. Nos primeiros cinco minutos de qualquer atividade física na natureza, as pessoas relatam grandes mudanças de humor e perspectiva. Sobretudo, elas não se sentem apenas melhores — elas se sentem diferentes, de alguma forma, distantes dos problemas da vida cotidiana e mais conectadas à vida por si só. Fazer uma caminhada ao ar livre desacelera a velocidade do relógio interno das pessoas, levando à percepção de expansão do tempo. Estar em um ambiente com uma variedade de espécies de plantas simplesmente aumenta a habilidade das pessoas de ganhar perspectiva na vida. Apenas se recordar de um tempo passado na natureza faz as pessoas mais propensas a dizer que se sentem ligadas ao mundo ao redor delas, aliviadas das preocupações do dia a dia e na presença de algo maior que elas mesmas.

Passar tempo ao ar livre também pode acalmar uma mente agitada. As emoções que estamos mais propensos a sentir na natureza — admiração, fascínio, curiosidade, esperança — são antídotos naturais para a preocupação, distração e depressão. Como um homem descreve o estado interno que sentiu enquanto fazia canoagem pelos rios selvagens do Canadá: "Não havia coisas urgentes dentro de mim... nenhum sentimento de que algo estava errado, ou que precisava melhorar algo, havia somente paz, tranquilidade, aceitação, harmonia." Outros relatam encontrar na natureza "um completo sentimento de pertencimento" e um de estar sendo segurado, "semelhante a quando você abraça uma pessoa verdadeiramente". Os benefícios psicológicos de atividades ao ar livre podem ser profundos. No Arboreto de Hong-reung, em Seul, Coreia, adultos de meia-idade em tratamento contra depressão caminham entre as árvores e plantas alpinas antes de participar de suas sessões semanais de terapia cognitiva comportamental. No final de um mês, 61% dos andarilhos da floresta estavam em remissão, três vezes a taxa de pacientes cuja psicoterapia ocorreu em um hospital. Em um estudo austríaco, adicionar trilhas na montanha ao tratamento padrão reduziu os pensamentos suicidas e o desalento entre indivíduos que haviam tentado suicídio anteriormente.

Nossa tendência a passar a maior parte de nossos dias em local fechado é uma inversão relativamente recente. O cérebro humano evoluiu durante um longo período da história quando os humanos passavam a maior parte do tempo em locais externos, interagindo com o mundo natural. Por causa disso, a mente humana responde à natureza de maneiras que revelam muitas de nossas forças cognitivas. Ser ativo ao ar livre pode nos ajudar a aproveitar a capacidade humana para atenção, assim como a transcendência de estar conectado a algo maior que nós mesmos. Isso nos coloca em contato com a alegria inata que o biólogo E. O. Wilson chama de *biofilia,* ou amor por tudo que é vivo. Isso nos ajuda a ver nossa própria vida de um ponto de vista mais amplo. Compreender como o exercício verde alcança esses efeitos pode nos ensinar algo importante sobre a mente humana — como se pode ficar preso em um ciclo de sofrimento e como podemos encontrar a paz.

• • •

Em uma tarde fria de fevereiro, a escritora Maura Kelly deixou seu apartamento no Brooklyn sem saber para onde ia, mas sabia que tinha que sair. Kelly viveu com depressão por anos, mas seu desespero crescia enquanto uma coisa atrás da outra desmoronava: o fim de um relacionamento, uma série de decepções profissionais, um distúrbio do sono que a deixava exausta. O dia em que saiu de seu apartamento, Kelly tentava escapar da prisão que sua mente havia se tornado e dos pensamentos que a atormentavam: *Não sou boa o suficiente. Nunca serei feliz. Sempre estarei sozinha. Todos meus esforços não darão em nada.*

Ela se viu caminhando pelas colinas inclinadas do Fort Greene Park, uma floresta urbana de 30 acres repleta de bordos noruegueses, olmeiros americanos e pinheiros austríacos. Era a única pessoa a enfrentar o frio cruel. Entre as árvores e o ar fresco, Kelly sentiu algo mudar. Como ela viria mais tarde a escrever em uma dissertação: "Senti-me mais livre, menos presa ao meu apartamento e à minha cabeça... em vez de ser repetidamente ridicularizada em um canto escuro pelas vozes na minha cabeça, eu saí e andei em círculos, e mergulhada no meu casaco, me senti mais capaz de ouvir o que havia de bom em mim mesma." Dentro de seu apartamento, ela se sentia completamente imersa em seus pensamentos negativos. Era como se suas preocupações e autojulgamentos preenchessem o espaço ao redor dela e se tornassem o próprio ar que ela respirava. "Lá fora", contou-me, "eu estaria cercada de pensamentos mais positivos, como 'Ah, o grande céu, as grandes árvores, o ar — isso é bom. Estou bem. Ainda estou viva. Estou livre'."

Diferentemente do barato da corrida, os efeitos psicodélicos do exercício verde ocorrem quase imediatamente. Esses benefícios de chegada rápida não podem ser explicados pelas químicas de acumulação lenta como endocanabinoides e endorfinas. Em vez disso, é como se estar na natureza acionasse o interruptor no cérebro para transportá-lo a um estado de espírito diferente. A questão é, qual interruptor? Se os neurocientistas fossem capazes de observar o que acontecia no cérebro de Maura Kelly enquanto ela caminhava através do Fort Greene Park, eles quase certamente detectariam uma alteração na *rede de modo padrão*. Essa rede cerebral foi identificada pela primeira vez há vinte anos, quando pesquisadores utilizaram neuroimagem funcional para documentar o estado padrão de um cérebro humano desperto. Antes disso, estudos de imagem cerebral estavam focados em descobrir quais estruturas cerebrais são ativadas durante tarefas específicas. Os neurocientistas escanearam o cérebro das pessoas enquanto pediam

ABRACE A VIDA 143

para elas resolverem problemas de matemática, memorizar listas de palavras ou analisar as emoções expressas em fotografias. Eventualmente, alguns desses pesquisadores pensaram em perguntar: o que acontece no cérebro quando uma pessoa está deitada em uma máquina de imagem cerebral aguardando por instruções? O que o cérebro faz quando você não faz nada e é permitido à mente vagar?

Quando os neurocientistas analisaram o estado padrão do cérebro, a resposta os surpreendeu. O cérebro em repouso acaba por não estar nem um pouco em repouso. Muitos sistemas por todo o cérebro estão ativos, incluindo aqueles ligados à memória, fala, emoção, a imagens mentais e ao raciocínio. Ainda mais deslumbrante foi descobrir que o cérebro do todas as pessoas em repouso cai em um estado similar. Os neurocientistas apelidaram esse padrão de atividade cerebral de *padrão*. Entregue a si própria, a mente humana mantém conversas imaginárias, reproduz experiências passadas e reflete sobre o futuro. Ela gosta especialmente de pensar sobre você, seus objetivos de vida e seus relacionamentos com os outros. Esse estado padrão é essencial para o funcionamento em um mundo social. A atividade padrão do cérebro é também como nós nos lembramos quem somos. Sua conversa interior e as imagens fornecem a consciência de que você existe como um indivíduo específico, com preferências, aspirações e problemas, alguém que continua através do tempo e do contexto. Você não iria querer outra alternativa — um cérebro que luta para criar um senso coerente de si mesmo ou lugar no mundo. Isso é o que acontece na fase avançada do mal de Alzheimer, quando os emaranhados patológicos devastam as estruturas centrais da rede padrão.

Entretanto, o estado padrão tem uma desvantagem. Para muitos de nós, o padrão da mente tem um viés negativo. Seus hábitos mais familiares são ruminar sobre as feridas do passado, criticar a nós mesmos ou aos outros e ensaiar razões para se preocupar. O estado padrão pode também se tornar uma armadilha mental. Na teoria, quando você foca algo — uma conversa, um filme, trabalho —, o modo padrão se acalma e permite ao cérebro entrar em um estado de atenção dirigida para fora. Entretanto, as pessoas que sofrem de

144   **A ALEGRIA DO MOVIMENTO**

depressão ou ansiedade não fazem essa troca tão facilmente. Elas mostram uma atividade excepcionalmente alta no modo padrão de rede e ficam presas no estado padrão, tornando difícil focar qualquer coisa ou qualquer pessoa, ou mesmo adormecer. Para alguns, a mente pode até mesmo se tornar viciada na ruminação. O sistema de recompensa do cérebro — não uma parte central do modo padrão de rede — pode se tornar altamente conectado a estruturas dentro do modo padrão de rede que estão associados a memórias, preocupação e pensar sobre si mesmo. Todas as vezes que você revisita um medo ou julgamento familiar, o sistema de recompensa diz: "Sim, mais disso!" É como se o cérebro estivesse convencido de que algo bom viria de se remoer, se preocupar ou ser autocrítico. Quando isso acontece, você pode se encontrar incapaz de escapar desses hábitos mentais, como um usuário de heroína que tenta suprimir seus desejos e compulsões.

Uma das maneiras mais efetivas para acalmar o modo padrão é a meditação. Estudos de imagens cerebrais focados na respiração, na atenção e na repetição de um mantra têm demonstrado que essas atividades desativam centros de atividade da rede de modo padrão. Em um estudo de caso incomum, os neurocientistas do Weizmann Institute of Science, em Israel, estudaram a atividade do cérebro de um mestre de meditação de 64 anos que passou mais de 20 mil horas meditando. Enquanto se movia através de diferentes estados de consciência, de um estado padrão típico a um estado "sem o ego" de conscientização pura, seu exame cerebral mostrou um desacoplamento da rede de modo padrão.

O exercício verde parece fazer algo similar ao cérebro, mas sem a necessidade de uma preparação mental tão dedicada. Pelo menos um estudo tentou capturar esse efeito com tecnologia de imagem cerebral. Pesquisadores da Universidade de Stanford enviaram participantes para uma caminhada de noventa minutos. Alguns subiram o Dish, uma trilha panorâmica nas encostas perto do *campus*, enquanto outros andaram ao longo de uma das ruas mais movimentadas do Vale do Silício. Antes e depois da caminhada, os neurocientistas colocaram os participantes em uma máquina de ressonância magnética funcional para capturar a atividade do cérebro em repouso. Os participantes também responderam questões sobre seu estado de espírito, incluindo o quanto concordavam com frases como "Minha atenção está focada em aspectos de mim mesmo sobre os quais eu gostaria de parar de pensar". Depois da caminhada panorâmica — mas não a caminhada na estrada movimentada —, os participantes relataram menos ansiedade e pensamentos negativos autofocados. Suas tomografias pós-caminhada revelaram menos atividade no córtex subgenual, uma área ligada à autocrítica, tristeza e ruminação. Indivíduos que sofrem de depressão mostram maior atividade nessa parte do cérebro durante "descanso" do que pessoas que não estão deprimidas. Uma caminhada na natureza silenciou seletivamente essa parte do fluxo de consciência do estado padrão.

Notavelmente, a mesma mudança neurobiológica também foi detectada em dois dos mais promissores tratamentos experimentais para depressão: estimulação magnética transcraniana, que emite uma corrente elétrica ao cérebro através de uma mola magnética no couro cabeludo, e quetamina, um anestésico usado no campo de batalha durante a Guerra do Vietnã e se popularizado como droga recreacional durante a cultura *rave* dos anos 1990. Estimular magneticamente o córtex pré-frontal reduz as conexões ativas entre o córtex subgenual e outras regiões do cérebro em modo padrão de rede. Essa mudança é ligada à redução de sintomas de depressão entre pacientes que não haviam respondido a quaisquer medicamentos antidepressivos anteriores. Infusões intravenosas da droga quetamina interrompem o estado de descanso do cérebro precisamente da mesma forma. Essa reorganização da rede de modo padrão, que persiste durante 24 horas após ter sido dada a dose de quetamina, se sobrepõe ao pico do efeito antidepressivo da droga.

Não há evidência de que essas três "terapias" — estimulação magnética transcraniana, quetamina ou se exercitar ao ar livre — sejam intercambiáveis, e nenhum cientista responsável ou profissional de saúde encorajaria alguém que é clinicamente depressivo a renunciar ao tratamento médico a favor de uma caminhada. Ainda, é fascinante que o efeito neurológico a curto prazo de uma caminhada em um parque — algo acessível a muitas pessoas — se assemelhe muito ao mecanismo de tratamentos de ponta para depressão. Isso pode explicar por que os benefícios psicológicos de estar na natureza estão mais pronunciados entre aqueles que lutam contra a depressão. Também é um lembrete de que arrumar tempo para atividade física não é egoísmo. Para muitos, é um ato de autocuidado, até mesmo de autopreservação. Em sua biografia *Dip* [*Mergulho*, em tradução livre], o fotógrafo Andrew Fusek Peters — cujo pai se suicidou — explica como nadar em rios, lagos e cachoeiras de Shropshire e País de Gales interrompeu o "pensamento de tortura" habitual que definia sua própria depressão severa: "Mergulhar em águas selvagens é o maior portador da realidade. Um perfeito tempo presente, um momento bem aqui e agora. Os sentidos estão tão cheios das árvores, da luz, do som dos pássaros, do balanço das folhas, da ferocidade, do abraço apaixonado da água — não há espaço para sombras de pensamento." A psicoterapia o ajuda a desafiar seus pensamentos mais autodestrutivos, mas "é preciso muita terapia de comportamento cognitivo para mudar a gravação". Nadar ao ar livre desliga a gravação.

A descrição de Peters sobre o que ele experiencia na água captura algo importante sobre como a natureza afeta a mente. Quando você é absorvido em seu ambiente natural, o cérebro muda para um estado chamado *fascinação suave*. É um estado aumentado de atenção ao momento presente. Os sistemas cerebrais ligados à linguagem e à memória se tornam menos ativos, enquanto regiões que processam informações sensoriais ficam mais ocupadas. Os sentidos estão aguçados, e as conversas interiores se aquietam. Essa mudança pode ser um alívio tremendo para pessoas que lutam contra ansiedade, depressão, e ruminação, para quem o modo padrão é incessantemente verbal, ao gerar palavras e frases que ecoam na mente. Ao inundar os sentidos com estimulações prazerosas, a natureza atrai sua atenção para fora e interrompe o ataque linguístico. Há espaço para curiosidade e valorização pelo mundo a sua volta.

Práticas de atenção plena ensinam as pessoas como acessar intencionalmente esse estado aumentado de consciência. Estudos de imagens cerebrais revelam que, após as pessoas receberem o treinamento de atenção plena, seu estado de descanso se afasta da ruminação e vai em direção à atenção ao momento presente, mesmo enquanto estão deitadas em uma máquina de ressonância magnética funcional. Entre meditadores altamente experientes, a atenção pode até mesmo substituir o modo padrão habitual para se tornar um novo patamar de estado de espírito. Professores de meditação gostam de dizer que esse foco no momento presente, incluindo a felicidade que vem dela, é o estado de espírito natural. Para aqueles que vivem com ansiedade ou depressão, tal afirmação pode parecer absurda. E, ainda assim, conforme aprendi mais sobre como a natureza afeta o cérebro, comecei a imaginar se a mente humana teria dois modos padrão distintos. Há, é claro, o modo padrão que os neurocientistas observam quando os participantes estão presos em uma máquina de imagem funcional, um estado definido pela divagação da mente, autorreflexão e ruminação. Deveria haver também um modo padrão bem diferente que se revelasse quando estamos na natureza?

Alexandra Rosati, uma psicóloga que estuda as origens evolutivas da mente humana, aponta que duas forças moldaram o desenvolvimento do cérebro humano. A primeira foi nossa necessidade de cooperar em grupos pequenos. Essa força provocou a cognição social, nossa habilidade de pensar sobre outras pessoas. Isso inclui nossa tendência a definirmos nós mesmos em relação às outras pessoas e refletir sobre nossa posição dentro de nossa tribo. A segunda força na evolução humana foi nossa necessidade de cooperar com o ambiente natural para encontrar alimento. De acordo com Rosati, essa necessidade originou habilidades mentais que ela rotula como *cognição de procura de alimento*. Assim como a seleção natural favoreceu as mudanças anatômicas — como pernas mais longas e poderosos músculos glúteos —, isso ajudou os humanos a caçar e coletar, e também reforçou habilidades mentais que ajudaram nossos ancestrais a encontrar aquilo de que precisavam. Os humanos desenvolveram uma consciência espacial sintonizada, uma mentalidade aberta à descoberta de possibilidades ao nosso redor, e a paciência para continuar à procura.

Enquanto lia o trabalho de Rosati, comecei a pensar sobre como o estado padrão típico é essencialmente uma maneira de praticar as habilidades de cognição sociais que os humanos desenvolveram para crescer em grupos. Por outro lado, o estado padrão alternado de atenção plena — uma consciência aberta ao ambiente, com um senso de curiosidade e esperança — traça dentro da "mente" o que Rosati descreve como cognição de procura de alimento. Os neurocientistas argumentam que o estado padrão típico existe porque os humanos precisam ensaiar o nosso eu social para sobreviver como uma espécie social. Se esse é o caso, por que nós não teríamos também um estado de espírito padrão que reflete nossa necessidade de se comprometer com a natureza? Para nossos primeiros ancestrais, a habilidade de explorar e descobrir recursos no mundo natural foi tanto uma chave para sua sobrevivência quanto a disposição para compartilhar. Com certeza o cérebro humano evoluiu para refletir essa necessidade tanto quanto foi moldado pela nossa dependência uns dos outros.

Talvez o contexto em que nos encontramos determine em qual estado padrão recai a mente. Os humanos que se encontram afastados de ambientes naturais podem vir a conhecer principalmente o estado padrão autofocado. Passar tempo não somente em locais fechados, mas também em mídias sociais, nos empurra em direção à cognição social e, geralmente, à ruminação. Sem passar tempos regulares ao ar livre, podemos perder o contato com o estado padrão de consciência aberta. Por reconectar com a natureza, nos refamiliarizamos com esse outro aspecto do que significa ser humano. Essa é uma grande parte do que atrai as pessoas ao exercício verde. Ao ar livre, é possível redescobrir um eu que não é definido apenas por suas regras e relacionamentos com outros, ou pelo seu passado. Você é livre para ser um eu que está em movimento, em consonância com o momento presente e aberto ao que o mundo tem a oferecer.

•••

Os efeitos psicológicos da atividade física frequentemente são comparados aos de substâncias psicodélicas. O barato da corrida imita levemente o brilho da maconha. A dança sincronizada produz um brilho não muito diferente daquele do *ecstasy*. Mover-se com música proporciona um pico de adrenalina similar ao de estimulantes. Ouvi até que um bom alongamento de ioga pode ser descrito como transformador de sangue em vinho. Essas comparações, apesar de imperfeitas, fornecem uma estrutura útil para compreender tanto a atração quanto os benefícios de diferentes tipos de movimento. Quando comecei a considerar se tal paralelo existe para o exercício verde, meu primeiro pensamento foi o de que deveria haver algum tipo de fármaco destinado à ansiedade ou à depressão. Porém, se você focar o que é único sobre o exercício verde, a classe de drogas que mais se assemelha a ele é a dos enteógenos, uma categoria que inclui psilocibina, *ayahuasca* e LSD. Os enteógenos são substâncias de origem vegetal descritas pelos defensores como expansoras da consciência e são ingeridas para induzir uma experiência religiosa ou espiritual. Como o exercício verde, essas drogas alteram a consciência e podem reorganizar temporariamente o modo padrão. Durante uma viagem de LSD, alterações na conectividade padrão de rede se relacionam com os sentimentos do usuário de unidade com o universo.

Muitas pessoas relatam percepções transformadoras e momentos de autotranscendência enquanto estão sob a influência dessas drogas, um resultado que também é surpreendentemente comum ao se passar tempo na natureza. Dezoito por cento da população dos Estados Unidos dizem ter tido uma experiência espiritual intensa enquanto estavam na natureza, e quase metade de todas as experiências místicas acontecem em um cenário natural. A mais comum dessas experiências é a *sensação de unidade*, um sentimento de união com algo maior que si mesmo, acompanhado de uma onda de amor e sentido de harmonia profunda. Em *Finding Ultra* [*Encontrando o Ultra*, em tradução livre], Rich Roll recorda tal experiência enquanto corria pelos montes do Parque Estadual Topanga, na Califórnia. "Além de me sentir incrível, senti-me livre pela primeira vez em minha vida, senti o senso de 'unidade' sobre o qual eu apenas havia lido anteriormente em textos espirituais." A sensação de unidade é geralmente sentida como uma união com a própria natureza. Uma mulher de 50 anos experimentou tal difusão do ego enquanto subia o Grand Canyon no Arizona. "Senti uma fusão completa com o ambiente ao meu redor. Em vez de sentar e observá-lo, é como se eu estivesse me movendo para dentro dele de alguma forma, ou que ele estivesse se movendo para dentro de mim... Suponho que experimentei a transcendência, me perder no meu ambiente. Era expansivo, no início eu estava com medo, e depois fiquei profundamente confortada e preenchida com um completo sentimento de paz."

A pesquisadora Terry Louise Terhaar conduziu entrevistas detalhadas com quase cem pessoas sobre suas experiências espirituais na natureza. (Ela nota que, enquanto os entrevistados declaram que o que experimentaram era indescritível em palavras, "seu domínio de adjetivos descritivos e advérbios muitas vezes se iguala aos dos grandes poetas do mundo" — algo que o autor Michael Pollan também notou sobre a tentativa das pessoas em descrever suas experiências espirituais enquanto estão sob a influência de enteógenos.) Terhaar acredita que esses estados elevados de espírito conferem uma vantagem de sobrevivência ao ar livre. Em tal estado, ela argumenta, estamos mais propensos a superar dor física, medo ou desespero. Diante das ameaças do mundo natural, seremos capazes de realizar proezas heroicas. Os exemplos que Terhaar cita incluem mover pedras pesadas, levantar árvores caídas e escapar de condições que não sejam seguras, mesmo se estiver machucado. Todos esses são atos que nos ajudariam a sobreviver na selva. De acordo com essa lógica, os humanos modernos herdaram a habilidade de ficar profundamente emocionados na natureza porque estados de transcendência ajudaram nossos ancestrais a prosseguir. Contudo, não é difícil imaginar que experiências edificantes na natureza também possam ser um recurso dos tempos modernos.

Ambientes naturais têm a habilidade de incutir sentimentos que os pesquisadores chamam de *prospecto* — uma perspectiva elevada de esperança, geralmente ativada pela beleza natural ou por visões impressionantes — e *refúgio*, o sentido de ser abrigado ou protegido. Análises de artigos escritos por pessoas durante visitas a parques mostram que as palavras mais comumente usadas incluem *amor, vida, tempo, mundo* e *Deus*. Ao refletir sobre os benefícios psicológicos de se passar tempo ao ar livre, os psicólogos Holli-Anne Passmore e Andrew Howell escreveram: "Conectar-nos com a natureza nos integra mais profundamente à existência de vida além do curso de nossa única existência." Esse ponto de vista mais abrangente pode inspirar otimismo. Em um estudo, caminhar em uma reserva natural por quinze minutos ajudou as pessoas a se sentirem mais bem providas para lidar com os desafios na vida. Quanto mais a caminhada inspirava sentimentos como "Posso me imaginar como parte do grande processo cíclico de vida" e "Sinto-me inserido dentro de um mundo natural mais amplo, como uma árvore em uma floresta", mais as pessoas se tornavam confiantes de que poderiam resolver seus problemas.

Há vários anos, meu marido e eu cuidávamos de um gato em estado terminal que resgatamos doze anos antes. Ele tinha insuficiência renal, e os tratamentos médicos — medicação intravenosa diária, uma droga para abrir o apetite, corridas de emergência ao veterinário para remover fluido de seus pulmões — eram angustiantes e confusos. Ele comia apenas quando eu o alimentava com o dedo, e uma refeição bem-sucedida seria menos de uma colher no decorrer de meia hora. Antes um companheiro falante, parou de miar completamente. Nós às vezes o encontrávamos no armário do quarto, olhando para o nada. E ele ainda me cumprimentava todas as manhãs, sentado no meu peito até eu acordar. Continuava a procurar nosso carinho e ronronava quando o acariciávamos. Várias vezes por dia, ficava na porta do deque para me avisar que queria tomar sol. Mas também se esforçava para dormir, e sua respiração estava cansada. Não sabíamos se, por meio dos atos médicos heroicos, estávamos estendendo a vida que ele queria ou somente prolongando seu sofrimento. A responsabilidade de ter que tomar essa decisão pelo nosso gato, quando ele não poderia nos dizer o que queria, era insuportável. Estávamos preocupados com relação tanto em dar um fim prematuro à vida que juramos proteger quanto em esperar tempo demais para acabar com seu sofrimento.

Meu marido e eu vivíamos em Nova York na época, e um dia, quando nós dois estávamos nos sentindo especialmente desmoralizados pela situação, fomos caminhar no Riverside Park. Passamos pela área cercada onde cães sem coleira brincavam e continuamos pelo túnel que leva ao rio Hudson. Caminhamos pela margem do rio, absorvendo o ar fresco, o céu azul, o barulho da água. Sentamos em uma parte do parque à sombra de árvores. Era início de outono, e as folhas começavam a mudar de cor e cair dos galhos. Nós víamos os esquilos e os pardais procurar comida no chão. Lembro-me de sentir pela primeira vez um sentido de perspectiva sobre aquilo pelo que estávamos passando. Parece clichê, mas reconheci que nosso drama era somente mais uma interação de um ciclo de vida que tem se desenrolado pela eternidade. Dei-me conta, com alívio, do quão pouco controle tínhamos de verdade. Também senti que nossa teimosia, nossa recusa inabalável em parar de cuidar de nosso gato, era um instinto natural de proteção, uma descarga final de força e amor perseverante. Nosso tormento era por si só parte do ciclo de dar cuidado que nos mantêm vivos até que não possamos mais. Voltamos para casa naquele dia com um sentimento de que nós dois poderíamos lidar com as decisões que estavam por vir e da perda que viria em breve.

• • •

Em 2013, a cidade de Melbourne, na Austrália, deu às suas 70 mil árvores aos seus cuidados números de identificação e endereços de e-mail. Os funcionários municipais pensaram que estavam criando um sistema para alertá-los para necessidades de manutenção, como se fosse reportar um buraco, uma pichação ou um problema na iluminação pública. Eles esperavam que os moradores os informassem sobre galhos caídos ou danos causados por fungos. Em vez disso, foram inundados por mensagens para as árvores. Os olmeiros dourados e as murtas choronas de Melbourne receberam centenas de e-mails expressando afeição, votos de felicidade e preocupação com seu bem-estar. Quando foi permitido às pessoas se comunicar com as árvores, gente de todo o mundo compôs cartas de amor.

ABRACE A VIDA 153

O desejo humano de se conectar com a natureza é chamado *biofilia*, o que significa literalmente amor pela vida. De acordo com o biólogo E. O. Wilson, a biofilia é um instinto programado e a chave para a felicidade humana. O cérebro humano evoluiu em um ambiente que era definido por contato e dependência constante com o mundo natural. As emoções que os humanos modernos tendem a sentir na natureza — admiração, contentamento, curiosidade, desejo de viajar — contribuíram para a habilidade dos primeiros humanos para se desenvolver como espécie que tinha que encontrar seu lugar em uma paisagem complexa e em constante alteração. Essas respostas emocionais à natureza ainda estão profundamente arraigadas em nós, e quanto mais frequentemente as experimentamos, mais satisfeitos estamos. Ao redor do planeta, indivíduos que sentem uma conexão mais forte com a natureza relatam maior satisfação na vida, vitalidade, propósito e felicidade. As pessoas que visitam espaços naturais com maior frequência também são mais propensas a sentir que a vida vale a pena. Esse efeito é ainda mais forte que os benefícios de estar com boa saúde, e igual aos de estar em um casamento feliz ou viver com um companheiro. Um estudo rastreou os movimentos diários e o humor de mais de 20 mil adultos, utilizando o GPS de seus *smartphones*. Depois de coletar mais de 1 milhão de dados, os pesquisadores concluíram que aquelas pessoas são mais felizes em ambientes naturais. E, ainda, norte-americanos típicos passam 93% do tempo em locais fechados, criando o que alguns chamam de um déficit de natureza.

A necessidade de se conectar com a natureza é mais evidente quando humanos deixam paisagens familiares. Membros da equipe que vivem na Estação Espacial Internacional, que orbita nosso planeta a 27 mil km/h a 400km acima da Terra, experimentam um déficit de natureza extremo. A bordo da estação espacial, tudo que os humanos valorizam sobre o mundo natural é diferente. Os astronautas flutuam sem gravidade, pois a velocidade da nave os desliga dela, nossa conexão mais básica com a Terra. Eles dormem e acordam em um horário não mais conectado ao nascer e ao pôr do sol. Por uma semana durante a órbita da estação espacial, se você virar a cabeça para a direita, é dia; para a esquerda, verá a noite. A luz não é natural, e o ar é artificial. Os astronautas "pegam" um cheiro de "espaço" fresco somente quando operam a comporta de ar para os tripulantes que regressam de caminhadas espaciais. Eles descrevem o cheiro do espaço, que permanece em suas roupas espaciais, como metálico, doce e remanescente de fumaça de solda.

Tão distantes dos ritmos, cheiros e sons de seu planeta natal, a tripulação deseja sinais de vida natural. Muitos ouvem gravações do vento, da chuva, dos pássaros e até mesmo de insetos. Em uma expedição, o astronauta norte-americano e engenheiro de voo Don Pettit decidiu tentar cultivar um jardim pessoal na estação espacial. Ele levou a bordo pacotes de sementes comprados em uma loja local, em Houston. Para fazer a jardineira, costurou um par de cuecas sujas e um papel higiênico russo resistente, e prendeu um canudo conectado ao gotejador de água. Pettit não tinha certeza de que as sementes germinariam, afinal, não havia o sol para crescerem em sua direção e nem gravidade para as primeiras raízes empurrarem. Contudo, enquanto continuava seus experimentos, seu jardim começou a crescer. Uma das primeiras mudas a sobreviver foi uma abobrinha, e cuidar dela — escovando suas folhas com uma escova de dentes, alimentando-a com chá de compostagem feito de restos de vegetais e cascas de laranja — tornou-se o ponto alto da rotina diária de Pettit. Ele até mesmo levou a planta com ele quando treinava no equipamento de levantamento de peso da estação espacial, uma versão improvisada do exercício verde.

A planta se tornou uma alegria para a tripulação inteira. Um colega astronauta se ofereceu para aspirar os filtros HEPA da estação para Pettit se ele pudesse ter cinco minutos com seu nariz perto da abobrinha. A tripulação se tornou tão conectada à planta, que eles a honraram com um nome de guerra — o apelido que pilotos de guerra recebem de seu esquadrão. A Abobrinha do Espaço, como Pettit começou a chamá-la, se tornou Rose, um testemunho de como um broto de vegetal parece bonito em um ambiente tão estéril. A equipe de Saúde Comportamental e Desempenho agora recomenda jardinagem como uma maneira de proteger a saúde psicológica dos membros da tripulação em longas missões. Como Pettit escreveu no blog *Space Chronicles* [*Crônicas Espaciais*, em tradução livre] da Nasa: "Quando você vive dentro de uma lata de metal cheia de máquinas e eletrônicos, um pequeno respingo de verde em crescimento é um lembrete agradável de onde viemos; nós todos temos nossas raízes."

Em seu livro de 1953 *Man's Search for Himself* [*A Procura do Homem por Si Mesmo*, em tradução livre], o psicólogo Rollo May escreveu: "Quando nos relacionamos com a natureza, estamos apenas colocando nossas raízes de volta em seu solo nativo." Embora May quisesse dizer isso figurativamente, há evidência de que humanos precisam de contato com o solo, com a terra propriamente dita, para se desenvolver. As bactérias encontradas no solo comum podem reduzir inflamações no cérebro, tornando a terra um antidepressivo. Quando a terra de um jardim entra embaixo de suas unhas ou você respira fundo em um lugar onde a terra é revirada, você expõe a si mesmo a essas bactérias úteis. Os biólogos que descobriram os benefícios de contato com o solo nomearam sua percepção de *hipótese dos velhos amigos*. De acordo com essa teoria, nós evoluímos paralelamente a esses micro-organismos, e eles são companhias vitais para o sistema imunológico humano e para o cérebro. Assim como as flores e as abelhas evoluíram juntas e confiam umas nas outras, nós humanos precisamos dessas bactérias para florescer.

Em artigos científicos publicados em periódicos médicos e de microbiologia, a falta de exposição à terra na sociedade moderna é descrita como "a perda dos velhos amigos" — uma perda que está ligada em humanos a um risco aumentado de sofrimento mental, incluindo depressão. Quando você, como o psicólogo Rollo May descreve, coloca suas raízes de volta em seu solo nativo, é uma reunião animada. Todas as vezes que coloca suas mãos em uma horta, levanta poeira em uma pista de corrida ou simplesmente respira fundo na natureza, você potencializa uma codependência biológica que tem ajudado os humanos a sobreviver desde os primórdios em que vivíamos em grupos e aprendíamos a depender uns dos outros.

• • •

Quando Pete Hutchings, de 31 anos, há seis anos começou a trabalhar como voluntário em um parque no norte de Londres, o local estava negligenciado e coberto pela vegetação. Os voluntários chegaram a achar acessórios para o uso de drogas e capas de notebooks vazias, mochilas e bolsas abandonadas depois de assaltos. Semana após semana, limparam os detritos, arrancaram as espécies invasoras e cuidaram das árvores. Criaram caminhos para os visitantes explorarem o parque e construíram hotéis de insetos onde afídios e borboletas poderiam hibernar. Grupos escolares agora visitam o parque todos os dias para aprender mais sobre a natureza. "É incrível pensar como esses espaços podem se transformar em um curto período", diz Hutchings.

Hutchings agora gerencia o parque para a Green Gym, uma iniciativa no Reino Unido que envolve voluntários na conservação baseada em exercício verde. As tarefas podem incluir jardinagem, semear um terreno ou escavar degraus em um poço de barro. ("Tente escavar por vinte minutos e apreciará o condicionamento que isso traz", diz o diretor administrativo Craig Lister.) Existem equipes locais da Green Gym pela Inglaterra, Escócia e Irlanda, e somente no último ano os voluntários plantaram mais de 250 mil árvores. Cada estação proporciona seu próprio trabalho recompensador. No verão, os voluntários focam a construção, fazendo canteiros elevados para jardinagem e caixas de pássaros para o próximo ano. No outono, enquanto a natureza começa a hibernar, os voluntários plantam bulbos e tornam os espaços mais acessíveis aos visitantes, consertando escadas e construindo corrimãos. No inverno, plantam mudas de árvores que se parecem com galhos mortos. Os voluntários geralmente perguntam: "Tem certeza de que eles crescerão?" Mas então a primavera chega e, com ela, brotos verdes. As flores emergem dos brotos enterrados no outono. "Cheira a novo e fresco. Os insetos estão zumbindo, e é possível sentir o perfume do pólen e das flores", contou-me Hutchings. "É como o cheiro da esperança depois de um longo inverno úmido e escuro." Ver o trabalho ganhar vida meses ou até mesmo anos depois é uma das partes mais gratificantes de se voluntariar para a Green Gym. É a alegria de colher o que foi semeado.

Não é incomum para os voluntários se inscreverem durante uma época difícil em suas vidas. Eles podem estar desempregados, com alguma deficiência ou problema de saúde mental. A Green Gym torna fácil a adesão. Como um voluntário diz: "Você pode ser você mesmo e ser completamente aceito". Novos voluntários ganham camisetas da Green Gym, um sinal tangível de que eles fazem parte. "Todos ficamos muito desarrumados quando estamos no campo. Tudo bem se não pode comprar os lançamentos da Nike", Lister disse. "Se você aparecer, será bem-vindo. Se está tendo um dia ruim, não há problema; mesmo se você não quiser fazer muita coisa, pode fazer o chá." O trabalho de tarefas coletivas permite um companheirismo natural, conversas se alternam com um silêncio confortável que é interrompido pelos sons da vida selvagem e pelas ferramentas batendo na terra. A qualidade da conversa também muda. Estar ao ar livre convida à reflexão e à autorrevelação. Em um estudo, mulheres com câncer de mama relataram experimentar um "apoio" durante o exercício verde que tornou mais fácil falar sobre tópicos difíceis. "O que você está contando quase vai para o ar, em vez de especificamente a alguém", observou uma mulher. "Eu penso que isso é muito bom, porque você pode dizer coisas que não iria querer dizer se estivesse olhando para alguém."

Há alguns anos, os voluntários da Green Gym utilizaram um material impermeável e água da chuva em um parque não muito longe do escritório central da Green Gym em Londres. "Se você tem um pequeno corpo d'água, a vida selvagem irá encontrá-lo", explicou Hutchings. Em poucos meses, um casal de sapos apareceu. Dois anos depois, é um lago totalmente povoado, com anfíbios, libélulas, girinos e plantas aquáticas que, de alguma forma, encontraram seu caminho e, juntos, tornaram uma poça de água da chuva em um ecossistema em desenvolvimento. Enquanto Hutchings me descrevia isso, percebi que aquelas comunidades humanas também são assim. Dada uma pequena estrutura — uma razão para aparecer, um lugar para cuidar e tempo para se conectar —, construímos ecossistemas de suporte mútuo. As comunidades que se formam ao redor dessas práticas, como o CrossFit, a corrida, o exercício em grupo e esportes recreacionais, são exemplos perfeitos disso. E, no entanto, espaços verdes cuidados coletivamente são especialmente eficazes para dar origem a redes de apoio. Uma análise de 2017 sobre jardins comunitários urbanos em cidades tão remotas como Zagrebe, Croácia, Flint, Michigan e Melbourne, na Austrália, descobriram que espaços verdes constroem capital social. Eles aumentam tanto o capital de ligação — um sentido de pertencimento, confiança e amizade — quanto o capital transitório, a ampla rede social a que você pode recorrer quando precisar de ajuda. Como um membro da North Central Community Gardens em Regina, Canadá, explicou, manter uma horta abriu as portas para ele se tornar muito mais envolvido com a vizinhança. "Enquanto antes era apenas minha casa... agora essa é a minha comunidade."

O capital social construído por meio da jardinagem pode se tornar um recurso compartilhado durante tempos de crise. Quando o furacão Sandy atingiu o nordeste dos Estados Unidos em 2012, muitas partes da cidade de Nova York foram inundadas e ficaram sem energia, incluindo Rockaway Beach, no Queens. O jardim comunitário da praia, na Rua 91, se tornou o local central para distribuição de comida e roupas e para compartilhar notícias. Eles mantiveram acesa uma fogueira para que as pessoas pudessem ficar aquecidas e cozinhar. Como um jardineiro que descreveu o jardim comunitário como "um cobertor de apoio entre vizinhos" disse: "Olhe para as cinquenta pessoas que comem *chili* feito em casa em uma fogueira dois dias após um dos mais devastadores furacões da Costa Leste. Brincando de pé, tomando chocolate quente... quando a Guarda Nacional nem sequer consegue atravessar. Esta é a melhor defesa que temos contra o medo."

E. O. Wilson, o biólogo que argumentou que os humanos têm uma necessidade programada de se conectar com a natureza, também observou: "As pessoas devem pertencer a uma tribo. Elas anseiam ter um propósito maior que elas mesmas." O *slogan* não oficial da Green Gym é "atividade física com um propósito", e é assim que o diretor administrativo Craig Lister normalmente lança o programa. "Em vez de ir à academia para levantar coisas que não precisam ser levantadas, nos dê três horas da semana. No final de cada sessão, você pode se afastar, e como um grupo, você realizou coisas." Uma avaliação nacional da Green Gym de 2016 descobriu que os voluntários regulares relataram aumento no otimismo e no sentimento de utilidade. Eles também se sentiram mais conectados a outros e mais capazes de lidar com os problemas da vida. Passar tempo na natureza e fazer mais exercícios contribuíram para esses benefícios, mas Lister acredita que é a satisfação de ser capaz de recuar e ver árvores onde não havia nenhuma antes que mais faz bem. "Somos animais de bando que se tornaram a espécie mais dominante do mundo, apesar de todas nossas fragilidades, por meio do esforço colaborativo", disse. "Gostamos de alcançar coisas, particularmente como um grupo, e amamos ser valorizados pelo grupo. Nós amamos especialmente oferecer coisas como um grupo quando nossa comunidade valoriza o que fizemos."

Em 2017, pesquisadores da Universidade de Westminster examinaram como se voluntariar para a Green Gym afeta um índice fisiológico de propósito na vida, a *resposta de cortisol ao despertar*. Embora o cortisol seja mais conhecido como um hormônio de estresse, é também o que o faz levantar da cama de manhã. A resposta de cortisol ao despertar — medida pela quantidade de cortisol na sua primeira saliva da manhã — ajuda seu corpo a mobilizar energia. Um choque de cortisol no amanhecer o tira da hibernação e diz para voltar a se juntar ao mundo. Pessoas com depressão geralmente têm baixa resposta de cortisol ao despertar, como se o corpo delas não visse motivo para acordar. A Green Gym muda isso. Depois de oito semanas de voluntariado, os participantes da Green Gym mostraram um aumento de 20% em sua resposta de cortisol ao despertar, junto da redução de ansiedade e depressão. É como se a experiência de cuidar dos espaços verdes os empurrasse de volta à vida.

Enquanto as estações passam, amizades crescem e os voluntários da Green Gym começam a testemunhar os frutos de seu trabalho coletivo. O conhecimento que investem no futuro de suas comunidades é parte do encanto da Green Gym. Uma voluntária, de 70 anos e aposentada, plantava árvores com Hutchings. Quando ele comentou como seria bom quando as árvores estivessem crescidas, ela disse: "Eu não verei isso. Provavelmente não estarei aqui, mas me orgulho pelo fato de que elas estarão aqui para meus filhos e netos." Os voluntários sabem que o que fazem é importante; ao criar e cuidar de áreas verdes, eles contribuem para o bem-estar de suas comunidades. Em cidades tão diversas como Delhi, Londres e Milwaukee, viver em uma vizinhança com mais áreas verdes — incluindo parques e hortas comunitárias — está ligado a maior satisfação na vida e menos sofrimento psicológico. Quando a Sociedade de Horticultura da Pensilvânia transformou duzentos lotes vazios na Filadélfia em áreas verdes, removendo o lixo e plantando grama e árvores, a incidência de depressão entre aqueles que viviam próximos ao local caiu em 42%.

Depois de um projeto da Green Gym estar em andamento por dois anos, a organização identificou voluntários que contribuíram para seus grupos locais e os treinou para serem líderes pagos. "A Green Gym é sobre mover as pessoas para um lugar diferente para sempre", Lister me contou. "Nós mudamos a vida deles, e agora eles ajudam a mudar a vida de outras pessoas." Oitenta por cento dos empregados atuais da Green Gym começaram como voluntários, incluindo o chefe executivo da organização, que se voluntariou pela primeira vez há 20 anos. Pete Hutchings, que começou trabalhando na cozinha de um restaurante quando tinha 30 anos, não tinha especialização em conservação ou educação formal em administração quando, há 6 anos, se voluntariou pela primeira vez naquele parque abandonado. Agora ele gerencia os projetos da Green Gym como líder de equipe em tempo integral. "Muitas pessoas já me disseram que o projeto salvou suas vidas. Para as pessoas que sofrem, fazer parte da Green Gym pode realmente fazer você superar", contou. "O benefício para as pessoas não é o motivo pelo qual comecei, mas é o maior prazer que tenho fora do meu emprego." Mesmo enquanto Hutchings me diz isso, é claro que essa parte do trabalho ainda o surpreende, que ele ainda alcança sua própria transformação. "Não penso em mim mesmo como uma pessoa carinhosa", diz ele. "Eu só queria ser um jardineiro."

COMO THOMAS O. PERRY EXPLICA em "Tree Roots: Facts and Fallacies" [*Três Raízes: Fatos e Falácias*, em tradução livre], as raízes de plantas podem crescer em qualquer lugar. "O crescimento das raízes é essencialmente oportunista em seu tempo e orientação. Acontece a qualquer tempo e lugar onde o ambiente forneça água, oxigênio, minerais, sustentação e calor necessários para o crescimento." Os humanos também têm esse instinto. O que E. O. Wilson chama de biofilia não é apenas um amor pela natureza ou tendência a ser encantado pelo canto de um pássaro. É também a vontade de viver, o impulso de crescer e a determinação de se desenvolver em quaisquer circunstâncias em que você se encontrar.

Susan Heard, cujo filho David morreu por um neuroblastoma aos 10 anos, começou a correr ao ar livre como uma maneira de sair da depressão. Isso a ajudou a avançar, mesmo que continuasse a viver com o luto de perder uma criança. Ela abraça a vida de novo, assim como David queria. Isso inclui correr com sua filha, Daisy, que tem agora 15 anos. "Uma das coisas pela qual eu mais me senti culpada é que eu passava a maior parte do tempo com David. Ela teve que crescer muito, e eu não estava lá", contou-me. "Há muito remorso, mas você tem que perdoar a si mesmo." Um dia, Daisy a surpreendeu ao dizer: "Quero correr com você." Heard encontrou um programa local chamado First Strides que treina mulheres para correr uma prova de 5 quilômetros. Elas completaram o programa de 10 semanas de corridas ao ar livre juntas na última primavera. Durante uma sessão de treino em grupo, Heard estava na frente do grupo e ouviu, por acaso, sua filha falar com orgulho para uma das outras corredoras: "Aquela é minha mãe." A voz de Heard se anima enquanto ela compartilha essa lembrança: "Tê-la comigo tem sido uma das coisas mais alegres."

Capítulo 7

COMO **SUPERAMOS**

Shawn Bearden, aos 42 anos, corria uma ultramaratona de 50 quilômetros na Ilha de Antelope, próxima a Salt Lake City, em Utah. Era sua terceira ultramaratona. O percurso da corrida prometia o avistamento de antílopes selvagens, veados, coiotes, porcos-espinhos e carneiros selvagens. Em determinado ano, um casal de búfalos bloqueou a trilha a cerca de 400 metros da linha de chegada. ("Contorne os animais se possível, ou apenas espere que eles saiam", advertia a página de internet. "Não, você não terá compensação no tempo por atraso com búfalos.") Ao contrário de algumas corridas longas que nos levam a paisagens isoladas e mutáveis, todo o percurso na Ilha de Antelope é exposto. O sol bate forte e não há proteção de sombras. Na segunda metade da corrida, você pode avistar a linha de chegada bem de longe. Como descreve Bearden: "É como naquele filme do Monty Python, no qual você caminha, caminha e nunca está mais perto."

Depois de várias horas na corrida, ele teve um pico de exaustão pior do que qualquer coisa que já tinha experimentado e desacelerou para uma caminhada. "Cada parte de mim gritava para parar", lembra. "Você sente que não pode se mover, não é possível continuar a se mover, mas, de alguma forma, você ainda consegue. Seus músculos estão extremamente pesados, como se a gravidade fosse cinquenta vezes mais forte do que realmente é. Esse contraste entre fazer algo que você sabe que é tão simples, basta dar mais um passo, e ter todo esse retorno de que essa é a coisa mais difícil do mundo deixa sua cabeça em um estado de completa exaustão. Uma exaustão de impotência." Bearden fez um trato com ele mesmo. Tentaria correr por dez minutos. No momento em que pensou que dez minutos haviam se passado, não sabia se poderia continuar, então disse a si mesmo: *Se eu tiver feito sete minutos, forçarei.* Olhou no relógio. Tinha passado somente um minuto. Bearden parou de correr e começou a caminhar novamente. "Honestamente eu estava apenas confuso", lembra-se.

Corredores que ele havia passado durante o percurso agora passavam por ele. Vendo sua luta, eles diziam coisas como "Bom trabalho, você vai conseguir". Isso o ajudou a seguir caminhando. Cerca de meia hora depois, sem pensar, começou a correr novamente. Ele tinha percorrido alguns metros antes mesmo de perceber que estava correndo. O esforço descomunal que fez para um dar somente um passo desapareceu, e ele se sentiu como uma bola rolando morro abaixo. Nem parecia que tentava correr, apenas o fazia. O embalo o levou até a linha de chegada. "Foi quando eu percebi, não importa o quão ruim fique, que superarei novamente. Eu voltarei."

Eventos de ultrarresistência são comumente definidos como aqueles que duram pelo menos 6 horas, embora muitos sejam significativamente mais longos. O Spartathalon, na Grécia, exige que os atletas corram o equivalente a 6 maratonas em 36 horas. O Terra Australis Bike Epic, de 6.500 quilômetros em vários dias, leva os ciclistas por toda a costa leste do continente. Os competidores do Iditarod Trail Invitational, uma ultramaratona que dura até 30 dias, precisam caminhar, pedalar ou esquiar em meio a nevascas e ventos fortes de Anchorage a Nome. Em décadas recentes, a participação mundial em tais eventos explodiu. Somente na América do Norte, o número anual de participantes que completaram uma ultramaratona pulou de 650 em 1980 para mais de 79 mil em 2017.

A ultramaratona oficial mais antiga, a Comrades Marathon, de 90 quilômetros na África do Sul, foi fundada em 1921 pelo veterano da Primeira Guerra Mundial Vic Clapham para celebrar os sofrimentos enfrentados na guerra e a camaradagem de seus companheiros soldados. Uma das questões centrais da vida é como humanos suportam o que aparentemente é insuportável, algo que, após a brutal Grande Guerra, estava na mente de Clapham quando ele fundou a Comrades Marathon. De acordo com registros oficiais do evento, a corrida anual "nos lembra que é através da adversidade que surge a esperança. Ano após ano, a bondade na humanidade vem à tona".

Hoje, o mundo da ultrarresistência — no qual competidores pressionam o corpo a limites dos quais a fisiologia humana pode suportar — continua a fornecer uma janela sobre como e por que continuamos. Em *The Lure of Long Distances [A Atração por Longas Distâncias, em tradução livre]*, Robin Harvie nota que a palavra *atleta* deriva de uma palavra grega para algo como "Eu luto, eu sofro". Os atletas de ultrarresistência têm uma relação com o sofrimento que os separa da maioria dos praticantes amadores de exercícios e que muitas vezes se assemelha à sabedoria das tradições espirituais. Para muitos, a motivação não está apenas em realizar feitos extraordinários, mas explorar o que isso significa, ou, como diz um atleta com quem conversei, "sofrer bem". Suas experiências pintam um retrato de como humanos mantêm a esperança e o impulso nos momentos mais sombrios. Nós suportamos dando um passo de cada vez, dando espaço para o sofrimento e a alegria coexistirem, e com a ajuda de outros.

• • •

Primeiro entrei em contato com Shawn Bearden, um professor de fisiologia do exercício da Universidade Estadual de Idaho, porque ele produz um podcast popular sobre a ciência da ultracorrida. (Ultracorrida é definida como qualquer corrida maior que uma maratona, mas parece não haver limite máximo para o que as pessoas tentarão.) Bearden reconhece que suas motivações para entrar no esporte talvez não sejam totalmente saudáveis. Ele tem uma veia competitiva que pode ser destrutiva, e há frequentemente uma voz em sua cabeça dizendo-lhe que não é bom o suficiente, algo que ele atribui, em partes, a ter crescido com um pai alcoólatra. "Eu implorei a ele que parasse de beber", disse. "Eu sentia que ele me trocava por aquilo." A única coisa que prendia a atenção de seu pai era o sucesso de Bearden no futebol. Então ele se forçou a ser o melhor atleta possível, convencido de que, tornando-se bom o suficiente, seu pai o escolheria, em vez do álcool. Tentar ser o melhor tornou-se seu padrão de orientação. "Passei minha vida tentando ser o melhor em tudo em que eu parecia ter alguma aptidão."

Entrando na meia-idade, Bearden se encontrou fisicamente fora de forma e julgava a si mesmo por isso. "Comecei olhando à minha volta, pensando *O que posso fazer?* Tem que ser algo que as pessoas digam ôôô e aaa várias vezes." Ele viu um anúncio de uma corrida de trilha que ocorreria próximo de onde morava, em Pocatello, Idaho. A corrida tinha as opções de 35, 60 e 100 quilômetros. Ele pensou: *Li e ouvi que somente pessoas fortes sobrevivem a isso.* "Então é claro que me inscrevi para a categoria de 100 quilômetros, e eu nunca tinha corrido uma trilha antes."

Ele se jogou no treinamento para o evento, e quando cruzou a linha de chegada, sua esposa perguntou: "Como você se sente?" "Minha primeira palavra foi *feliz*", contou-me. "Isso era mais como estar *redimido.*" Inscreveu-se para outra corrida e logo percebeu o quanto curtia isso — não somente pelos eventos em si, mas especialmente pelo comprometimento em treinar que é exigido. "Por duas vezes esta semana eu caí em lágrimas enquanto treinava", escreveu-me em um e-mail. "É uma sensação avassaladora de alegria que me preenche e se manifesta em lágrimas de felicidade." Depois ele disse: "Tenho pensado muito sobre se tenho tentado ser o melhor atleta possível por razões que são basicamente negativas, ou se estou fazendo por mim, porque amo isso. Não estou 100% certo. Mas é nesses momentos que eu desabo, e me sinto tão feliz enquanto corro, que percebo com certeza que algum aspecto disso é para mim, que isso é uma coisa saudável e boa."

Bearden agora dedica muito de seu tempo livre ajudando outros no preparo para ultramaratonas, treinando corredores e produzindo seus podcasts. "As pessoas dizem que muito do que se aprende nas ultracorridas pode ser traduzido para a vida cotidiana, e eu tenho lutado com isso", disse-me. "As ultracorridas o levam a um lugar onde você se despe de tudo, não sobra nada além de sua essência e aquilo a ser feito. Manter-se em movimento. Não tenho certeza se isso sempre se aplicou tanto ao meu cotidiano. No dia a dia, não chego a lugares onde o próximo segundo é tudo o que eu posso fazer", disse ele. "Exceto à depressão. Eu aplico isso à minha depressão."

Bearden se lembra de que luta contra a depressão há muito tempo. Ele tinha apenas 7 anos de idade quando pensou seriamente em suicídio pela primeira vez. "Eu tinha um plano para isso", explicou, então parou de compartilhar os detalhes. "Bem, de qualquer forma, isso nunca funcionaria." A depressão piorou na adolescência, e os pensamentos suicidas o perseguiram até a vida adulta. Como muitas pessoas que lutam com os desafios recorrentes da saúde mental, a depressão — que Bearden descreve como "tudo parece sem significado, a vida não tem sentido, nada importa"— vai e vem em diferentes momentos de sua vida. Ele reconhece que talvez nunca fique totalmente livre disso. "A depressão é uma condição que vai estar comigo. Aceitar isso é um grande passo pra mim", disse. "É parte de quem eu sou, mas isso não me define."

Ele descreve o início de um episódio como "entrar na escuridão" e explica: "Quando chega, é como se fosse você estivesse lá fora, em um dia agradável, e de repente nuvens negras gigantes surgem. Você fica apavorado com a ideia de que o universo simplesmente se sentou em você, e ódio cai sobre você. O vazio vem chegando. Nesses momentos de escuridão, quando as nuvens aparecem, é que se desenvolve rapidamente um planejamento do suicídio." No passado, Bearden tentaria superar a escuridão e se convencer de que valia a pena viver. Mas por mais que ele tentasse argumentar com seus piores pensamentos, mais lógicos eles pareciam. Correr, principalmente ao ar livre, deu-lhe a possibilidade de sair da própria mente. Ele chama isso de "dissipando as nuvens".

Além dos benefícios da estabilização do humor no treino, persistir ao longo de um evento de ultrarresistência tem um significado especial para sobreviver à depressão. A percepção do tempo se arrastando quando você está próximo da exaustão física não é diferente do que se desenrola durante a depressão ou o luto, quando a dor é tão ruim e o caminho a ser seguido é tão obscuro, que você mal pode acreditar em quantos momentos de sofrimento podem caber em um minuto. Quando pesquisadores da Universidade de Colônia, na Alemanha, pediram a indivíduos com depressão que falassem sobre suas experiências com o tempo, descreveram o sentimento de que "todos estão me passando" e "eu sou mais lento que todos os demais". O relato mais comum, de acordo com os pesquisadores, era o de que "a passagem do tempo tornou-se uma continuação arrastada, inexorável e viscosa". Essas palavras reforçam a desaceleração de tempo que Bearden experienciou nos 50 quilômetros da Ilha de Antelope, onde outros corredores passaram por ele, 1 minuto parecia 10, a gravidade parecia 50 vezes mais forte, e tornou-se quase impossível seguir em frente. Em um estudo com ultramaratonistas que competiam em uma corrida de 160 quilômetros, os corredores relataram "distorções no tempo… e a sensação de que a corrida 'nunca acabava'". O ultramaratonista Robin Harvie relembra quando alcançou os 136 quilômetros da Spartathalon, na Grécia: "Não era somente eu que desacelerava; o próprio tempo parecia ter expandido, abrindo-se a uma profunda análise em nível atômico." Ele descreve a dor de um atleta de ultrarresistência como "a agonia da dor que palavras não conseguem mais expressar". Aprender a seguir em frente em tal condição é algo que fica com você. Jeniffer Pharr Davis, que em 2011 estabeleceu o melhor tempo de que se tem conhecimento ao percorrer o Appalachian Trail (em 46 dias, 11 horas e 20 minutos), relata em *The Pursuit of Endurance [A Busca pela Resistência, em tradução livre]* que uma das coisas mais importantes que ela aprendeu é: "Você não precisa se livrar da dor para seguir em frente. A dor que experienciamos em vida talvez nunca vá embora por completo; ela pode diminuir e fluir pela eternidade. Você pode progredir e apreciar os momentos quando a vida não é tão difícil. Você pode orar, chorar e lutar pelo restante do tempo."

As estratégias que atletas de ultrarresistência usam para resistir aos pontos mais baixos da corrida são uma janela para como os humanos suportam as adversidades. A pesquisadora Karen Weekes acompanhou dez atletas no Ironman World Championship em Monterrey, no México, enquanto tentavam 10 triatlos em 10 dias — um total de 38 quilômetros nadando, 1.800 quilômetros pedalando e 420 quilômetros de corrida — para aprender como lidavam com a dor, a insegurança e a exaustão. Suas respostas, tiradas do contexto, assemelham-se a uma lista que se pode criar ao falar com sobreviventes de traumas ou perdas, ou para pacientes submetidos a um tratamento médico difícil, ou para indivíduos com dificuldades em se manter sóbrios. Os atletas aprenderam a focar o momento presente. Eles não se deixavam sobrecarregar pensando tão à frente. Quando a totalidade do que enfrentaram os sobrecarregou, eles se comprometeram a terminar apenas mais uma volta, mais um quilômetro ou mais uma etapa.

Para explorar emoções positivas que pudessem sustentá-los, eles escutavam música ou repetiam memórias valiosas na mente. Permitiam-se chorar, sentir raiva ou descansar quando sentissem necessidade. Quase todos os atletas ganharam força ao pensar nos entes queridos. Um deles encontrou vontade de seguir em frente ao relembrar de um e-mail enviado a ele pelo filho mais novo, dizendo o quanto estava orgulhoso do pai. Outra atleta manteve na mente conversas inteiras que teve com a família e amigos. Dois imaginaram estar com entes queridos falecidos — uma criança e um marido — e acharam que essa conexão lhes permitiu acessar uma reserva de energia que os levou muito além de sua capacidade usual para prosseguir. Muitos falaram com Deus, orando, pedindo apoio e sendo gratos. Outros perceberam que poderiam superar suas dores e seu cansaço ao dedicar seus esforços a outros, pensando em um ente querido passando por dificuldades ou se lembrando da causa pela qual estavam arrecadando fundos por meio da corrida.

Muitos se concentraram na fragilidade de sua dor presente. Uma atleta disse a si mesma: "Mais cedo ou mais tarde, a última volta estará completa." Essa forma de pensar não era simplesmente sobre imaginar um futuro sem dor. Era também sobre saborear um momento presente que incluía tanto o prazer quanto a dor. Um atleta fingiu que qualquer percurso que nadasse ou quilômetro que pedalasse seria o último que faria em sua vida. Essa mentalidade trouxe uma nostalgia antecipada e um desejo feroz de aproveitar o momento plenamente, mesmo com a dor que isso trazia.

Para um observador externo, essas estratégias psicológicas são maneiras de se atingir um resultado, habilidades mentais que você precisa aplicar em atividades de resistência física. Porém, ao escutar os atletas, não está totalmente claro se essa é a forma como eles percebem as coisas. Muitos parecem tomar uma perspectiva reversa: a dificuldade física é a forma de cultivar forças mentais. Quando conversei com Christina Torres, professora de inglês de 30 anos que mora em Honolulu, no Havaí, sobre corridas de longa distância, ela mencionou o hino "It is Well with My Soul" — bem diferente das canções que os corredores costumam citar como inspiração, como os temas de *Rocky* ou *Carruagens de Fogo*. A letra foi escrita em 1873 por Horatio Spafford logo após o transatlântico SS *Ville du Havre*, no qual viajavam sua esposa e filhas, bater em outro navio e afundar. Sua esposa foi resgatada do Oceano Atlântico, inconsciente, porém todas as quatro filhas do casal se afogaram. Quando Spafford recebeu a notícia por telégrafo, embarcou em um navio para encontrar sua esposa em luto na Europa. O capitão do navio, ciente da perda de Spafford, avisou-o quando atingiram a latitude e longitude do local onde suas filhas se afogaram. Lá Spafford escreveu as linhas que se tornariam um conforto para muitos: "Quando tristezas como as ondas do mar rolam; / Seja qual for a minha sina, Tu me ensinaste a dizer, / Está tudo bem, está tudo bem, com a minha alma". Com essa mensagem sobre manter a fé em meio a adversidades, a canção se tornou uma opção conhecida em funerais.

Esse hino talvez pareça ser uma referência incomum para corridas, mas para Torres isso expressa uma das principais razões pela qual ela corre. "Quando estou cansada ou quando um quilômetro é doloroso, uma das coisas belas que a corrida me ensinou é que não doerá para sempre. De alguma maneira melhora. A alegria vem pela manhã." Quando Torres corre, cada passo dado com desconforto e dúvida é uma prática de fé, uma forma de dizer *Minha alma está bem.* "Se Deus te traz isso, ele fará com que você supere. Correr me fez perceber isso. Será difícil, vai doer, mas a luta termina. Correr tornou isso visceral. A colina acaba." Escutei sentimentos similares de outros atletas, que encontraram no sofrimento físico um saber que lhes entranhou até os ossos. Uma coisa é acreditar em algo — na sua capacidade de sobrevivência, na graça de Deus ou simplesmente que isso também passará. Outra coisa é sentir isso em seu corpo.

Em 2106, Torres correu na Kauai Marathon. Ela descreve o percurso como "uma série de montanhas brutais e impactantes em alguns dos lugares mais bonitos que você já viu". Em muitos pontos durante a escalada de 600 metros no percurso da corrida, Torres se sentiu desanimada com seu ritmo mais lento que o esperado e por ver outros corredores passarem por ela. Contudo, no quilômetro 29, ela alcançou o pico de um conjunto de colinas e a vista se abriu para uma paisagem belíssima. Quando parou e observou a paisagem, algo dentro dela mudou, e ela se sentiu dominada por uma sensação de gratidão. *Que benção é poder correr,* pensou ela. *Como sou abençoada.* Ouviu a voz de

COMO SUPERAMOS   171

seu avô dizendo: "Aprecie isso, *minha filha.*" Torres começou a chorar, tomada pela alegria. E, enquanto descia o morro, dizia, repetidas vezes, "Obrigada. Obrigada".

Mais tarde, quando pensava nessa história, ocorreu-me que quase todas as corridas de longa distância acontecem em lugares ao ar livre. Exceto para campanhas de arrecadação de fundos, as pessoas não correm ultramaratonas em esteiras. Elas percorrem terrenos selvagens, seguem o caminho dos rios, escalam montanhas e descem por cânions. O que separa mesmo o mais punitivo evento de ultrarresistência do masoquismo é o contexto. Os eventos não são sobre o sofrimento pelo sofrimento, mas sofrer em um ambiente natural convidativo, que quase garante momentos de autotranscedência. Se treino de resistência é, em parte, um aprendizado de como sofrer bem, isso ajuda a se colocar em ambientes que inspiram admiração ou gratidão. Ao ar livre, você pode ficar maravilhado com a mudança repentina de paisagem ou encantado com a aparência da vida selvagem. Você se percebe fascinado pelas estrelas à noite ou animado com a primeira luz do amanhecer. Essas emoções transcendentes colocam dores e cansaços pessoais em outro contexto. É impossível entender o que atletas de ultrarresistência estão fazendo sem levar isso em conta. Experimentar um estado de elevação em um momento profundamente exaustivo nos lembra que lampejos de pura felicidade podem te pegar de surpresa até mesmo quando as coisas parecem estar bem desoladoras. Saber que isso é possível é o que nos permite sobreviver às nossas piores dores. Encontrar um caminho no qual sofrimento e alegria possam coexistir — é assim que humanos suportam o que parece ser insuportável.

●●●

No evento anual Yukon Arctic Ultra, competidores do mundo inteiro tentam seguir pela trilha Yukon Quest cruzando o território canadense do Yukon, que abrange 480 quilômetros a pé, com esqui *cross-country* ou bicicleta. O termo de renúncia que os participantes assinam os força a saber da possibilidade de desidratação, hipotermia, ulceração pelo frio, avalanches, queda em gelo fino, ataque de animais selvagens, traumas mentais e lesão física grave, incluindo óbito. Durante a corrida de 2018, temperaturas alcançaram 49 °C abaixo de zero, e, com exceção de um competidor, todos os demais pularam fora por questões de enfermidades, exaustão ou falha nos equipamentos. Os organizadores encerraram o evento mais cedo, e o corredor sul-africano Jethro De Decker foi declarado o vencedor quando alcançou um ponto de verificação às 03h45 da manhã, a 52 quilômetros da linha de chegada.

Um dos últimos atletas a deixar a corrida, Roberto Zanda, de 61 anos, foi levado de helicóptero com severas queimaduras ocasionadas pelo frio. Ele encarou a amputação de ambos os pés e ambas as mãos. Logo depois, concedeu uma entrevista ao Canadian Broadcasting Corporation, na cama do hospital Whitehorse, no Canadá. Suas mãos e pés queimados estavam envoltos em grossa bandagem, e ele ainda não sabia se a sua circulação voltaria. O atleta de 61 anos — cujo apelido, Massiccione, significa "O durão" — contou à CBC que "estar vivo é mais importante que mãos e pés" e que estava ansioso para continuar a corrida, "mesmo que seja com próteses". Seis semanas mais tarde, sem possibilidade de salvar seus membros, os médicos amputaram a mão direita e ambas as pernas de Zanda abaixo do joelho. Desde então, ele utiliza pernas de fibra de carbono e uma mão biônica de última geração. Retomou os treinos em sua cidade natal, Cagliari, na Sardenha. No verão, estava inscrito para correr sua primeira maratona com as novas pernas, uma ultramaratona de 250 quilômetros cruzando o deserto da Namíbia.

Quando a estudante de graduação em filosofia Kirsty-Ann Burroughs entrevistou corredores de resistência sobre suas experiências em corridas, um tema que ganhou destaque foi a importância da esperança. "Cada competidor era responsável por permitir que a esperança vencesse o desespero", diz Burroughs. "A esperança é o que torna atividades de resistência possíveis." A habilidade que os atletas de ultrarresistência tê, de seguir em frente pode ser ao mesmo tempo inspiradora e desconcertante. Assistir a um vídeo de uma das primeiras subidas árduas de Roberto Zanda com pernas de fibra de carbono — no qual ele comenta "Escolhi viver" e jura correr a mesma colina dentro de dois meses —, me fez pensar: os atletas de ultrarresistência são atraídos para o esporte por sua capacidade inata de seguir em frente? Ou o treinamento por si só produz essa bravura excepcional? A resposta com certeza é uma mistura de ambos. No entanto, novas pesquisas dão motivos para acreditar que a resiliência é um resultado, não apenas um precursor necessário de resistência.

Em 2015, cientistas do Centro para Medicina Espacial e Ambientes Extremos, em Berlim, acompanharam atletas que competiam no Yukon Arctic Ultra. Eles queriam saber como o corpo humano trabalha em um contexto tão brutal. Quando analisaram os hormônios na corrente sanguínea dos atletas, um hormônio, irisina, encontrava-se descontroladamente elevado. A irisina é mais conhecida por seu desempenho no metabolismo — ela ajuda o corpo a queimar gordura como combustível. No entanto, também tem um poderoso efeito no cérebro. Ela estimula o sistema de recompensa do cérebro, e o hormônio pode ser um antidepressivo natural. Níveis menores estão associados a maior risco de depressão, e níveis elevados podem aumentar a motivação e melhorar a aprendizagem. Injetar a proteína diretamente no cérebro de ratos — pois os cientistas ainda não estão preparados para testar em humanos — reduz comportamentos associados à depressão, incluindo a impotência aprendida e a paralisia diante de ameaças. Níveis mais elevados de irisina no sangue são também associados a funcionamento cognitivo superior e podem até prevenir doenças neurodegenerativas como o Alzheimer.

Os atletas participantes do Yukon Arctic Ultra entraram no evento com níveis extraordinariamente altos desse hormônio no sangue, muito além dos níveis vistos na maioria dos humanos. Ao longo do percurso do evento, seus níveis de irisina chegaram a patamares mais elevados. Mesmo que o corpo deles caísse em hipotermia ou exaustão, os atletas mergulhavam o cérebro em uma química que preserva a saúde desse órgão e previne a depressão. Por que seus níveis de irisina estavam tão elevados? A resposta está tanto na natureza do evento quanto naquilo que os atletas tinham que fazer para chegar lá. A irisina foi apelidada de "o hormônio do exercício", e é o exemplo mais conhecido de uma miosina, proteína que é produzida em seus músculos e liberada em sua corrente sanguínea durante a atividade física. (*Mio* significa músculo, e *sina* significa "colocado em movimento por".) Uma das maiores descobertas científicas recentes na biologia humana é a percepção de que músculos esqueléticos agem como um órgão endócrino. Seus músculos, como as glândulas adrenal e pituitária, secretam proteínas que afetam todos os sistemas de seu corpo. Uma dessas proteínas é a irisina. Em um único treino na esteira, os níveis sanguíneos de irisina aumentaram em 35%. O Yukon Arctic Ultra requer até quinze horas de exercícios diariamente. A tremedeira muscular — uma forma de contração muscular — também desencadeia a liberação de irisina na corrente sanguínea. Para os competidores do Yukon Arctic Ultra, a combinação de ambientes extremos e esforço extremo levou a excepcionais altos níveis dessa miosina.

A irisina não é a única miosina benéfica que seus músculos liberam em sua corrente sanguínea quando você se exercita. Um artigo científico de 2018 identificou 35 proteínas liberadas por seu quadríceps em uma única hora de pedalada. Algumas dessas miosinas ajudam seus músculos a crescerem mais fortes, enquanto outras regulam o açúcar no sangue, reduzem inflamações ou até mesmo matam células cancerígenas. Os cientistas agora acreditam que muitos benefícios dos exercícios na saúde em longo prazo ocorrem em razão das miosinas liberadas durante a contração muscular.

Enquanto muito da pesquisa sobre as miosinas tem focado em como essa química previne doenças, alguns de seus efeitos mais potentes ocorrem na saúde mental. Por exemplo, fator de crescimento endotelial vascular e fator neurotrófico derivado do cérebro (originalmente nomeado dessa maneira porque inicialmente cientistas pensavam ser produzido apenas no cérebro) protegem a saúde das células cerebrais, e até ajudam o cérebro a produzir novos neurônios. Todo tratamento biológico eficaz conhecido para a depressão, incluindo medicação, terapias com eletrochoques, também aumenta os níveis dessas neurotrofinas.

Outra miosina, fator neurotrófico derivado da glia, protege os neurônios da dopamina no mesencéfalo. A destruição dos neurônios da dopamina contribui para uma ampla gama de doenças, incluindo depressão e doença de Parkinson, e é um dos efeitos colaterais mais insidiosos da dependência de drogas. Ao liberar um fator neurotrófico que preserva neurônios de dopamina, o exercício talvez previna, retarde ou até reverta essas condições. Há ainda outras miosinas que diminuem inflamações no cérebro e que também podem prevenir problemas neurológicos e reduzir sintomas de depressão e ansiedade. Algumas miosinas até mesmo metabolizam um agente químico neurotóxico causado por estresse crônico, tornando-o uma substância inofensiva em sua corrente sanguínea antes de chegar ao cérebro. Você não pode ver ou sentir quando essa alquimia ocorre, mas acontece toda vez que se exercita.

Um dos primeiros artigos científicos que trata das miosinas induzidas pelo exercício as rotulou como "moléculas de esperança". Atletas de ultrarresistência falam sobre a metáfora de colocar um pé na frente do outro — como aprender que você *pode* dar mais um passo, mesmo quando parece que não pode continuar, constrói confiança e coragem. A existência das moléculas de esperança revela que isso não é meramente uma metáfora. A esperança pode começar em seus músculos. Cada vez que você dá um único passo, contrai mais de 2 mil músculos liberadores de miosina. Os mesmos músculos que impulsionam seu corpo para a frente também enviam para seu cérebro proteínas que estimulam a neuroquímica da resiliência. É importante destacar que você não precisa correr uma ultramaratona cruzando o Ártico para infundir sua corrente sanguínea com esses componentes químicos. Qualquer movimento que envolva contração muscular — o que quer dizer, todo movimento — libera miosinas benéficas.

Parece que alguns atletas de ultrarresistência são atraídos precisamente pelo esporte porque têm uma capacidade natural de suportar. As circunstâncias extremas desses eventos permite-lhes tanto que desafiem quanto desfrutem essa parte de sua personalidade. No entanto, também é possível que o intenso treinamento físico contribua para a resistência mental que atletas de ultrarresistência demonstram. Atividades de resistência, como caminhadas, montanhismo, *jogging*, corridas, pedaladas e natação, assim como exercícios de alta intensidade, como treinos intervalados, são especialmente propensos a produzir a miosina que dá suporte à saúde mental. Entre aqueles que já são ativos, aumentar a intensidade de treino ou volume — pegar mais peso, mais rápido, mais fundo ou mais distante — pode sacudir os músculos para estimular uma liberação ainda maior de miosina. Em um estudo, correr até a exaustão aumentou os níveis de irisina durante a corrida e fez isso também em um período de recuperação — um efeito que poderia ser visto como uma dose intravenosa de esperança. Muitos dos maiores atletas de ultrarresistência do mundo têm um histórico de depressão, ansiedade, trauma ou vício. Alguns, como o ultracorredor Shawn Bearden, dão crédito ao esporte por salvar-lhes a vida. Isso também é parte do que atrai as pessoas para o mundo da ultrarresistência. Você pode começar com habilidades aparentemente sobre-humanas ou pode desenvolver sua capacidade de resiliência um passo de cada vez.

Meses depois de ter falado com Bearden, uma fotografia de sua conta do Instagram apareceu em meu *feed*. Foi tirada do meio de uma estrada pavimentada que se estende em direção a uma cadeia de montanhas, com campos de grama para todos os lados. O céu está azul, exceto por uma nuvem negra gigante que parece estar pairando diretamente sobre a pessoa que está tirando a foto. Lembrei-me de como Bearden havia descrito sua depressão como uma nuvem negra de tempestade se formando. Abaixo da foto do Instagram, Bearden escreveu: "Toneladas de vento hoje, tornando uma corrida fácil muito mais desafiadora. Tão feliz por ser capaz de fazer isso! Cada dia sobre a Terra é um bom dia." Abaixo, um único comentário animando-o, como um companheiro de corrida na trilha: "Amém para isso! Continue lutando."

• • •

Aos 57 anos, a atleta de aventuras Terri Schneider já alcançou os picos mais altos da África, da América do Sul e da Europa. Correu no deserto do Saara, pedalou nas montanhas do Butão durante o período de monções e caminhou com os Achuar na floresta amazônica do Equador. Os pontos altos da carreira de Schneider poderiam ser facilmente confundidos com um pesadelo surrealista. Enquanto corria nas salinas do deserto de Gobi, na China, ela se viu afundada na lama até as coxas, e seus sapatos foram arrancados de seus pés por algo como se fosse uma criatura subterrânea faminta (ela correu o resto da corrida de meias). Enquanto fazia *mountain bike* em um vulcão de 3 mil quilômetros de altitude na Costa Rica, chocou-se contra as rochas e, enquanto ainda tentava se recuperar, caída no chão, foi atacada por um cachorro de rua. Foi jogada de um pedalinho, caindo em águas infestadas de tubarões e cobras marinhas. Ficou presa em areia movediça enquanto cavalgava. Durante uma caminhada na selva, sanguessugas, atraídas pelo calor de seu corpo, lançaram-se contra ela na escuridão e infiltraram-se em suas luvas, em suas calças e qualquer outra abertura que pudessem encontrar; ela se lembra de ter visto seu próprio sangue escoando pelos ilhós dos seus sapatos e de alguns pontos de sua roupa.

Essas não são as histórias que Schneider conta quando perguntam: "Quais foram as piores coisas que você já experienciou durante um evento?" Essas são as histórias que ela conta quando tenta explicar o que faz valer a pena ser uma atleta de ultrarresistência. Suas aventuras acontecem em alguns dos lugares mais deslumbrantes do mundo, lugares que muitas pessoas não poderão experienciar nunca. "Para ser humano nesses ambientes, é necessário que você sofra fisicamente de muitas formas diferentes", conta Schneider. A justaposição entre a beleza a sua volta e o que ela teve que suportar para chegar lá é profundamente satisfatória. "Posso fazer uma pausa por um momento dentro do meu sofrimento, olhar ao meu redor e seguir, porque estou sofrendo, estou aqui agora, e isso é incrível. Estou aqui agora porque fiz esforço para chegar. Essa é a prova do que é possível para o corpo e a mente humana."

Quando perguntei a ela como acabou se tornando uma atleta profissional de aventura, explicou: "Eu nunca fui abusada. Nunca tive distúrbios alimentares ou nenhum trauma importante de uma pessoa normal, a não ser o de ter o meu coração partido. Minha história é apenas me tornar uma mulher forte." Ela se lembra da primeira vez que sentiu puro prazer em explorar os limites do seu corpo. Tinha 10 anos de idade e participou de uma competição de *cross-country*. Chegou em penúltimo lugar, mas não se importou. "Ao pressionar meu corpo, todo esse mundo novo se abriu para mim. Eu senti alegria. Foi interessante, único e emocionante. Mesmo depois de todos esses anos, sinto gratidão por ainda poder sair, forçar meu corpo e ter esse tipo de sensação." Quando Schneider era mais jovem, sua mãe alertou-a que, se ela corresse muito, seu útero cairia — algo que afirmava ter aprendido na *Reader's Digest*. Durante suas aventuras, sentia-se livre das expectativas de como uma mulher deve pensar ou se comportar. "Fazer algo fisicamente difícil na natureza, como mulher, não é como qualquer outra coisa que você faz na vida", disse. "Não há pontos de referência sociais, não há mensagens culturais, nem recursos visuais que obriguem a pensar em mim de determinada forma. A natureza retira isso." Ela gosta de quem se torna na imprevisibilidade da natureza, longe da pressão das normas sociais. "Sou a mesma Terri de sempre, mas uma Terri decidida, uma Terri forte, uma Terri confiante e grata."

Quando escolhe suas aventuras, busca o que chama de "grandes trechos" — eventos que exijam dela ir além do que já foi antes e além do que tem certeza que pode fazer. Dela não é apenas a curiosidade em saber se conseguirá realizar algo, mas também como a experiência se desdobrará e como ela responderá a um ambiente novo e desafiador. Ela quer testar os limites do que é possível ver e o que isso traz para ela. Essa é uma motivação comum entre atletas de aventuras. Como disse Jethro De Decker após sobreviver ao catastrófico Yukon Arctic Ultra de 2018: "Existe maneira melhor de descobrir quem você é?"

Um dos grandes trechos mais memoráveis da vida de Schneider aconteceu há quase 25 anos, no primeiro Eco-Challenge, uma corrida de equipes de aventura por 10 dias ininterruptos em Utah. As equipes de 5 membros deveriam dar conta de 605 quilômetros a cavalo, a pé, e de *mountain bike*, enquanto também escalavam montanhas rochosas, faziam rapel em cânions e navegavam em rios selvagens com *rafting* e canoagem. Cinquenta times de atletas experientes entraram no desafio, mas somente 21 completaram (Mais tarde, um periódico médico descreveu a corrida em um estudo de caso como "sem precedentes e com significativos" riscos físicos mesmo para os padrões de competições de ultrarresistência). Quando Schneider se inscreveu para esse evento, tinha menos experiência em escalar montanhas do que outras habilidades, e ainda tinha tendência ao pânico quando olhava para baixo. Na prática, subir aquilo exigiu que ela fizesse apenas 10 metros de rapel, e ela se viu congelada de pavor — um sentimento que ela descreve como estando imobilizada por um espírito ruim. Parte do que a atraiu para esse Echo-Challenge foi saber que ela deveria superar esse medo.

A maior subida da corrida foi direto até um penhasco a 360 metros em cordas fixas. A cada 30 metros, ela teria que parar no penhasco e mudar para uma nova corda. Se cometesse um único erro, teria uma queda livre no rio que estava abaixo. Quando sua equipe chegou ao momento da escalada, ela parou na base do penhasco, paralisada. Em seu livro de memórias, *Dirty Inspirations [Inspirações Sujas, em tradução livre]*, ela se lembra de ter considerado suas opções: desistir, escalar o precipício enquanto estava refém do próprio medo, ou aceitar o medo e escalar os 360 metros em um alcance de um braço de cada vez. Schneider escolheu a última opção. Enquanto escalava, o medo subia com ela. Para se acalmar, focou duas sensações: sua mão tocando a rocha, e o som da corda deslizando pelo ascensor preso a ela pelo peitoral. Ela levou quatros horas para chegar ao topo do penhasco. Parada na beirada, olhou para baixo, para saborear a vista magnífica. "O que isso me ensinou não é que você supera o medo ou faz ele ir embora", disse. "O que mudou para mim é que posso ter uma relação com o medo na qual eu dou as cartas. Posso controlar como experiencio o medo. Aprendi que posso analisar meu medo, olhar para ele, criar uma relação com ele, fazer com que isso seja informação, em vez de um empecilho. Posso ser o fator decisivo."

Conheço em primeira mão o terror que Schneider experimentou ao escalar, embora em uma escala muito menor. Anos atrás, tentei escalada em ambiente fechado com meu marido. Concordar com isso, para mim, foi um grande esforço. Só de ficar perto de uma janela em um prédio alto, já sinto vertigem e a sensação de estar caindo. Ao escalar na academia, ao fazer minha subida na formação rochosa artificial, fui amarrada a um peitoral. Minha corda de segurança era controlada por meu marido, que impediria minha queda caso eu escorregasse. E ainda descobri que, apesar desses mecanismos de segurança, não poderia subir mais alto do que uma elevação muito específica. Por volta de seis metros de altura, meu corpo congelou e meu cérebro disse: *Leve-me para baixo, AGORA*. Não importava em qual parede escalava, ou em qual configuração de suporte minhas mãos e pés estavam instalados. Os neurônios de meu córtex motor não podiam ou não ordenariam que meu braço alcançasse o próximo apoio para as mãos; o circuito do medo nas profundezas do meu mesencéfalo o manteve refém.

Na época, presumi que meu teto psicológico de seis metros era indestrutível, algum mecanismo de segurança biológico herdado por ancestrais avessos a riscos. Nunca descobri o que teria acontecido se eu tentasse escalar acima daquela barreira mental. Meses depois de falar com Schneider, me peguei pensando nela no penhasco, escalando 360 metros a um alcance de mão por vez. Seu feito parecia bem distante do que eu poderia me imaginar fazendo. No entanto, a forma como ela descrevia o medo era tão familiar! Falei com meu marido que voltaríamos ao Planet Granite, a academia de escalada onde eu havia atingido meu teto de medo quinze anos antes.

Depois de uma hora de aula de segurança, estava novamente amarrada a um peitoral preso a uma corda pendurada a 4,5 metros do topo da parede. Meu marido segurou a corda, pronto para puxar a folga enquanto eu subia e preparado para me segurar se eu caísse. Próximo a mim, os pais treinavam um garoto — de talvez 10 anos — subindo uma parede, e percebi que estava escalando paralelamente a ele. O desejo de parar apareceu logo, depois de eu ter feito apenas alguns movimentos. Eu não estava nem perto do meu melhor anterior de 6 metros do chão. Mas o garoto que escalava próximo a mim estava claramente se divertindo bastante, e eu me senti de alguma forma motivada pelo seu entusiasmo. Conforme eu subia pela parede, o instinto de parar ficava mais forte. Pensei em Terri Schneider e em como ela deve ter se sentido na marca de 180 metros de sua grande escalada. Disse a mim mesma: *Só faça o próximo movimento, continue subindo.* Ajudou o fato de eu poder sentir fisicamente o apoio de meu marido através da tensão que ele mantinha em minha corda, sua maneira de me deixar saber "Estou com você". Mais de uma vez, senti um puxão encorajador na corda, como se ele tentasse me fazer subir.

Subi toda a parede na minha primeira tentativa, algo que não tinha planejado. Eu esperava falhar, tão forte era minha crença em meu próprio medo. Quando cheguei no topo, toquei o sino que estava pendurado na parede, para que escaladores sinalizem seu sucesso. Assim que minha mão tocou o metal, percebi que nunca tinha imaginado essa parte do passeio. Eu tinha me imaginado chegando, prendendo-me ao peitoral e até saindo do chão, mas nenhuma parte de mim se preocupou em mentalmente visualizar algo que eu não pensei que fosse possível. Uma vez de volta ao chão, percebi o choque do que havia feito. Meu marido disse: "Você conseguiu!" Eu estava chocada demais para responder algo de volta. Depois de minha primeira escalada bem-sucedida, escalei mais duas rotas até o topo da parede, para ter certeza de que aquilo não tinha acontecido ao acaso. Meu medo nunca desapareceu completamente, mas algo mais — um senso de determinação, até diversão —juntou-se à corrida.

Havia quinze anos que eu carregava em minha cabeça a história de que meu cérebro não me deixaria subir mais de seis metros. O que mudou? Pelo que pude perceber, o que mais fez diferença foi ter falado com Schneider. De primeira, eu estava apenas inspirada, pensando *Uau, nunca seria eu.* Mas então, de alguma forma, a história dela abriu alguma possibilidade de que a mesma bravura estava disponível para mim. Enquanto eu escalava, ser capaz de sentir literalmente o suporte de meu marido me manteve seguindo quando o medo ameaçava me paralisar. O garoto de 10 anos escalando próximo a mim, com sua excitação desenfreada, também merece crédito. Sua alegria era contagiante.

Quando me dirigia ao Planet Granite, sabia que queria dar espaço para o medo, para a coragem e para a alegria coexistirem na escalada. Até estar na parede, escalando, não percebi que outras pessoas podem manter a coragem e a alegria para você até que encontre a sua própria. Eu não teria que gerar sozinha cada pitada daquilo de que precisava. Poderia expandir minha ideia do que seria o recipiente de minha experiência — torná-la grande o suficiente para incluir aqueles que foram antes de mim e aqueles que compartilhavam comigo, mesmo que na periferia.

Quando falei com Schneider, ela me disse que, depois de um grande trecho, "você se afasta dessa experiência, olha para trás por cima do ombro, e pensa, *Oh, uau, olhe o que eu fiz.* Saber que fez isso é algo que nunca te deixará. Não importa o que virá mais tarde na vida, aquela coisa sempre estará com você, algo que você fez". Depois da minha escalada, senti essa autoconfiança. Eu devo ter dito "Eu consegui" pelo menos meia dúzia de vezes na academia ou no carro voltando para casa. Porém, mais tarde, enquanto refletia sobre a experiência, o que senti ainda mais foi apreciação. Talvez um dos presentes de um grande trecho seja que você pode escolher a lição que tira dele. Você tem que polir as memórias que permanecem com você. Schneider me disse como era emocionante para ela fazer aventuras sozinha, desaparecer na natureza selvagem e sobreviver por conta própria. Para mim, a lição que eu mais queria carregar adiante, a lembrança que já havia começado a olhar para trás com admiração, foi a oposta. Tanto que, ao encarar a parede que eu estava com medo de escalar, descobri o apoio de que precisava. Depois de um grande trecho, tornou-se mais fácil imaginar algo em que eu nunca havia realmente me deixado acreditar. Não somente que poderia tocar um sino a quinze metros do chão, mas algo ainda mais reconfortante. E quando eu me encontrasse em uma situação a qual eu não conseguiria ultrapassar sozinha, uma reunião de família, amigos e até estranhos poderiam se reunir ao meu redor.

• • •

Um dos momentos mais celebrados da história das Olimpíadas foi nos jogos de 1992, em Barcelona, quando o corredor e recordista mundial britânico Derek Redmond terminou as semifinais de 400 metros em último lugar. Uma lesão o impediu de competir os jogos de Seul em 1988, e Barcelona foi amplamente considerada sua oportunidade de conseguir uma medalha. Se você assistir a um vídeo do evento, aqui está ao que vai assistir: Redmond começa forte, mas em 15 segundos de corrida, ele agarra sua perna direita e diminui para um salto. Dois segundos depois, ele desaba na pista. Seu primeiro pensamento, explicou depois, é que tivesse sido baleado na parte traseira de sua coxa. Na realidade, a dor violenta era o músculo do tendão se separando do osso.

No momento que Redmond é capaz de se levantar, todos os outros competidores cruzaram a linha de chegada. A corrida termina. Mesmo assim, Redmond recusa-se a desistir. Ele começa a pular de forma desajeitada em uma perna, fazendo careta enquanto se afasta das câmeras de TV e dos médicos que o examinaram no local em que desabou. Enquanto isso, um homem de meia-idade usando um boné de beisebol levanta de seu assento no estádio e corre pela pista. Os oficiais tentam pará-lo, mas ele os empurra. O homem alcança Redmond e coloca a mão em seu ombro. Redmond tenta se livrar pensando tratar-se de outro oficial da corrida tentando impedi-lo. Então ele escuta: "Derek, sou eu." Redmond vira para olhar e vê que é seu pai.

O pai de Redmond segura sua mão e coloca um braço em volta de sua cintura. Ele caminha ao lado do filho, até que Redmond começa a chorar e diminui o ritmo para caminhar. Enquanto dão passos hesitantes, ele coloca o rosto no peito de seu pai. "Você pode parar agora", seu pai diz a ele. "Você não tem que provar nada." Redmond insiste: "Leve-me de volta à faixa cinco, quero terminar." Os dois continuam a caminhar. Um oficial olímpico de camiseta branca tenta impedi-los, mas o pai de Redmond o afasta e grita: "Eu sou o pai dele, deixe-o." O cinegrafista os cerca. Quando Redmond esconde seu rosto com vergonha, seu pai agarra seu pulso e abaixa suas mãos. A multidão começa a aplaudir. E Redmond e seu pai terminam os últimos 100 metros juntos.

Após o evento, um competidor canadense enviou a Redmond um bilhete definindo o final de sua corrida como "o mais puro exemplo de coragem e determinação que já vi". O desejo de Redmond em continuar e sua habilidade de perseverar através da dor são de fato extraordinários. Ainda acho que não foi sua persistência o que mais tenha comovido as pessoas. Foi seu pai, que não pertencia à pista, que não era atleta, mas cujo corpo entrou em ação para ajudar seu filho. É também a visão de alguém tão forte, um herói nacional, aceitar aquele apoio. Esse momento olímpico nos toca — as pessoas choram ao assistir ao vídeo — não só porque Redmond persiste, mas porque demonstra o quanto dependemos uns dos outros para seguir em frente.

Quando você escuta histórias de atletas de ultrarresistência, uma das primeiras coisas que percebe é que ninguém faz nada sozinho. Embora a motivação inicial de um atleta seja normalmente competitiva — um desejo de provar a si próprio ou de realizar algo que pessoas "comuns" não conseguem —, eles experienciam uma realidade mais complexa durantes os eventos. Sobreviver a uma corrida de ultrarresistência destaca não só sua força individual como também sua dependência de outros. Muitos atletas se animam sabendo que há outros lutando pelo mesmo evento. Um corredor me contou que, quando se encontra sozinho no trajeto, com mais ninguém à vista, gosta de pensar nos outros participantes que também estão em algum lugar lá fora, enfrentando seus próprios demônios. Como explica outro ultracorredor: "As coisas parecem mais fáceis quando compartilhadas com mais pessoas." Muitos atletas têm equipes de apoio — amigos, família, treinador — que os ajudam a se preparar e a passar por grandes eventos. Equipes de voluntários auxiliam em estações ao longo do percurso, ajudando os participantes da corrida a se reabastecerem, furar bolhas d'água ou incentivar a vontade de continuar. Os atletas também se ajudam, compartilham suprimentos pessoais, sacrificam seu melhor tempo para ter certeza de que um companheiro de corrida poderá continuar. Quando a engenheira de software Joy Ebertz foi acometida por problemas intestinais no meio de uma corrida de 80 quilômetros, ela se encontrou desidratada e a 8 quilômetros de distância da próxima estação de apoio. Outro corredor que passava por ela parou para dar assistência. "Ele me deu sua água e caminhou comigo até a estação de apoio mais próxima, arruinando completamente o tempo que ele teria conseguido na corrida." Durante a primeira trilha noturna de 100 quilômetros de um ultracorredor, ele ficou preso e sozinho no escuro quando a bateria de sua lanterna frontal acabou. O próximo corredor que passou correu com ele, iluminando o caminho para ambos até as primeiras luzes do dia. Como outro corredor explica: "Se você tem meias no seu bolso e alguém precisa de meias, você só perdeu um par de meias... e está tudo bem, no final tudo dá certo. Isso realmente quer dizer que você é parte da comunidade, é parte da família."

Quando a pesquisadora Jenna Quicke pediu para que ultracorredores escolhessem a foto de algo que lhes representasse a ultracorrida, eles não enviaram fotos de tênis ou pés ensanguentados. Nem enviaram fotos de medalhas de corridas ou cenas de paisagens ao ar livre nas quais correram. Muitos escolheram fotos deles próprios com outros corredores. "A comunidade era o que estava visível nessas imagens", escreve Quicke. Parte do que une esses atletas é a dor que eles suportam. Compartilhar uma experiência fisicamente dolorosa — mesmo algo tão simples como manter sua mão em água congelada, comer uma pimenta *chili* picante ou fazer agachamentos até a exaustão — aumenta a confiança e o entrosamento entre desconhecidos. Os laços que se formam são muito fortes quando a dor é parte de um evento que tem um significado pessoal e é celebrado por outros. Os antropólogos Harvey Whitehouse e Jonathan A. Lanman escrevem que rituais coletivos que incluem dor nos unem aos outros ao "sequestrar nossa psicologia parental" e "nos fundem com outros companheiros do ritual". Em outras palavras, quando você passa por uma intensa e difícil experiência com outros, vocês se tornam família. É como um participante do famoso ritual de caminhada do fogo de San Pedro Marinque contou ao pesquisador: "Quando você chega lá, todo mundo é seu irmão." Outro disse: "No dia seguinte, você encontra outro caminhante do fogo na rua, e sabe que passaram por aquilo juntos, vocês estão unidos, você tem uma relação diferente com essa pessoa."

Em eventos de ultrarresistência, o senso de parentesco também deriva da intimidade física de cuidar dos outros e ser cuidado. Enquanto lia relatos e assistia a filmagens de equipes de apoio, voluntários e companheiros de competição com pés ensanguentados e com bolhas, oferecendo um ombro para apoiar ou chorar, ajudando atletas a se manter hidratados depois de vomitarem e terem diarreia, me lembrei de algo que Niki Flemmer, enfermeira que trabalha com pacientes de câncer, uma vez me disse: "Confrontado pela enfermidade, grande parte da besteira é eliminada", disse ela. "Quando estamos vulneráveis, nossa capacidade de conexão, embora mais difícil de se apoiar, é mais aprofundada." Sem dúvidas, é essa a parte que mantém atletas de resistência unidos, enquanto as realidades do corpo humano dissipam quaisquer ilusões de invencibilidade. De acordo com uma pesquisa entre enfermeiras de lares para idosos, umas das preocupações mais comuns no fim da vida é não querer ser um fardo para os outros. Observando os rituais de cuidados que acontecem nos eventos de ultrarresistência — a aceita e até bem-vinda intimidade física das tarefas —, pensei profundamente em como esses eventos simulam as práticas de interdependência humana.

TER CONSCIÊNCIA DE NOSSA interdependência é um tesouro comum de se ultrapassar os limites do que um ser humano pode suportar. Os monges maratonistas do Monte Hiei, no Japão, são frequentemente descritos como atletas espirituais. Eles se levantam à meia-noite para percorrer 30 quilômetros na floresta da montanha.

Os monges correm em todas as estações e em todo tipo de clima, incluindo a neve, com nada além de sandálias finas de palha para proteger seus pés. Sob chuva pesada, eles trazem sandálias extras para quando seus primeiros pares se desintegrarem. Eles descansam apenas uma vez durante o percurso de 30 quilômetros, sentando-se para recitar uma oração de 2 minutos. Suas corridas diárias são consideradas uma prática espiritual muito parecida com o estudo de textos antigos ou sentar em silêncio meditativo. A tradição data do período entre 1310 e 1571, e, desde 1885, 46 cumpriram os votos de completar mil corridas em 7 anos. Conforme progridem através de seus votos, as corridas noturnas dos monges ficam maiores. No fim de seu último ano, eles correm 84 quilômetros, o equivalente a duas maratonas, sem descansar.

Endo Mitsunaga é um dos poucos monges maratonistas do Monte Hiei ainda vivos que completou totalmente o compromisso de 7 anos. Em 2010, ele falou ao National Public Radio sobre uma das maiores lições espirituais adquiridas em sua jornada. Falou sobre um jejum de 9 dias sem dormir que acontece depois que um monge completa 700 corridas. A cerimônia deixou Mitsunaga tão fraco, que ele sobreviveu somente sendo cuidado pelos companheiros monges. A percepção mais duradoura e significativa de seu cultivo épico de resistência física e mental durante 7 anos foi esta: "Todo mundo pensa que está vivendo por conta própria, sem ajuda dos outros. Isso não é possível."

A vontade de confiar nos outros — para um suporte físico e moral — pode ser uma lição valiosa que vai além do percurso da corrida. Durante o primeiro evento de 160 quilômetros de Shawn Bearden, uma distância que leva, em média, 28 horas para ser percorrida, seu treinador o acompanhou durante a parte noturna da corrida."Eu tinha essa ideia de que deveria fazer tudo sozinho, mas, sob essas condições, precisava de apoio", diz. Durante a segunda metade da corrida, teria

188 A ALEGRIA DO MOVIMENTO

sido fácil para Bearden cair no erro de não se cuidar. Seu treinador verificava como estava, perguntando: "Você está bebendo água? Está comendo?" Aceitar esses estímulos para o autocuidado pode ser um ato revolucionário para alguém que normalmente sofre em silêncio. É uma forma de praticar o não afastamento dos outros quando eles perguntam "Está tudo bem?" ou "O que posso fazer?"

Bearden reconhece que sua abordagem de vida tipo "Vá sozinho, faça você mesmo" tem sido um dos gatilhos para sua depressão. Ele descreve o padrão de pensamento como "a sensação de estar sozinho, de ser responsável em viver até 100% do meu potencial em todos os aspectos, sendo o melhor que posso ser, e tenho que fazer tudo sozinho". Ter seu treinador correndo ao seu lado — e não sentir como se isso fosse uma muleta — era uma revelação. "Comecei a entender que ainda fazia por conta própria, mas tinha um amigo lá com quem estava compartilhando, e isso não significava que eu era incapaz", disse. "Antes, se a ajuda fosse necessária, significaria que eu era fraco."

Em uma recente postagem no *blog*, Bearden compartilhou em sua comunidade de ultracorridas que, na maior parte de sua vida, era incapaz de imaginar uma versão dele mesmo no futuro que tivesse mais de 45 anos. Ele sempre acreditou que tiraria a própria vida antes de chegar a essa idade. Na postagem, reflete sobre como a corrida se tornou tanto uma forma de terapia como uma fonte de alegria. Ele expressa gratidão à sua esposa por apoiá-lo nos momentos mais sombrios e descreve que aceitar sua ajuda foi uma das coisas mais difíceis e importantes que ele já teve que fazer. Ele encoraja a todos que estão pensando em suicídio ou lutando contra a depressão a ter noção de que não estão sozinhos e que não tenham medo de pedir ajuda. A ocasião da postagem no *blog* era seu aniversario de 46 anos. Ele escreveu: "Agora não há idade que eu não possa ver além."

PENSAMENTOS FINAIS

Enquanto escrevia este livro, usei um quadro de cortiça que vai do chão ao teto do meu escritório em casa. Inicialmente o quadro estava preenchido de modo esparso, com notas rabiscadas em fichas, os nomes das fontes que planejava contactar e artigos científicos que precisava acompanhar. Enquanto o livro progredia, muitas das pessoas com quem falei me enviaram fotografias relacionadas às suas histórias. Eu as imprimi e as preguei no quadro, junto com fotos e capturas de tela de vídeos que haviam postado em mídias sociais.

Uma de minhas fotos favoritas no quadro de cortiça foi compartilhada comigo por Kimberly Sogge, membro da tripulação master feminina formada por oito mulheres do Clube de Remo de Ottawa. Foi tirada em outubro de 2017, quando a tripulação competiu na 53º Regata Head of the Charles, o maior evento de remo do mundo, que dura 2 dias. Em um final de semana, mais de 300 mil espectadores se juntaram nos bancos e pontes do rio Charles, que divide Boston de Cambridge, para assistir atletas de todo o mundo impulsionar barcos a remo rio acima. A tripulação de Ottawa ganhou no bingo um lugar na corrida Women's Senior Masters, em que a idade média das mulheres nos remos deve ser de pelo menos 50 anos. Participar da regata era um sonho realizado para as mulheres. Depois que a equipe chegou em Cambridge, a timoneira da tripulação, que conduz o barco e treina as remadoras, deu a cada mulher um presente. Sua filha de 8 anos cortou corações em papel-cartão para a tripulação levar para a regata. A jovem menina estava encantada pelo filme da Disney *Moana* e queria que as mulheres fossem capazes de carregar o coração de Te Fiti com elas na água.

A corrida da The Women's Senior Masters começou logo após as 10 horas da manhã no sábado. A tripulação de Ottawa colocou os corações de papel-cartão — que combinavam com suas regatas vermelhas — dentro de seus sutiãs esportivos, junto de suas identificações. O clima estava como o de um verão fora de época, o sol brilhava enquanto a tripulação carregava um barco de 18 metros sobre suas cabeças para a doca, depois para a água, onde centenas de barcos navegavam vagarosamente em direção ao ponto de entrada. As mulheres tomaram seus lugares encarando a timoneira. Cada uma manuseava um único remo que ostentava a lâmina do Clube de Remo de Ottawa. Enquanto elas remavam para o ponto de partida, a timoneira disse: "Senhoras, estamos aqui", lembrando-as para aproveitar o momento. Quando o oficial chamou "Clube de Remo de Ottawa, Arco 30, é a sua vez!", a timoneira gritou: "É isso aí! Vamos lá!"

Os remadores usam seu sentido de audição mais do que sua visão, então o que Sogge se lembra mais sobre as regatas são os sons. As expirações forçadas das mulheres, sincronizadas a cada remada. As cavilhas de remo clicando juntas. A água correndo debaixo do barco. A câmara de eco criada a cada vez que o barco passava debaixo de uma ponte. E uma voz distinta de um amigo da Cidade do México que estava em uma das pontes e gritou "Vai, Ottawa!" quando a tripulação passou. Enquanto o barco a remo fazia seu caminho rio acima, a tripulação contava com a confiança e o trabalho em equipe que construíram em seu treinamento, em todas as sessões práticas de manhã cedo, depois do trabalho e aos finais de semana no rio Ottawa. Enquanto se aproximavam dos últimos 100 metros da corrida de 4 quilômetros, a timoneira gritou: "Me deem agora, me deem seus corações! Eu quero o coração de Te Fiti e quero agora!"

"Nós remamos com todo o nosso coração", disse Sogge. "Aquele era um momento de dor, trabalho duro, maestria e unidade que nenhuma de nós esquecerá." A tripulação cruzou a linha de chegada aos 20 minutos e 37 segundos, chegando em 31º lugar entre 38 equipes. Estavam animadas com o resultado; tinham alcançado seu objetivo de trabalhar juntas para completar uma corrida de excelência técnica. Enquanto a tripulação remava de volta à doca, elas pausaram e deixaram o barco deslizar por um momento. A timoneira lembrou às remadoras do presente de sua filha. "Agora vocês têm que dar seus corações para o rio", comandou ela. Exaustas e felizes, as mulheres pegaram os corações de papel, agora manchados de suor. Na contagem de três, elas jogaram os corações na água. Essa é a fotografia que Sogge compartilhou comigo. Captura o momento exato em que as mulheres esticaram suas mãos para o céu. O gesto — a mão direita de cada uma delas levantada, corações de papel apertados entre os polegares e as pontas dos dedos — é tão sincronizado quanto uma remada. Sogge se lembra de sentir alegria e desapego enquanto os corações de papel flutuavam distantes, pensando: *Até mesmo essa coisa linda já são águas passadas.*

Um dia, enquanto eu olhava pela centésima vez o quadro de cortiça no meu escritório em casa, pensei em como era interessante essas imagens existirem. Nós não documentamos coisas que não são importantes. Essas fotos foram registradas porque as pessoas queriam gravar um momento que queriam recordar. Significa que as pessoas gravam e compartilham vídeos de realizações físicas, e que elas passam os braços suados ao redor umas das outras para uma foto em grupo depois de um treino. E significa que as pessoas amam as recordações nessas fotos — que exibem números de corrida ao lado de fotos de família ou mantêm camisetas de vinte anos atrás. Todas as imagens no quadro de cortiça eram evidências de como a atividade física pode unir as pessoas e realçar o melhor em nós. São lembretes de como até mesmo ações simples — levantar um peso, escalar uma parede, juntar as mãos em um círculo — podem assumir significado de modos surpreendentes. Esses momentos são capturados em fotos, preservados por meio de objetos e repetidos como histórias. Memórias cristalizam ao redor de tais momentos de alegria, conexão ou triunfo. E, ao longo do tempo, identidades são esquecidas e comunidades são formadas.

Em uma dissertação de 2017, o norueguês especialista em ética Sigmund Loland propôs a questão: se isso se tornar possível, devemos substituir o exercício por uma pílula? Os cientistas já tentam fabricar remédios que imitem os benefícios do exercício à saúde. E se eles tiverem sucesso? "Considerar que o exercício precisa de tempo, energia e normalmente recursos financeiros em adição a implicar um risco de lesão, a única razão para não substituí-lo por uma pílula deve estar relacionada a valores na própria atividade do exercício em si", Loland escreveu. "Os exercícios têm tais valores, e se têm, quais são eles?"

Baseada no que aprendemos com a ciência e as histórias que preenchem este livro, bem como em minha própria experiência direta, eu diria que a resposta é um ressoante sim. O movimento nos oferece prazer, identidade, pertencimento e esperança. Coloca-nos em lugares que são bons para nós, quer seja em contato com a natureza, em um ambiente que nos desafia ou com uma comunidade solidária. Permite-nos redefinir a nós mesmos e reimaginar o que é possível. Torna a conexão social mais fácil e a autotranscendência possível. Cada um desses benefícios pode ser realizado através de outros meios. Existem múltiplos caminhos para a autodescoberta e muitos caminhos para construir uma comunidade. A felicidade pode ser encontrada em diversas funções e passatempos; pode-se ter alívio por meio da poesia, da oração ou da arte. O exercício não precisa substituir nenhuma dessa outras fontes de significado e alegria. Ainda, a atividade física destaca sua habilidade em satisfazer tantas necessidades humanas, e vale a pena considerá-la como um esforço fundamentalmente valioso. É como se o que é bom em nós fosse ativado mais facilmente ou acessado por meio do movimento. Como a remadora Kimberly Sogge colocou quando ela me descreveu por que a Regata Head of the Charles era o auge de experiência: "O espírito mais elevado de humanidade consegue se revelar." O especialista em ética Sigmund Loland chegou a uma conclusão similar ao declarar que uma pílula do exercício seria um substituto pobre para a atividade física. Como ele escreveu: "Rejeitar o exercício significa rejeitar experiências significantes de ser humano."

A atividade física nos ajuda a explorar instintos que têm permitido aos humanos sobreviver por milênios: as habilidades de persistir, cooperar e formar comunidades de apoio mútuo; investir no futuro, superar obstáculos e suportar as dificuldades; defender e proteger os vulneráveis; nos sentirmos conectados a outras pessoas e ao mundo em que vivemos; devolver, alcançar e levantar uns aos outros. E o mecanismo pelo qual o movimento parece realizar tudo isso é a *alegria*. A alegria é o que amarra a neuroquímica do barato da corrida, a euforia de se mover em sincronia e a sensação de unidade com a natureza. É o que nos atrai para o ritual e a música, e o que faz alcançarmos um recorde pessoal, cooperar com os outros e testemunhar o triunfo de outro alguém com tanta satisfação. Quando o movimento realça o melhor em nós, ele o faz nos deixando felizes. Não somente por meio de sentimentos efêmeros de prazer ou orgulho, mas também no sentido mais profundo da palavra. A felicidade que vem de ter um senso de propósito e de pertencimento. A felicidade de se sentir conectado a algo maior que si mesmo. A felicidade que é mais bem descrita como esperança.

Não é difícil experimentar os benefícios psicológicos e sociais do movimento. Como o filósofo Doug Anderson escreve: "As possibilidades — as características transformadoras do movimento — estão lá para cada um de nós se acordarmos para elas, se prestarmos atenção às nossas próprias experiências." Não há fórmula de treinamento que se tenha que seguir. Não há nenhum caminho ou prescrição exceto seguir sua própria alegria. Se você procura por uma orientação, é esta: mova-se. Qualquer tipo de movimento, qualquer quantidade e de qualquer maneira que o faça feliz. Mova quaisquer partes de seu corpo que ainda se movem com gratidão. Mova-se sozinho e em comunidade. Mova-se em sua casa. Mova-se ao ar livre. Mova-se com música ou em silêncio. Estabeleça objetivos que sejam pessoalmente significativos. Dê pequenos passos, então conquiste um trecho grande. Procure novas experiências e explore novas identidades. Preste atenção em como as atividades fazem você se sentir e como elas o transformam. Ouça seu corpo. Dê permissão a si mesmo para fazer o que te faz sentir bem. Deleite-se em metáfora e em significado. Procure por lugares, pessoas e comunidades que o inspirem e o façam se sentir bem-vindo. Continue seguindo a linha da alegria enquanto puder.

Enquanto eu terminava as revisões deste livro, adicionei outra fotografia ao meu quadro de cortiça. Foi tirada depois de uma aula de dança que lecionei em uma academia local no Halloween. Apesar do fato de a aula ter ocorrido às 8 horas da manhã, metade dos participantes chegou fantasiada: uma aranha em sua teia, um gato preto, um mago, um abelhão, um esqueleto e duas Mulheres-Maravilha. Eu havia levado caquis e maças crocantes em uma cesta de gostosuras ou travessuras para todos aproveitarem depois da aula. Um dos outros dançarinos trouxe chocolates. As músicas eram, em sua maioria, as da lista padrão, mas incluí algumas surpresas de Halloween. Nós uivamos como lobos, cambaleamos como zumbis e rimos da nossa própria loucura.

Entre os participantes da aula naquele dia, um estava fazendo tratamento de quimioterapia, e outra estava de luto pela perda recente de seu marido. Outra mulher se recuperava de uma lesão traumática no cérebro e da morte de seu pai. E ainda assim, cada um encontrou uma razão para aparecer e dançar — ou talvez essas eram as razões. Depois de nosso alongamento de resfriamento, conforme a próxima turma clamava para entrar no estúdio, nós a mantivemos fora, para tirar uma foto em grupo. Algumas semanas depois, uma das mulheres naquela foto me enviou uma nota explicando o que a aula tinha significado para ela no último ano. "Algumas vezes me é dada a oportunidade de me sentir forte e empoderada, algumas vezes de trabalhar através de emoções difíceis e algumas vezes de me sentir alegre e otimista. Eu havia experimentado esses benefícios antes, mas este ano foi novo e me senti realmente vista e apoiada pelos meus maravilhosos colegas de classe. Alguns deles experimentavam seus próprios desafios, mas, ao dançarmos juntos em comunidade, penso que atraímos força uns dos outros, e eu me lembrei de que não estava sozinha."

Imprimi seu e-mail e pendurei no quadro de cortiça, ao lado da foto da turma de Halloween, em que eles juntaram todos os outros momentos capturados pelas pessoas que haviam falado comigo para este livro. Havia Cathy Merrifield pulando na água na Tough Mudder. Um grupo de corredores da GoodGym posando ao lado de fora de um banco de alimentos onde eles haviam acabado de separar doações. A treinadora de CrossFit Reverenda Katie Norris carregando seu marido nas costas pela praia. A camiseta com o "We Are Family" que Costas Karageorghis fez para sua equipe de atletismo da Universidade de Brunel. Jody Bender correndo sua primeira corrida de 5 quilômetros na esteira da fisioterapia. Voluntários da Green Gym de Camden celebrando o aniversário de 10 anos de cuidados em espaços ecológicos em sua comunidade. A foto instantânea do Instagram do ultracorredor Shawn Beardenda na estrada livre. Joanna Bonilla boxeando com Devon Palermo na DPI Adaptive Fitness, conquistando seu lugar na Parede da Grandeza. Os dançarinos da Dance for PD na sala de ensaio da Juilliard, seus braços estendidos no ar em um gesto de alegria. A estante de medalhas das corridas de meias-maratonas na sala de Nora Haefele. Amara MacPhee posando com sua "família fit" da 305 Fitness em sua primeira aula depois de ter feito a cirurgia de peito aberto. Minha irmã e seu marido correndo uma corrida lado a lado, empurrando suas filhas gêmeas em um carrinho de bebê. Minha aula das 8 horas da manhã, tendo a oportunidade de celebrar a vida com amigos.

Parei em frente ao quadro, olhando para todas essas imagens de persistência, bravura e comunidade, e meu coração inchou. *É assim que a esperança se parece.*

NOTA DA AUTORA SOBRE AS FONTES

Este livro abrange as histórias pessoais de muitos indivíduos. Quando esses indivíduos são identificados por seus nomes completos, é porque recebi permissão para compartilhar suas histórias e incluir seus nomes desse modo, ou porque suas histórias foram previamente publicadas ou compartilhadas publicamente. Quando uma pessoa é identificada somente pelo primeiro nome, é porque o indivíduo desejava compartilhar a história mas não queria ser identificado (nesse caso, eu dei um pseudônimo ou usei seu primeiro nome verdadeiro com permissão), ou porque eu não consegui localizar aquela pessoa para obter a permissão para compartilhar sua história (por exemplo, se a história vem de um estudo de caso em um jornal científico, e o indivíduo teve o pseudônimo dado pelos pesquisadores). Todas as citações de fontes nomeadas foram obtidas durante entrevistas pessoais (pessoalmente, por telefone, Skype, e-mail ou mídia social), salvo indicação em contrário nas referências de pesquisas no final do livro. As referências científicas listadas são fontes representativas de apoio às afirmações feitas na obra, mas não são completas. Tentei incluir citações que direcionarão o leitor tanto a importantes revisões de pesquisa como a quaisquer estudos específicos mencionados no texto. Neste livro, descrevo pesquisas conduzidas em animais não humanos. Acredito que existem sérias considerações éticas quando se trata tanto da condução quanto do benefício de tais estudos. Escolhi discutir estudos animas quando eles representam uma parte substancial da base científica para a ideia que explico. Esses estudos seguiram o consenso da comunidade científica para o tratamento ético de sujeitos não humanos no período em que foram conduzidos.

NOTAS

Introdução

5   Como o **neurocientista Daniel Wolpert escreve: WOLPERT,** Daniel M.; Ghahramani, Zoubin; FLANAGAN, J. Randall. Perspectives and Problems in Motor Learning. *Trends in Cognitive Sciences, v.* 5, nº 11, 487-494, 2011.

6   Como observado pelo **filósofo Doug Anderson:** Anderson, Doug. Recovering Humanity: Movement, Sport, and Nature. *Journal of the Philosophy of Sport, v.* 28, nº 2, p. 140-150, 2001.

Capítulo 1: O Barato da Persistência

9   **Em 1855, o filósofo escocês Alexander Bain: BAIN,** Alexander. *The Senses and the Intellect.* London: John W. Parker & Son, 1855.

9   **Em sua autobiografia** *Footnotes [Notas de Rodapé, em tradução livre]***, o historiador cultural Vybarr Cregan-Reid:** Cregan-Reid, Vybarr. *Footnotes: How Running Makes Us Human.* New York: Thomas Dunne Books/St. Martin's Press, 2017. Citação sobre o barato da corrida na página 100.

9   **O corredor de trilhas e triatleta Scott Dunlap resume:** Dunlap, Scott. Understanding the Runner's High, 8 jan. 2005. Disponível em: <http://www.atrailrunnersblog.com/2005/01/understanding-runners-high.html>.

9-10 **Em** *The Runner's High [O Barato da Corrida, em tradução livre]***, Dan Sturn descreve:** Sturn, Dan. How Humans Fly. *In:* Battista, Garth (ed.). *The Runner's High: Illumination and Ecstasy in Motion.* Halcottsville, NY: Breakaway Books, 2014. A citação aparece na página 178.

10 **Em um fórum do Reddit dedicado a explicar:** <https://www.reddit.com/r/running/comments/1nbmjc/what_does_the_runners_high_actually_feel_like/>.

10 **A ultramaratonista Stephanie Case descreve seu brilho em meio a um percurso: CASE,** Stephanie. Riding the Runner's Highs and Braving the Lows, 10 mar. 2011. Disponível em: <https://ultrarunnergirl.com/2011/03/10/highs_and_lows/>.

10 **Como o biólogo Dennis Bramble e o paleontólogo Daniel Lieberman escreveram: BRAMBLE,** Dennis M.; Lieberman, Daniel E. Endurance Running and the Evolution of *Homo. Nature, v.* 432, nº 7015, p. 345-352, 2004.

11 **"Nada o faz se sentir menos adaptado como homem", lembra Pontzer:** Embora Herman Pontzer tenha compartilhado essa história comigo em uma conversa, a frase que usei é do podcast Story Collider, no qual eu o ouvi contar a história pela primeira vez. Você pode ouvi-la aqui: <https://www.storycollider.org/stories/2016/10/22/herman-pontzer-burning-calories>.

12 **Como parte do projeto de pesquisa de Pontzer:** Raichlen, David A. *et al.* Physical Activity Patterns and Biomarkers of Cardiovascular Disease Risk in Hunter-Gatherers. *American Journal of Human Biology, v.* 29, nº 2, 2017: doi: 10.1002/ajhb.22919.

12 **Compare isso com os Estados Unidos:** Tucker, Jared M.; WELK, Gregory J.; Beyler, Nicholas K. Physical Activity in US Adults: Compliance with the Physical Activity Guidelines for Americans. *American Journal of Preventive Medicine, v.* 40, nº 4, p. 454-461, 2011; VARMA, Vijay R. *et al.* Re-evaluating the Effect of Age on Physical Activity over the Lifespan. *Preventive Medicine, v.* 101, p. 102-108, 2017.

13 **Os Hadza não demonstram os sinais de doenças cardiovasculares:** Raichlen *et al.* Physical Activity Patterns and Biomarkers of Cardiovascular Disease Risk in Hunter-Gatherers.

13 **A atividade física... está correlacionada com um senso de propósito:** Hooker, Stephanie A.; MASTERS, Kevin S. Purpose in Life Is Associated with Physical Activity Measured by Accelerometer. *Journal of Health Psychology, v.* 21, nº 6, p. 962-971, 2016.

13 **As pessoas são mais felizes quando estão fisicamente ativas:** Lathia, Neal *et al.* Happier People Live More Active Lives: Using Smartphones to Link Happiness and Physical Activity. *PLOS ONE, v.* 12, nº 1, 2017: e0160589.

13 **Nos dias em que as pessoas estão mais ativas: MAHLER,** Jaclyn P. *et al.* Daily Satisfaction with Life Is Regulated by Both Physical Activity and Sedentary Behavior. *Journal of Sport and Exercise Psychology, v.* 36, n° 2, p. 166-178, 2014.

13 **Pessoas que se exercitavam regularmente, que substituíram:** Endrighi, Romano; Steptoe, Andrew; HAMER, Mark. The Effect of Experimentally Induced Sedentariness on Mood and Psychobiological Responses to Mental Stress. *The British Journal of Psychiatry: The Journal of Mental Science, v.* 208, n° 3, p. 245-251, 2016.

13 **Dos adultos que reduziram aleatoriamente sua contagem de passos:** Edwards, Meghan K.; LOPRINZI, Paul D. Experimentally Increasing Sedentary Behavior Results in Increased Anxiety in an Active Young Adult Population. *Journal of Affective Disorders, v.* 204, p. 166-173, 2016; Edwards, Meghan K.; LOPRINZI, Paul D. Effects of a Sedentary Behavior–Inducing Randomized Controlled Intervention on Depression and Mood Profile in Active Young Adults. *Mayo Clinic Proceedings, v.* 91, n° 8, p. 984-998, 2016; Edwards, Meghan K.; LOPRINZI, Paul D. Experimentally Increasing Sedentary Behavior Results in Decreased Life Satisfaction. *Health Promotion Perspectives, v.* 7, n°. 2, p. 88-94, 2017.

13 **O norte-americano típico dá 4.774 passos por dia:** Althoff, Tim *et al.* Large-Scale Physical Activity Data Reveal Worldwide Activity Inequality. *Nature, v.* 547, n° 7663, p. 336-339, 2017.

14 Para artigos sobre adaptações anatômicas e fisiológicas que suportam correr e caminhar, veja: Bramble e Lieberman. Endurance Running and the Evolution of *Homo* . Pontzer, Herman. "Economy and Endurance in Human Evolution". *Current Biology, v.* 27, n° 12, p. 613-621, 2017. Schulkin, Jay. Evolutionary Basis of Human Running and Its Impact on Neural Function. *Frontiers in Systems Neuroscience, v.* 10, p. 59, 2016.

15 **Como Herman Pontzer disse:** Pontzer, Herman. The Exercise Paradox. *Scientific American*, fevereiro de 2017. A citação aparece na página 27.

16 **Exercícios de alta intensidade causam um pico de endorfina:** Saanijoki, Tiina *et al.* Opioid Release After High-Intensity Interval Training in Healthy Human Subjects. *Neuropsychopharmacology, v.* 43, n° 2, p. 246-254, 2018; Boecker, Henning *et al.* The Runner's High: Opioidergic Mechanisms in the Human Brain. *Cerebral Cortex, v.* 18, n° 11, p. 2523-2531, 2008.

16 **Descrições de euforias induzidas pelo exercício:** Whitehead, Patrick M. The Runner's High Revisited: A Phenomenological Analysis. *Journal of Phenomenological Psychology, v.* 47, nº 2, p. 183-198, 2016.

16 **Raichlen colocou corredores habituais em treinos de esteira:** RAICHLEN, David A. *et al.* Exercise-Induced Endocannabinoid Signaling Is Modulated by Intensity. *European Journal of Applied Physiology, v.* 113, nº 4, p. 869-875, 2013.

16 **Raichlen decidiu colocar cães de estimação em sua esteira:** RAICHLEN, David A. *et al.* Wired to Run: Exercise-Induced Endocannabinoid Signaling in Humans and Cursorial Mammals with Implications for the 'Runner's High'. *Journal of Experimental Biology, v.* 215, nº 8, p. 1331-1336, 2012.

17 **Cientistas documentaram um aumento similar nos endocanabinoides:** Brellenthin, Angelique G. *et al.* Endocannabinoid and Mood Responses to Exercise in Adults with Varying Activity Levels. *Translational Journal of the American College of Sports Medicine, v.* 2, nº 21, p. 138-145, 2007. Heyman, E. *et al.* Intense Exercise Increases Circulating Endocannabinoid and BDNF Levels in Humans — Possible Implications for Reward and Depression. *Psychoneuroendocrinology, v.* 37, nº 6, p. 844-851, 2012. Sparling, P. B. *et al.* Exercise Activates the Endocannabinoid System. *NeuroReport, v.* 14, nº 17, p. 2209-2211, 2003. Feuerecker, M. *et al.* Effects of Exercise Stress on the Endocannabinoid System in Humans Under Field Conditions. *European Journal of Applied Physiology, v.* 112, nº 7, p. 2777-2781, 2012.

17 Citação e detalhes sobre Julia são de um estudo de caso relatado em Cassidy, Elizabeth; NAYLOR, Sandra; Reynolds, Frances. The Meanings of Physiotherapy and Exercise for People Living with Progressive Cerebellar Ataxia: An Interpretative Phenomenological Analysis. *Disability and Rehabilitation, v.* 40, nº 8, p. 894-904, 2018.

20 **Como Foster contou a um repórter para a ESPN:** Fleming, David. Slow and Steady Wins the Planet. *ESPN,* 11 fev. 2011. Disponível em: <http://www.espn.com/espn/news/story?id=6110087>.

22 **Como o corredor Adharanand Finn observa: FINN,** Adharanand. Why We Love to Run. *The Guardian,* 5 fev. 2013. Disponível em: <https://www.theguardian.com/lifeandstyle/the-running-blog/2013/feb/05/why-we-love-to-run>.

22 **Em testes clínicos, a droga levou a:** Christensen, Robin *et al.* Efficacy and Safety of the Weight-Loss Drug Rimonabant: A Meta-Analysis of Randomised Trials. *The Lancet, v.* 370, nº 9600, p. 1706-1713, 2007.

22 **Assim Morris descreve os efeitos: MORRIS,** Hamilton. New Frontiers of Sobriety. *Vice,* 31 jul. 2009. Disponível em: <https://www.vice.com/en_us/article/kwg8ny/new-frontiers-of-sobriety-984-v16n8>.

22 **Se você der a droga a roedores: KEENEY,** Brooke K. *et al.* Differential Response to a Selective Cannabinoid Receptor Antagonist (SR141716: Rimonabant) in Female Mice from Lines Selectively Bred for High Voluntary Wheel-Running Behaviour. *Behavioural Pharmacology, v.* 19, nº 8, p. 812-820, 2008. Dubreucq, Sarah *et al.* Ventral Tegmental Area Cannabinoid Type-1 Receptors Control Voluntary Exercise Performance. *Biological Psychiatry, v.* 73, nº 9, p. 895-903, 2013.

23 **Bloquear os endocanabinoides também elimina: fuss,** Johannes *et al.* A Runner's High Depends on Cannabinoid Receptors in Mice. *Proceedings of the National Academy of Sciences of the USA, v.* 112, nº 42, p. 13105-13108, 2015.

23 **Nos dias em que as pessoas foram ativas, os eventos estressantes:** Puterman, Eli *et al.* Physical Activity and Negative Affective Reactivity in Daily Life. *Health Psychology, v.* 36, nº 12, p. 1186-1194, 2017.

23 **Em experimentos de laboratório, o exercício:** Ströhle, Andreas *et al.* The Acute Antipanic and Anxiolytic Activity of Aerobic Exercise in Patients with Panic Disorder and Healthy Control Subjects. *Journal of Psychiatric Research, v.* 43, nº 12, p. 1013-1017, 2009.

25 **Como o sistema de endocanabinoides funciona: VOLKOW,** Nora D.; HAMPSON, Aidan J.; BALER, Ruben D. Don't Worry, Be Happy: Endocannabinoids and Cannabis at the Intersection of Stress and Reward. *Annual Review of Pharmacology and Toxicology, v.* 57, p. 285-308, 2017.

25 **Eles também ajudam a nos sentir próximos dos outros:** Karhson, D. S.; Hardan, A. Y; PARKER, K. J. Endocannabinoid Signaling in Social Functioning: an RDoC Perspective. *Translational Psychiatry, v.* 6, no 9, e905, 2016; WEI, Don *et al.* Endocannabinoid Signaling in the Control of Social Behavior. *Trends in Neurosciences, v.* 40, nº 7, p. 385-396, 2017.

25 **Dar aos ratos um bloqueador de endocanabinoides: TREZZA,** Viviana; Baarendse, Petra J. J.; Vanderschuren, Louk J. M. J. The Pleasures of Play: Pharmacological Insights into Social Reward Mechanisms. *Trends in Pharmacological Sciences, v.* 31, nº 10, p. 463-469, 2010.

25 **Em ratos, faz com que as novas mães:** Schechter, Michal *et al.* Blocking the Postpartum Mouse Dam's CB1 Receptors Impairs Maternal Behavior as Well as Offspring Development and Their Adult Social-Emotional Behavior. *Behavioural Brain Research, v.* 226, nº 2, p. 481-492, 2012.

25 **"Durante o percurso de uma corrida":** ouvi pela primeira vez o relato de Cary no podcast Creating Our Own Lives, depois foi comunicado via e-mail. My Best Conversations with Men Happen While Running, 10 jun. 2016. Disponível em: <https://podtail.com/podcast/creating-our-own-lives/4-running-my-best-conversations-with-men-happ/>.

26 **"Minha família às vezes me manda correr":** Leadbeter, Alice. Alice's Inspirational Running Story: Running Has Helped Me on So Many Levels, *261 Fearless.* Disponível em: <http://www.261fearless.org/blog/l/alices-inspirational-running-story-running-has-helped-me-on-so-many-levels/>.

26 **Nos dias em que as pessoas se exercitam:** Young, Kevin C. *et al.* The Cascade of Positive Events: Does Exercise on a Given Day Increase the Frequency of Additional Positive Events?. *Personality and Individual Differences, v.* 120, p. 299-303, 2018.

26 **Entre pessoas casadas:** Yorgason, Jeremy B. *et al.* Marital Benefits of Daily Individual and Conjoint Exercise Among Older Couples. *Family Relations, v.* 67, nº 2, p. 227-239, 2018.

26 **Por isso os humanos têm a parte branca dos olhos tão grande:** HARE, Brian. Survival of the Friendliest: *Homo sapiens* Evolved via Selection for Prosociality. *Annual Review of Psychology, v.* 68, p. 155-186, 2017.

26 **Outra adaptação semelhante é a recompensa neurobiológica:** Zaki, Jamil; Mitchell, Jason P. Prosociality as a Form of Reward-Seeking. *In:* GREENE, Joshua David; MORRISON, India; SELIGMAN, Martin E. P. (eds.) *Positive Neuroscience.* New York: Oxford University Press, 2016. Declerck, Carolyn H.; BOONE, Christophe; EMONDS, Griet. When Do People Cooperate? The Neuroeconomics of Prosocial Decision Making. *Brain and Cognition, v.* 81, nº 1, p. 95-117, 2013.

26 **A cooperação mútua ativa regiões do cérebro: RILLING,** James K. *et al.* A Neural Basis for Social Cooperation. *Neuron, v.* 35, nº 2, p. 395-405, 2002; Decety, Jean *et al.* The Neural Bases of Cooperation and Competition: An fMRI Investigation. *Neuroimage, v.* 23, nº 2, p. 744-751, 2004.

27 **Sentar ao redor de uma fogueira encoraja o vínculo social: LYNN,** Christopher Dana. Hearth and Campfire Influences on Arterial Blood Pressure: Defraying the Costs of the Social Brain Through Fireside Relaxation. *Evolutionary Psychology, v.* 12, nº 5, p. 983-1003, 2014.

28 **Um experimento na Universidade La Sapienza, em Roma: BARTOLOMEO,** Giovanni Di; PAPA, Stefano. The Effects of Physical Activity on Social Interactions: The Case of Trust and Trustworthiness. *Journal of Sports Economics,* 2017. doi.org/10.1177/1527002517717299

29 **Metade dos idosos no Reino Unido:** Davidson, Susan; Rossall, Phill. Evidence Review: Loneliness in Later Life, *Age UK,* jul. 2014. Disponível em: <https://www.ageuk.org.uk/Documents/EN-GB/For -professionals/Research/Age%20UK%20Evidence%20Review%20on%20 Loneliness%20July%202014.pdf>.

29 **Duzentos mil idosos na Inglaterra e no País de Gales:** Yeginsu, Ceylan. U.K. Appoints a Minister for Loneliness. *New York Times,* 17 jan. 2018. Disponível em: <https://www.nytimes.com/2018/01/17/world/ europe/uk-britain-loneliness.html>.

29 **Como uma pessoa que pediu visitas:** *Evaluation of GoodGym,* um estudo de 2015-2016 conduzido por Ecorys, fundado pelo Nesta's Centre for Social Action Innovation Fund. Disponível em: <https://media. nesta.org.uk/documents/good_gym_evaluation.pdf>.

32 **O ultramaratonista Amit Sheth escreveu: SHETH,** Amit. *Dare to Run* Mumbai: Sanjay and Company, 2011. A citação aparece na página 61.

32 **Uma das maneiras pelas quais o exercício regular muda seu cérebro:** De Chiara, Valentina *et al.* Voluntary Exercise and Sucrose Consumption Enhance Cannabinoid CB1 Receptor Sensitivity in the Striatum. *Neuropsychopharmacology, v.* 35, nº 2, p. 374-387, 2010. HILL, Matthew N. *et al.* Endogenous Cannabinoid Signaling Is Required for Voluntary Exercise-Induced Enhancement of Progenitor Cell Proliferation in the Hippocampus. *Hippocampus, v.* 20, nº 4, p. 513-523, 2010.

Capítulo 2: Ficar Viciado

33   **Como escreveu mais tarde:** Baekeland, Frederick. Exercise Deprivation: Sleep and Psychological Reactions. *Archives of General Psychiatry, v.* 22, nº 4, p. 365-369, 1970.

33   **Diversos estudos mostraram que, para quem se exercita regularmente: MORGAN,** Julie A. *et al.* Does Ceasing Exercise Induce Depressive Symptoms? A Systematic Review of Experimental Trials Including Immunological and Neurogenic Markers. *Journal of Affective Disorders, v.* 234, p. 180-192, 2018. AIDMAN, Eugene V.; Woollard, Simon. The Influence of Self-Reported Exercise Addiction on Acute Emotional and Physiological Responses to Brief Exercise Deprivation. *Psychology of Sport and Exercise, v.* 4, nº 3, p. 225-236, 2003. Weinstein, Ali A.; Christine Koehmstedt; KOP, Willem J. Mental Health Consequences of Exercise Withdrawal: A Systematic Review. *General Hospital Psychiatry, v.* 49, p. 11-18, 2017.

34   **O cientista húngaro do exercício Attila Szabo declarou:** Szabo, Attila. Studying the Psychological Impact of Exercise Deprivation: Are Experimental Studies Hopeless?. *Journal of Sport Behavior, v.* 21, nº 2, p. 139-147, 1998.

34   **Esse fenômeno—conhecido como** *captura de atenção*: **CHEVAL,** Boris *et al.* Behavioral and Neural Evidence of the Rewarding Value of Exercise Behaviors: A Systematic Review. *Sports Medicine, v.* 48, nº 6, p. 1389-1404, 2018.

34   **Quando viciados autoproclamados em exercícios veem imagens: KIM,** Yu Jin *et al.* The Neural Mechanism of Exercise Addiction as Determined by Functional Magnetic Resonance Imaging (fMRI). *Journal of Korean Association of Physical Education and Sport for Girls and Women, v.* 32, nº 1, p. 69-80, 2018.

34   **Uma pequena porcentagem de praticantes de exercício também mostra sintomas:** Mónok, Kata *et al.* Psychometric Properties and Concurrent Validity of Two Exercise Addiction Measures: A Population Wide Study. *Psychology of Sport and Exercise, v.* 13, nº 6, p. 739-746, 2012.

34   **Uma corredora de longa distância de 46 anos: COOK,** Joshua Justin. The Relationship Between Mental Health and Ultra-Running: A Case Study. 2018. *Theses and Dissertations*, 2850. Disponível em: http://scholarworks.uark.edu/etd/2850.

35 **Theodore Garland Jr. contou a um jornalista do** *New Yorker*: Twilley, Nicola. A Pill to Make Exercise Obsolete. *The New Yorker*, 6 no 2017, p. 30-35.

35 **O fisiologista do exercício Samuele Marcora propôs:** MARCORA, Marcora. Can Doping Be a Good Thing? Using Psychoactive Drugs to Facilitate Physical Activity Behaviour. *Sports Medicine*, v. 46, no 1, p. 1-5, 2016.

36 **O uso crônico de tal droga liga, finalmente:** NESTLER, Eric J. ΔFosB: A Molecular Switch for Reward. *Journal of Drug and Alcohol Research*, v. 2, 2013: article ID 235651.

36 **Essas proteínas ativam mudanças duradouras:** VOLKOW, Nora D.; MORALES, Marisela. The Brain on Drugs: From Reward to Addiction. *Cell*, v. 162, no 4, p. 712-725, 2015.

37 **Cientistas observaram essas mudanças:** WALLACE, Deanna L. *et al.* The Influence of ΔFosB in the Nucleus Accumbens on Natural Reward-Related Behavior. *Journal of Neuroscience*, v. 28, no 41, p. 10272-10277, 2008.

37 **Correr também liga o interruptor molecular:** WERME, Martin *et al.* ΔFosB Regulates Wheel Running. *Journal of Neuroscience*, v. 22, no 18, p. 8133-8138, 2002.

37 **Em estudos de laboratório com ratos:** WERME, Martin *et al.* Running and Cocaine Both Upregulate Dynorphin mRNA in Medial Caudate Putamen. *European Journal of Neuroscience*, v. 12, no 8, p. 2967-2974, 2000.

37 **Eles correriam de forma compulsiva:** FERREIRA, Anthony *et al.* Spontaneous Appetence for Wheel-Running: A Model of Dependency on Physical Activity in Rat. *European Psychiatry*, v. 21, no 8, p. 580-588, 2006.

38 **Duas semanas de corrida na roda não são suficientes:** Greenwood, Benjamin N. *et al.* Long-Term Voluntary Wheel Running Is Rewarding and Produces Plasticity in the Mesolimbic Reward Pathway. *Behavioural Brain Research*, v. 217, no 2, p. 354-362, 2011.

38 **Adultos sedentários que começam treinos de alta intensidade:** Heisz, Jennifer J. *et al.* Enjoyment for High-Intensity Interval Exercise Increases During the First Six Weeks of Training: Implications for Promoting Exercise Adherence in Sedentary Adults. *PLOS ONE*, v. 11, no 12, 2016: e0168534.

38 **Um estudo de novos membros em uma academia:** Kaushal, Navin; RHODES, Ryan E. Exercise Habit Formation in New Gym Members: A Longitudinal Study. *Journal of Behavioral Medicine, v.* 38, nº 4, p. 652-663, 2015.

39 **Como a jovem mãe solo:** Walsh, Barbara *et al.* 'Net Mums': A Narrative Account of Participants' Experiences Within a Netball Intervention. *Qualitative Research in Sport, Exercise and Health, v.* 10, nº 5, p. 604-619, 2018.

39 **"Eu sei que estou em liberdade quando me exercito":** A citação aparece como parte de um estudo de caso em: Concepcion, Rebecca Y.; Ebbeck, Vicki. Examining the Physical Activity Experiences of Survivors of Domestic Violence in Relation to Self-Views. *Journal of Sport and Exercise Psychology, v.* 27, nº 2, p. 197-211, 2005.

42 **Em 1976, o maratonista Ian Thompson:** Andrews, Valerie. The Joy of Jogging. *New York, v.* 10, no 1, p. 61, 1976. Disponível em: <https://books.google.com/books?id=mYQpAQAAIAAJ>.

42 **A pressa condicionada que os cientistas chamam de *brilho do prazer*:** Aldridge, J. Wayne; Berridge, Kent C. Neural Coding of Pleasure: RoseTinted Glasses of the Ventral Pallidum. *In*: Kringelbach, M. L.; Berridge, K. C. (eds.) *Pleasures of the Brain.* New York: Oxford University Press, 2010. p. 62-73.

42 **O psiquiatra Benjamin Kissin notou:** Kissin, Benjamin. The Disease Concept of Alcoholism. *In:* SMART, R. G. *et al. Research Advances in Alcohol and Drug Problems.* New York: Plenum Press, 1983. p. 93-126. Exemplos citados na página 113.

46 **O uso crônico de drogas também diminui:** Volkow, Nora D.; KOOB, George F.; McLellan, A. Thomas. Neurobiologic Advances from the Brain Disease Model of Addiction. *New England Journal of Medicine, v.* 374, nº 4, p. 363-371, 2016.

46 **O lado sombrio do vício: KOOB,** George F.; MOAL, Michel Le. Plasticity of Reward Neurocircuitry and the 'Dark Side' of Drug Addiction. *Nature Neuroscience, v.* 8, nº 11, p. 1442-1444, 2005. KOOB, George F.; MOAL, Michel Le. Addiction and the Brain Antireward System. *Annual Review of Psychology, v.* 59, p. 29-53, 2008.

47 **O exercício leva a uma circulação de níveis mais altos de:** Olsen, Christopher M. Natural Rewards, Neuroplasticity, and Non-Drug Addictions. *Neuropharmacology, v.* 61, nº 7, p. 1109-1122, 2011; Robison,

Lisa S. *et al.* Exercise Reduces Dopamine D1R and Increases D2R in Rats: Implications for Addiction. *Medicine and Science in Sports and Exercise, v.* 50, no 8, p. 1596-1602, 2008.

47 **Tanto em estudos com animais quanto em humanos:** Para alguns exemplos, veja: Buchowski, Maciej S. *et al.* Aerobic Exercise Training Reduces Cannabis Craving and Use in Non-Treatment Seeking Cannabis-Dependent Adults. *PLOS ONE, v.* 6, nº 3, 2011: e17465. WANG, Dongshi *et al.* Aerobic Exercise Training Ameliorates Craving and Inhibitory Control in Methamphetamine Dependencies: A Randomized Controlled Trial and Event-Related Potential Study. *Psychology of Sport and Exercise, v.* 30, p. 82-90, 2017; Zahedi-Khorasani, Maryam Mahdi; Miladi-Gorji, Hossein. Treadmill Exercise Attenuates the Severity of Physical Dependence, Anxiety, Depressive-Like Behavior and Voluntary Morphine Consumption in Morphine Withdrawn Rats Receiving Methadone Maintenance Treatment. *Neuroscience Letters, v.* 681, p. 73-77, 2018; WANG, Dongshi *et al.* Impact of Physical Exercise on Substance Use Disorders: A Meta-Analysis. *PLOS ONE, v.* 9, nº 10, 2014: e110728.

47 **Adultos em tratamento por abuso de metanfetamina:** Robertson, Chelsea L. *et al.* Effect of Exercise Training on Striatal Dopamine D2/ D3 Receptors in Methamphetamine Users During Behavioral Treatment. *Neuropsychopharmacology, v.* 41, nº 6, p. 1629-1636, 2016.

48 **Com o tempo, a estimulação profunda do cérebro:** Schlaepfer, Thomas E. *et al.* Rapid Effects of Deep Brain Stimulation for Treatment-Resistant Major Depression. *Biological Psychiatry, v.* 73, nº 12, p. 1204-1212, 2013; Dandekar, Manoj P. *et al.* Increased Dopamine Receptor Expression and Anti-Depressant Response Following Deep Brain Stimulation of the Medial Forebrain Bundle. *Journal of Affective Disorders, v.* 217, p. 80-88, 2017.

48 **Uma metanálise de 25 testes clínicos randomizados:** Schuch, Felipe B. *et al.* Exercise as a Treatment for Depression: A Meta-Analysis Adjusting for Publication Bias. *Journal of Psychiatric Research, v.* 77, p. 42-51, 2016.

48 **Outra análise de 13 estudos: MURA,** Gioia *et al.* Exercise as an Add-On Strategy for the Treatment of Major Depressive Disorder: A Systematic Review. *CNS Spectrums, v.* 19, no 6, p. 496-508, 2014.

48 **Essa perda leva a menos satisfação: DANG,** Linh C. *et al.* Reduced Effects of Age on Dopamine D2 Receptor Levels in Physically Active Adults. *NeuroImage, v.* 148, p. 123-129, 2017.

49   **Um experimento de reprodução seletiva com ratos:** Rhodes, Justin S.; Majdak, Petra. Physical Activity and Reward: The Role of Dopamine. *In*: Ekkekakis, Panteleimon (ed.). *Routledge Handbook of Physical Activity and Mental Health*. New York: Routledge, 2013.

50   **Enquanto a espécie humana evoluía, desenvolvemos um genoma compartilhado:** Letsinger, Ayland C. *et al*. Alleles Associated with Physical Activity Levels Are Estimated to Be Older Than Anatomically Modern Humans. *PloS ONE, v*. 14, nº 4, 2019: e0216155.

50   **Talvez tudo o que sabemos sobre como o movimento afeta o cérebro humano:** Para uma discussão interessante de como nossos ancestrais precisavam ser ativos e isso levou aos modernos benefícios neuroprotetores do exercício, veja: Raichlen, David A.; ALEXANDER, Gene E. Adaptive Capacity: An Evolutionary Neuroscience Model Linking Exercise, Cognition, and Brain Health. *Trends in Neurosciences, v*. 40, nº 7, p. 408-421, 2017.

50   **Cientistas estimaram que 50% da variação da atividade física:** Zhang, Xueying; Speakman, John R. Genetic Factors Associated with Human Physical Activity: Are Your Genes Too Tight to Prevent You Exercising?. *Endocrinology,* 2019: https://doi.org/10.1210/en.2018-00873. Lightfoot, J. Timothy *et al*. Biological/Genetic Regulation of Physical Activity Level: Consensus from GenBioPAC. *Medicine & Science in Sports & Exercise, v*. 50, nº 4, p. 863-873, 2018.

50   **As estimativas de hereditariedade:** Schutte, Nienke M. *et al*. Heritability of the Affective Response to Exercise and Its Correlation to Exercise Behavior. *Psychology of Sport and Exercise, v*. 31, p. 139-148, 2017.

50   **Recentes estudos de associação genômica ampla:** Para exemplos, veja: Klimentidis, Yann C. *et al*. Genome-Wide Association Study of Habitual Physical Activity in Over 377,000 UK Biobank Participants Identifies Multiple Variants Including CADM2 and APOE. *International Journal of Obesity, v*. 42, p. 1161-1176, 2018; LIN, Xiaochen *et al*. Genetic Determinants for Leisure-Time Physical Activity. *Medicine and Science in Sports and Exercise, v*. 50, nº 8, p. 1620-1628, 2018; Doherty, Aiden *et al*. GWAS Identifies 14 Loci for Device-Measured Physical Activity and Sleep Duration. *Nature communications, v*. 9, nº 1, p. 5257, 2018.

53   **Cientistas identificaram diversas cadeias de DNA, em múltiplos genes:** Para exemplos, veja: Taylor, Marcus K. *et al*. A Genetic Risk Factor for Major Depression and Suicidal Ideation Is

Mitigated by Physical Activity. *Psychiatry Research, v.* 249, p. 304-306, 2017. Haslacher, Helmuth *et al.* Physical Exercise Counteracts Genetic Susceptibility to Depression. *Neuropsychobiology, v.* 71, nº 3, p. 168-175, 2015. Keyan, Dharani; Bryant, Richard A. Acute Exercise-Induced Enhancement of Fear Inhibition Is Moderated by BDNF Val66Met Polymorphism. *Translational Psychiatry, v.* 9, nº 1, p. 131, 2019.

54 **Atividade física imediatamente diminui a ansiedade:** Herring, Matthew P.; Hallgren, Mats; Campbell, Mark J. Acute Exercise Effects on Worry, State Anxiety, and Feelings of Energy and Fatigue Among Young Women with Probable Generalized Anxiety Disorder: A Pilot Study. *Psychology of Sport and Exercise, v.* 33, p. 31-36, 2017. Herring, Matthew P. *et al.* Acute Exercise Effects Among Young Adults with Subclinical Generalized Anxiety Disorder: Replication and Expansion. *Medicine & Science in Sports & Exercise, v.* 50, nº 5S, p. 249-250, 2018. Brand, Serge *et al.* Acute Bouts of Exercising Improved Mood, Rumination and Social Interaction in Inpatients with Mental Disorders. *Frontiers in Psychology, v.* 9, p. 249, 2018.

54 **Esse efeito se torna ainda mais acentuado:** Lucibello, K. M.; PARKER, J.; Heisz, J. J. Examining a Training Effect on the State Anxiety Response to an Acute Bout of Exercise in Low and High Anxious Individuals. *Journal of Affective Disorders, v.* 247, p. 29-35, 2019.

55 **Uma metanálise de 2017 sobre intervenções do exercício:** Stubbs, Brendon *et al.* An Examination of the Anxiolytic Effects of Exercise for People with Anxiety and Stress-Related Disorders: A Meta-Analysis. *Psychiatry Research, v.* 249, p. 102-108, 2017.

56 **Ele também atinge regiões do cérebro que regulam a ansiedade:** Morgan, Julie A.; Corrigan, Frances; Baune, Bernhard T. Effects of Physical Exercise on Central Nervous System Functions: A Review of Brain Region Specific Adaptations. *Journal of Molecular Psychiatry, v.* 3, no 1, p. 3, 2015.

56 **Em estudos de laboratório com ratos:** Sciolino, N. R. *et al.* Galanin Mediates Features of Neural and Behavioral Stress Resilience Afforded by Exercise. *Neuropharmacology, v.* 89, p. 255-264, 2015.

56 **Em humanos, fazer exercícios três vezes por semana:** Bär, Karl-Jürgen *et al.* Hippocampal-Brainstem Connectivity Associated with Vagal Modulation After an Intense Exercise Intervention in Healthy Men. *Frontiers in Neuroscience, v.* 10, p. 145, 2016.

56 **Pesquisas sugerem que até mesmo o lactato:** Karnib, Nabil *et al.* Lactate Is an Antidepressant That Mediates Resilience to Stress by Modulating the Hippocampal Levels and Activity of Histone Deacetylases. *Neuropsychopharmacology,* 2019: 10.1038/s41386-019-0313-z. Proia, Patrizia *et al.* Lactate as a Metabolite and a Regulator in the Central Nervous System. *International Journal of Molecular Sciences, v.* 17, no 9, p. 1450, 2016.

57 **Em um experimento de laboratório na Universidade de Wisconsin:** Rhodes, Justin S.; Garland Jr., Theodore; Gammie, Stephen C. Patterns of Brain Activity Associated with Variation in Voluntary Wheel-Running Behavior. *Behavioral Neuroscience, v.* 117, no 6, p. 1243-1256, 2003.

57 **Quando jovens adultos que tiveram o coração partido:** Fisher, Helen E. *et al.* Reward, Addiction, and Emotion Regulation Systems Associated with Rejection in Love. *Journal of Neurophysiology, v.* 104, nº 1, p. 51-60, 2010.

57 **Quando uma mãe olha para o seu filho:** Atzil, Shir *et al.* Dopamine in the Medial Amygdala Network Mediates Human Bonding. *Proceedings of the National Academy of Sciences of the USA, v.* 114, nº 9, p. 2361-2366, 2017.

57 **O cheiro da pele do seu bebê:** Lundström, Johan N. *et al.* Maternal Status Regulates Cortical Responses to the Body Odor of Newborns. *Frontiers in Psychology, v.* 4, p. 597, 2013.

57 **Uma de minhas manchetes favoritas:** Haslett, Sophie. 'I could just eat you up!' The scientific reason behind a mother's desire to nuzzle, nibble or EVEN gobble her baby revealed... and don't worry—it's perfectly natural. *Daily Mail Australia,* 6 abr. 2016. Disponível em: <http://www.dailymail.co.uk/femail/article -3525665/Why-science-says-mother-s-wish-eat-baby-entirely-natural.html>.

58 **Um artigo científico descreveu:** Burkett, James P.; Young, Larry J. The Behavioral, Anatomical and Pharmacological Parallels Between Social Attachment, Love and Addiction. *Psychopharmacology, v.* 224, nº 1, p. 1-26, 2012.

58 **As mesmas respostas cerebrais que os cientistas comparam:** Acevedo, Bianca P. Neural Correlates of Human Attachment: Evidence from fMRI Studies of Adult Pair-Bonding. *In*: Zayas, Vivian; Hazan, Cindy (eds.) *Bases of Adult Attachment.* New York: Springer, p. 185-194, 2015.

58 **A explosão de dopamina no cérebro de uma mãe:** Atzil *et al.* Dopamine in the Medial Amygdala Network Mediates Human Bonding.

58 **Casais em relacionamentos felizes de longo prazo:** Acevedo, Bianca P. *et al.* Neural Correlates of Long-Term Intense Romantic Love. *Social Cognitive and Affective Neuroscience, v.* 7, nº 2, p. 145-159, 2012.

58 **E quando uma viúva:** O'Connor, Mary-Frances *et al.* Craving Love? Enduring Grief Activates Brain's Reward Center. *Neuroimage, v.* 42, nº 2, p. 969-972, 2008.

59 **Mais os pais descrevem seus filhos: KIM,** Pilyoung *et al.* The Plasticity of Human Maternal Brain: Longitudinal Changes in Brain Anatomy During the Early Postpartum Period. *Behavioral Neuroscience, v.* 124, no 5, p. 695, 2010. KIM, Pilyoung *et al.* Neural Plasticity in Fathers of Human Infants. *Social Neuroscience, v.* 9, nº 5, p. 522-535, 2014.

Capítulo 3: Alegria Coletiva

62 **Durkheim cunhou o termo** *efervescência coletiva*: Durkheim, Émile. *The Elementary Forms of the Religious Life,* 1912. Tradução em inglês de Joseph Ward Swain, 1915. New York: The Free Press, 1965.

64 **A que os pesquisadores modernos se referem como** *alegria coletiva*: O termo *alegria coletiva* foi proposto por Barbara Ehrenreich em: Ehrenreich, Barbara *Dancing in the Streets: A History of Collective Joy.* New York: Henry Holt, 2007. Veja, também: TURNER, Edith. *Communitas: The Anthropology of Collective Joy,* New York: Palgrave Macmillan, 2012.

64 **"Enquanto o dançarino se perde na dança":** Radcliffe-Brown, A. R. *The Andaman Islanders* (1a edição inglesa, 1922). New York: Cambridge University Press, 1933. A citação aparece na página 252. Disponível em: <https://archive.org /details/ TheAndamanIslandersAStudyInSocialAnthropology>.

65 **Tarr conduziu um experimento:** Tarr, Bronwyn *et al.* Synchrony and Exertion During Dance Independently Raise Pain Threshold and Encourage Social Bonding. *Biology Letters, v.* 11, nº 10, 2015: doi: 10.1098/ rsbl.2015.076720150767.

65 **Em várias discotecas silenciosas:** Tarr, Bronwyn; Launay, Jacques; Dunbar, Robin M. Silent Disco: Dancing in Synchrony Leads to Elevated Pain Thresholds and Social Closeness. *Evolution and Human Behavior, v.* 37, nº 5, p. 343-349, 2016.

66 **A alegria coletiva é motivada, em parte, pelas endorfinas:** Tarr, Bronwyn *et al.* Naltrexone Blocks Endorphins Released When Dancing in Synchrony. *Adaptive Human Behavior and Physiology, v.* 3, nº 3, p. 241-254, 2017.

66 **Desconhecidos que praticaram ioga juntos:** Fischer, Ronald *et al.* How Do Rituals Affect Cooperation? An Experimental Field Study Comparing Nine Ritual Types. *Human Nature, v.* 24, nº 2, p. 115-125, 2013.

68 **Seu cérebro interpreta os outros corpos:** Cacioppo, Stephanie *et al.* You Are in Sync with Me: Neural Correlates of Interpersonal Synchrony with a Partner. *Neuroscience, v.* 277, p. 842-858, 2014.

68 **_Anestésicos da união_:** Himberg, Tommi *et al.* Coordinated Interpersonal Behaviour in Collective Dance Improvisation: The Aesthetics of Kinaesthetic Togetherness. *Behavioral Sciences (Basel), v.* 8, nº 2, p. 23, 2018.

68 **Esse sentido individual de espaço pessoal se transfere:** Aprendi essa verdade fascinante de: Ananthaswamy, Anil. *The Man Who Wasn't There: Tales from the Edge of the Self.* New York: Penguin, 2016.

70 **Em março de 2016, o proprietário da academia CrossFit, Brandon Bergeron:** Lavin, Emily. Community Effort Helps Grass Valley CrossFit Find New Home. *The Union,* 14 jul. 2016. Disponível em: <https://www.theunion.com/news/business/community-effort-helps-grass-valley-crossfit-find-new-home/>.

70 **Movimento sincronizado... nos encoraja a compartilhar e a ajudar:** Rennung, Miriam; Göritz, Anja S. Prosocial Consequences of Interpersonal Synchrony: A Meta-Analysis. *Zeitschrift für Psychologie, v.* 224, nº 3, p. 168-189, 2016. Mogan, Reneeta; Fischer, Ronald; Bulbulia, Joseph A. To Be in Synchrony or Not? A Meta-Analysis of Synchrony's Effects on Behavior, Perception, Cognition and Affect. *Journal of Experimental Social Psychology, v.* 72, p. 13-20, 2017. Reddish, Paul *et al.* Collective Synchrony Increases Prosociality Towards Non-Performers and Outgroup Members. *British Journal of Social Psychology, v.* 55, nº 4, p. 722-738, 2016.

71 **Até mesmo bebês mostram esse efeito:** Cirelli, Laura K. "How Interpersonal Synchrony Facilitates Early Prosocial Behavior". *Current Opinion in Psychology, v.* 20, p. 35-39, 2018.

71 **Nós humanos temos nossas próprias maneiras de catação social:** Dunbar, Robin I. M. The Anatomy of Friendship. *Trends in Cognitive Sciences, v.* 22, nº 1, p. 32-51, 2018.

71 **Formas de catação social em grupo tornam possível:** Robertson, Cole *et al.* Rapid Partner Switching May Facilitate Increased Broadcast Group Size in Dance Compared with Conversation Groups. *Ethology, v.* 123, nº 10, p. 736-747, 2017.

72 **Em diversas culturas, as redes sociais da maioria das pessoas:** Dunbar. The Anatomy of Friendship.

72 **Colegas na Harvard Divinity School observaram comunidades de CrossFit:** Oppenheimer, Mark. When Some Turn to Church, Others Go to CrossFit. *New York Times,* 27 nov. 2015. Thurston, Angie. Boutique Fitness Craze, estação de rádio *On Point*, 6 jan. 2016. Disponível em: <http://www.wbur.org/onpoint/2016/01/07/soulcycle-devotion-explanation>.

74 **O aplicativo Jogging over a Distance:** Mueller, Florian "Floyd" *et al.* Jogging over a Distance: The Influence of Design in Parallel Exertion Games. *In: Proceedings of the 5th ACM SIGGRAPH Symposium on Video Games*, Los Angeles, CA, 25-29 de julho de 2010. p. 63-68.

75 **O primeiro companheiro de *jogging* do mundo:** Mueller, Florian "Floyd" *et al.* 13 Game Lenses for Designing Diverse Interactive Jogging Systems. *In: Proceedings of the Annual Symposium on Computer-Human Interaction in Play*, ACM, 2017, p. 43-56.

76 **Tarr recentemente replicou seus experimentos de dança em realidade virtual:** Tarr, Bronwyn; Slater, Mel, COHEN, Emma. Synchrony and Social Connection in Immersive Virtual Reality. *Scientific Reports, v.* 8, nº 1, p. 3693, 2018.

78 **Quando William H. McNeill foi convocado:** McNeill, William H. *Keeping Together in Time: Dance and Drill in Human History.* Cambridge, MA: Harvard University Press, 1995. Citações da página 1 a 2. Detalhes adicionais sobre seu treino básico são de: McNeill, William. *The Pursuit of Truth: A Historian's Memoir.* Lexington: University Press of Kentucky, 2005. p. 45-46.

78 **Os psicólogos chamam esse sentimento de empoderamento:** Pacherie, Elisabeth. The Phenomenology of Joint Action: Self-Agency Versus Joint Agency. *In:* Seemann, Axel (ed.). *Joint Attention: New Developments in Psychology, Philosophy of Mind, and Social Neuroscience.* Cambridge, MA: MIT Press, 2012. p. 343-389.

78 **Os astecas, espartanos e zulus usavam:** McNeill, William H. *The Pursuit of Power: Technology, Armed Force, and Society since A.D. 1000.* Chicago: University of Chicago Press, 1982.

79 **Humanos podem ter desenvolvido o movimento sincronizado como uma defesa:** Richter, Joachim; Ostovar, Roya. 'It Don't Mean a Thing if It Ain't Got That Swing' — an Alternative Concept for Understanding the Evolution of Dance and Music in Human Beings. *Frontiers in Human Neuroscience, v.* 10, p. 485, 2016.

79 **Muitas espécies utilizam estratégias:** Duranton, Charlotte; Gaunet, Florence. Behavioural Synchronization from an Ethological Perspective: Overview of Its Adaptive Value. *Adaptive Behavior, v.* 24, nº 3, p. 181-191, 2016. Senigaglia, Valeria *et al.* The Role of Synchronized Swimming as Affiliative and Anti-Predatory Behavior in Long-Finned Pilot Whales. *Behavioural Processes, v.* 91, nº 1, p. 8-14, 2012.

79 **Quando os participantes ouviam os passos sincronizados:** FESSLER, Daniel M. T.; Holbrook, Colin. Synchronized Behavior Increases Assessments of the Formidability and Cohesion of Coalitions. *Evolution and Human Behavior, v.* 37, nº 6, p. 502-509, 2016.

79 **Qualquer grupo que se move em uníssono é visto pelos outros:** Lakens, Daniël; STEL, Mariëlle. If They Move in Sync, They Must Feel in Sync: Movement Synchrony Leads to Attributions of Rapport and Entitativity. *Social Cognition, v.* 29, nº 1, p. 1-14, 2011.

79 **Quando as pessoas se movem juntas:** Fessler, Daniel M. T.; Holbrook, Colin. Marching into Battle: Synchronized Walking Diminishes the Conceptualized Formidability of an Antagonist in Men. *Biology Letters, v.* 10, nº 8, 2014: doi: 10.1098/rsbl.2014.0592.

80 **Estudos de marchas e demonstrações reais:** Páez, Dario *et al.* Psychosocial Effects of Perceived Emotional Synchrony in Collective Gatherings. *Journal of Personality and Social Psychology, v.* 108, nº 5, p. 711-729, 2015.

82 **Os efeitos de participar de eventos atléticos de caridade:** Filo, Kevin; Coghlan, Alexandra. Exploring the Positive Psychology Domains of Well-Being Activated Through Charity Sport Event Experiences. *Event Management, v.* 20, nº 2, p. 181-199, 2016.

83 **Aqueles que aumentaram sua participação em exercícios de grupo:** Tsuji, Taishi *et al.* Reducing Depressive Symptoms After the Great East Japan Earthquake in Older Survivors Through Group Exercise Participation and Regular Walking: A Prospective Observational Study. *BMJ Open, v.* 7, nº 3, 2017: e013706.

84 **Jacob Devaney, que reconstruiu casas em Nova Orleans:** Devaney, Jacob. Research Shows Dancing Makes You Feel Better. *Uplift,* 14 dez. 2015.

85 **Os grupos se acostumarão a sincronizar:** Codrons, Erwan *et al.* Spontaneous Group Synchronization of Movements and Respiratory Rhythms. *PLOS ONE, v.* 9, nº 9, 2014: e107538.

86 **O cientista cognitivo Mark Changizi usa o termo** *aproveitamento da natureza:* Changizi, Mark. *Harnessed: How Language and Music Mimicked Nature and Transformed Ape to Man.* Dallas: BenBella Books, 2011. A citação está na página 5.

86 **Quanto mais você aumenta seu batimento cardíaco:** Jackson, Joshua Conrad *et al.* Synchrony and Physiological Arousal Increase Cohesion and Cooperation in Large Naturalistic Groups. *Scientific Reports, v.* 8, nº 1, p. 127, 2018.

86 **Adicionar música tem o mesmo efeito potencializador:** Stupacher, Jan *et al.* Music Strengthens Prosocial Effects of Interpersonal Synchronization—If You Move in Time with the Beat. *Journal of Experimental Social Psychology, v.* 72, p. 39-44, 2017.

86 **O suor de alegria tem um odor diferente: GROOT,** Jasper H. B. de *et al.* A Sniff of Happiness. *Psychological Science, v.* 26, nº 6, p. 684-700, 2015.

86 **O perfume da alegria... parece ser culturalmente universal:** Groot, Jasper H. B. de *et al.* Beyond the West: Chemosignaling of Emotions Transcends Ethno-Cultural Boundaries. *Psychoneuroendocrinology, v.* 98, p. 177-185, 2018.

86 **Ao analisar os rituais de dança dos habitantes de Andaman:** Radcliffe-Brown. *The Andaman Islanders.* A citação aparece na página 248.

87 **As pessoas que têm uma orientação pró-social:** Lumsden, Joanne *et al.* Who Syncs? Social Motives and Interpersonal Coordination. *Journal of Experimental Social Psychology, v.* 48, nº 3, p. 746-751, 2012.

87 **"A resposta eufórica para nos mantermos unidos":** McNeill. *Keeping Together in Time: Dance and Drill in Human History. A* citação aparece na página 150.

Capítulo 4: Deixe-se Mover

90 **Musicólogos chamam essa vontade de** *balanço:* Janata, Petr; TOMIC, Stefan T.; Haberman, Jason M. Sensorimotor Coupling in Music and the Psychology of the Groove. *Journal of Experimental Psychology: General, v.* 141, nº 1, p. 54-75, 2012.

90 **Recém-nascidos... conseguem detectar uma batida regular:** Winkler, István *et al.* "Newborn Infants Detect the Beat in Music". *Proceedings of the National Academy of Sciences of the USA, v.* 106, nº 7, p. 2468-2471, 2009.

90 **Crianças balançam os pés:** Zentner, Marcel; Eerola, Tuomas. Rhythmic Engagement with Music in Infancy. *Proceedings of the National Academy of Sciences of the USA, v.* 107, nº 13, p. 5768-5773, 2010. Ilari, Beatriz. Rhythmic Engagement with Music in Early Childhood: A Replication and Extension. *Journal of Research in Music Education, v.* 62, p. 332-343, 2015.

90 **Música ativa o suposto motor de repetição:** Gordon, Chelsea L.; Cobb, Patrice R.; Balasubramaniam, Ramesh. Recruitment of the Motor System During Music Listening: An ALE Meta-Analysis of fMRI Data. *PLOS ONE, v.* 13, nº 11, 2018: e0207213.

90 **Quanto mais forte a batida musical:** Kornysheva, Katja *et al.* Tuning-in to the Beat: Aesthetic Appreciation of Musical Rhythms Correlates with a Premotor Activity Boost. *Human Brain Mapping, v.* 31, nº 1, p. 48-64, 2010.

90 **"Quando ouvimos música, ouvimos nossos músculos":** Sacks, Oliver. *A Leg to Stand On.* New York: Simon & Schuster/Touchstone, 1998. A citação aparece na página 13. Sacks afirma citar Nietzsche, apesar de eu não ter conseguido encontrar nenhuma fonte original que confirme essa citação.

91 **"Todo soldado cansado e com os pés doloridos":** Carter, Robert Goldthwaite. *Four Brothers in Blue, or Sunshine and Shadow of the War of the Rebellion: A Story of the Great Civil War from Bull Run to Appomattox.* Washington, DC: Press of Gibson Bros., Inc., 1913. A citação aparece na página 297. Disponível em: <https://archive.org/details/cu31924032780623>.

91 **Tucker Andersen, de 76 anos:** Macur, Juliet. A Marathon Without Music? Runners with Headphones Balk at Policy. *New York Times,* 1 nov. 2007.

92 **O cérebro responde à música de que gosta:** Blood, Anne J.; Zatorre, Robert J. Intensely Pleasurable Responses to Music Correlate with Activity in Brain Regions Implicated in Reward and Emotion. *Proceedings of the National Academy of Sciences of the USA, v.* 98, nº 20, p. 11818-11823, 2001. Salimpoor, Valorie N. *et al.* Anatomically Distinct Dopamine Release During Anticipation and Experience of Peak Emotion to Music. *Nature Neuroscience, v.* 14, no 2, p. 257-262, 2011.

92 **Musicólogos descrevem a música como *ergogênica*:** Leman, Marc. *The Expressive Moment: How Interaction (with Music) Shapes Human Empowerment.* Cambridge, MA: MIT Press, 2016.

92 **Pacientes de meia-idade com diabetes:** Sarode, Karan et al. Does Music Impact Exercise Capacity During Cardiac Stress Test? A Single Blinded Pilot Randomized Controlled Study. *Journal of the American College of Cardiology, v.* 71, nº 11, 2018: A400.

93 **Adicionar uma trilha sonora ajuda remadores, velocistas e nadadores:** Rendi, Mária; Szabo, Attila; Szabó, Tamás. Performance Enhancement with Music in Rowing Sprint. *The Sport Psychologist, v.* 22, nº 2, p. 175-182, 2018. Simpson, Stuart D.; Karageorghis, Costas I. The Effects of Synchronous Music on 400-Metre Sprint Performance. *Journal of Sports Sciences, v.* 24, nº 10, p. 1095-1102, 2006. Karageorghis, Costas *et al.* Psychological, Psychophysical, and Ergogenic Effects of Music in Swimming. *Psychology of Sport and Exercise, v.* 14, nº 4, p. 560-568, 2013.

93 **Corredores podem tolerar por mais tempo:** Nikol, Luke *et al.* The Heat Is On: Effects of Synchronous Music on Psychophysiological Parameters and Running Performance in Hot and Humid Conditions. *Frontiers in Psychology, v.* 9, p. 1114, 2018.

93 **Triatletas podem se esforçar a irem mais longe:** Terry, Peter C. *et al.* Effects of Synchronous Music on Treadmill Running Among Elite Triathletes. *Journal of Science and Medicine in Sport, v.* 15, nº 1, p. 52-57, 2012.

93 **Música é uma droga legal de melhoria de desempenho:** Van Dyck, Edith; Leman, Marc. Ergogenic Effect of Music During Running Performance. *Annals of Sports Medicine and Research, v.* 3, no 6, p. 1082, 2016.

95 **Ouvir "Eye of the Tiger":** Bigliassi, Marcelo *et al.* Cerebral Mechanisms Underlying the Effects of Music During a Fatiguing Isometric Ankle-Dorsiflexion Task. *Psychophysiology, v.* 53, no 10, p. 1472-1483, 2016.

96 **Influencia sua interpretação: BIRD,** Jonathan M. *et al.* Effects of Music and Music-Video on Core Affect During Exercise at the Lactate Threshold. *Psychology of Music, v.* 44, no 6, p. 1471-1487, 2016.

97 **Pesquisadores pediram a mulheres para dizerem em voz alta:** ROSE, Elaine A.; Parfitt, Gaynor. Pleasant for Some and Unpleasant for Others: A Protocol Analysis of the Cognitive Factors That Influence Affective Responses to Exercise. *International Journal of Behavioral Nutrition and Physical Activity, v.* 7, p. 1-15, 2010.

102 **Psicólogos e musicólogos da Dartmouth College:** Sievers, Beau *et al.* Music and Movement Share a Dynamic Structure That Supports Universal Expressions of Emotion. *Proceedings of the National Academy of Sciences of the USA, v.* 110, nº 1, p. 70-75, 2013.

103 **Movimentos diferentes produziram de forma confiável emoções distintas:** Shafir, Tal *et al.* Emotion Regulation Through Execution, Observation, and Imagery of Emotional Movements. *Brain and Cognition, v.* 82, nº 2, p. 219-227, 2013. Shafir, Tal; Tsachor, Rachelle P.; Welch, Kathleen B. Emotion Regulation Through Movement: Unique Sets of Movement Characteristics Are Associated With and Enhance Basic Emotions. *Frontiers in Psychology, v.* 6, 2016: 02030.

104 **"O indivíduo grita e pula de alegria":** Radcliffe-Brown. *The Andaman Islanders.* A citação aparece na página 247.

104 **A dança de saltos dos guerreiros Maasai no Quênia:** Assista à dança em <https://www.youtube.com/watch?v=ZA4bAuAoEsU>.

104 **Conheci Miriam:** "Miriam" é um pseudônimo usado por solicitação do indivíduo. Nenhum outro detalhe ou citações foram alterados nessa história.

107 **A máscara é frequentemente confundida com:** Schwartz, Rachel; Pell, Marc D. When Emotion and Expression Diverge: The Social Costs of Parkinson's Disease. *Journal of Clinical and Experimental Neuropsychology, v.* 39, nº 3, p. 211-230, 2017.

107 **Música provoca expressões faciais espontâneas:** Lundqvist, Lars-Olov *et al.* Emotional Responses to Music: Experience, Expression, and Physiology. *Psychology of Music, v.* 37, nº 1, p. 61-90, 2009.

108 **Aulas de dança semanais inspiradas no programa Dance for PD:** Heiberger, Lisa *et al.* Impact of a Weekly Dance Class on the Functional Mobility and on the Quality of Life of Individuals with Parkinson's Disease. *Frontiers in Aging Neuroscience, v.* 3, p. 14, 2011.

111 **O neurologista Oliver Sacks contou a história:** Forever Young: Music and Aging. Audiência antes do Comitê Especial do Envelhecimento, Senado dos Estados Unidos. Washington,

D.C., 1 ago. 1991. Audiência 102-545. Transcrição do testemunho disponível em: <https://www.aging.senate.gov/imo/media/doc / publications/811991.pdf>.

112 **"Ela atiça algum instinto selvagem":** Woolf, Virginia. A Dance at Queen's Gate. *In*: Leaska, Mitchell A. (ed.). *A Passionate Apprentice: The Early Journals, 1897–1909*. San Diego: Harcourt Brace Jovanovich, 1990.

112 **"Mesmo quando estou somente ouvindo":** Nicol, Jennifer J. Body, Time, Space and Relationship in the Music Listening Experiences of Women with Chronic Illness. *Psychology of Music, v.* 38, nº 3, p. 351-367, 2010.

Capítulo 5: Superar Obstáculos

117 **"Queria ver o quão forte eu poderia me tornar":** A citação de Araliya Ming Senerat vem de um post do Instagram. Sua história foi incluída com a sua permissão. Para mais histórias sobre os benefícios psicológicos do halterofilismo entre mulheres, veja: <https://www. buzzfeed.com/sallytamarkin/badass-people-who-lift-weights-to-heal-fightoppression>.

117 **Widdicombe o comparava a um ritual de passagem:** Widdicombe, Lizzie. In Cold Mud. *The New Yorker*, 27 jan. 2014.

118 **Ele rotineiramente levava choques na cerca de gado:** O relato aparece em: DEAN, Will. *It Takes a Tribe: Building the Tough Mudder Movement*. New York: Penguin, 2017, p. 114-115.

120 **Entretanto, algumas vezes dar choques em ratos não os torna impotentes:** Maier, Steven F. "Behavioral Control Blunts Reactions to Contemporaneous and Future Adverse Events: Medial Prefrontal Cortex Plasticity and a Corticostriatal Network". *Neurobiology of Stress, v.* 1, p. 12-22, 2015.

120 **Esse rato não se torna deprimido: AMAT,** J. Amat *et al*. Behavioral Control over Shock Blocks Behavioral and Neurochemical Effects of Later Social Defeat. *Neuroscience, v.* 165, nº 4, p. 1031-1038, 2010.

122 **Pesquisadores que estudaram o ritual de San Pedro Manrique:** Bulbulia, Joseph A. *et al*. Images from a Jointly-Arousing Collective Ritual Reveal Affective Polarization. *Frontiers in Psychology, v.* 4, p. 960, 2013.

123 **Os humanos não são a única espécie que ajuda:** Frank, Erik T.;
Linsenmair, K. Eduard. Saving the Injured: Evolution and Mechanisms.
Communicative & Integrative Biology, v. 10, números 5-6, 2017:
e1356516. LILLY, John C. Distress Call of the Bottlenose Dolphin:
Stimuli and Evoked Behavioral Responses. *Science, v.* 139, nº 3550, p.
116-118, 1963. Hammers, Martijn; Brouwer, Lyanne. Rescue Behaviour
in a Social Bird: Removal of Sticky 'Bird-Catcher Tree' Seeds by Group
Members. *Behaviour, v.* 154, nº 4, p. 403-411, 2017.

124 **O filósofo Thomas Brown defendia que nossos músculos:**
Brown, Thomas. *Lectures on the Philosophy of the Human Mind.* 2a
ed., volume 4 (publicado pela primeira vez em 1820; Edinburgh, 1824).
Vol. 1, p. 460-461. Como descrito em: SMITH, Roger. 'The Sixth Sense':
Towards a History of Muscular Sensation. *Gesnerus, v.* 68, nº 2,
p. 218-271, 2001.

124 **As regiões de seu cérebro que produzem... autoconsciência:**
Blanke, Olaf; SLATER, Mel; Serino, Andrea. Behavioral, Neural, and
Computational Principles of Bodily Self-Consciousness. *Neuron, v.* 88,
nº 1, p. 145-166, 2015.

124 **"Meus membros parecem tão perdidos":** M. Kelter (um
pseudônimo usado pela autora). Descartes' Lantern (the Curious Case
of Autism and Proprioception), 26 ago. 2014. Disponível em: <https://
theinvisiblestrings.com/descartes -lantern-curious-case-autism-
proprioception/>. Citado com a permissão da autora.

126 **"Vi mulheres que se sentiram pequenas por anos":** Khoudari,
Laura. The Incredible, Life-Affirming Nature of the Deadlift". *Medium*,
1o mar. 2018. Disponível em: <https://medium.com/@laura.khoudari/
the-incredible-life-affirming-nature-of-the-deadlift-4e1e5b637dad>.

132 **"Esperança sem um objetivo não consegue viver":** Coleridge,
Samuel Taylor, citação do soneto 1825, "Work Without Hope".

132 **C. R. Snyder, que conduziu:** Snyder, C. Richard.
Hope Theory: Rainbows in the Mind. *Psychological Inquiry, v.* 13,
nº 4, p. 249-275, 2002.

133 **Um monte parece menos íngreme:** Schnall, Simone *et al.* Social
Support and the Perception of Geographical Slant. *Journal of
Experimental Social Psychology, v.* 44, nº 5, p. 1246-1255, 2008.

133 **Em 2007... um homem de 65 anos com doença de Parkinson:**
Schlesinger, Ilana; Erikh, Ilana; Yarnitsky, David. Paradoxical Kinesia
at War. *Movement Disorders, v.* 22, nº 16, p. 2394-2397, 2007, como

citado em: RAUCH, H. G. Laurie; Schönbächler, Gerog; NOAKES, Timothy D. Neural Correlates of Motor Vigour and Motor Urgency During Exercise. *Sports Medicine, v.* 43, n° 4, p. 227-241, 2013.

134 **Quando as pessoas que são importantes para você comemoram:** Reis, Harry T. *et al.* Are You Happy for Me? How Sharing Positive Events with Others Provides Personal and Interpersonal Benefits. *Journal of Personality and Social Psychology, v.* 99, n° 2, p. 311-329, 2010.

135 **O médico Jerome Groopman define esperança:** Groopman, Jerome. *The Anatomy of Hope: How People Prevail in the Face of Illness.* New York: Random House Trade Paperbacks, 2005. A citação aparece na página xiv.

135 **Em um experimento, psicólogos induziram esperança:** Berg, Carla; Snyder, J. C. R.; Hamilton, Nancy. The Effectiveness of a Hope Intervention in Coping with Cold Pressor Pain. *Journal of Health Psychology, v.* 13, n° 6, p. 804-809, 2008.

135 **Quando as pessoas percebem um exercício físico doloroso:** Benedetti, Fabrizio *et al.* "Pain as a Reward: Changing the Meaning of Pain from Negative to Positive Co-activates Opioid and Cannabinoid Systems". *PAIN, v.* 154, n° 3, p. 361-367, 2013.

136 **"Quando assisto Kobe deslizar até a cesta":** Lehrer, Jonah. The Neuroscience of Fandom. *Frontal Cortex,* 13 jun. 2008. Disponível em: <http:// scienceblogs.com/cortex/2008/06/13/it-happens-to-me-every/>.

136 **"Quando assiste a outros se moverem":** Martin, John Joseph. *America Dancing: The Background and Personalities of the Modern Dance* (1936; reimpressão). Brooklyn, NY: Dance Horizons, 1968. A citação aparece na página 117.

Capítulo 6: Abrace a Vida

141 **Psicólogos chamam a atividade física:** Para uma excelente introdução ao exercício verde, veja: Barton, Jo; Bragg, Rachel; WOOD, Carly; PRETTY, Jules (eds.) *Green Exercise: Linking Nature, Health and Well-Being.* New York: Routledge, 2016.

141 **Fazer uma caminhada ao ar livre desacelera:** Davydenko, Mariya; Peetz, Johanna. "Time Grows on Trees: The Effect of Nature Settings on Time Perception". *Journal of Environmental Psychology, v.* 54, p. 20-26, 2017.

141 **Estar em um ambiente:** Fuller, Richard A. *et al.* Psychological Benefits of Greenspace Increase with Biodiversity. *Biology Letters, v.* 3, nº 4, p. 390-394, 2007.

141 **Apenas se recordar de um tempo:** Shiota, Michelle N.; Keltner, Dacher; Mossman, Amanda. The Nature of Awe: Elicitors, Appraisals, and Effects on Self-Concept. *Cognition and Emotion, v.* 21, nº 5, p. 944-963, 2007.

141 **"Não havia coisas urgentes dentro de mim":** Heintzman, Paul. Men's Wilderness Experience and Spirituality: A Qualitative Study. *Proceedings of the 2006 Northeastern Recreation Research Symposium,* Relatório Técnico Geral NRS-P-14, p. 216-225. Disponível em: <https://www.nrs.fs.fed.us /pubs/gtr/gtr_nrs-p-14 /30-heintzman-p-14.pdf>.

141 **"um completo sentimento de pertencimento":** Schweitzer, Robert D.; GLAB, Harriet L.; Brymer, Eric. The Human — Nature Experience: A PhenomenologicalPsychoanalytic Perspective. *Frontiers in Psychology, v.* 9, p. 969, 2018. Disponível em: <https://doi.org/10.3389/fpsyg.2018.00969>.

142 **No arboreto de Hong-reung:** Kim, Won *et al.* The Effect of Cognitive Behavior Therapy-Based Psychotherapy Applied in a Forest Environment on Physiological Changes and Remission of Major Depressive Disorder. *Psychiatry Investigation, v.* 6, nº 4, p. 245-254, 2009.

142 **Em um estudo austríaco, adicionar trilhas na montanha:** Sturm, J. Physical Exercise Through Mountain Hiking in High-Risk Suicide Patients. A Randomized Crossover Trial. *Acta Psychiatrica Scandinavica, v.* 126, nº 6, p. 467-475, 2012.

143 **"Senti-me mais livre, menos presa":** Kelly, Maura. Finally Seeing the Forest for the Trees. *Longreads,* nov. 2017. Disponível em: <https://longreads.com/2017/11/15/finally-seeing-the-forest-for-the-trees/>. Algumas citações e detalhes vêm de uma série de entrevistas por e-mail que conduzi com Kelly.

143 **Essa rede cerebral foi identificada pela primeira vez:** Raichle, Marcus E. *et al.* A Default Mode of Brain Function. *Proceedings of the National Academy of Sciences of the USA, v.* 98, nº 2, p. 676-682, 2001.

144 **O estado padrão do cérebro: DAVEY,** Christopher G.; HARRISON, Ben J. The Brain's Center of Gravity: How the Default Mode Network Helps Us to Understand the Self. *World Psychiatry* 17, nº 3, p. 278-279, 2008.

144 Entretanto, o estado padrão tem uma desvantagem: Marchetti, Igor *et al.* Spontaneous Thought and Vulnerability to Mood Disorders: The Dark Side of the Wandering Mind. *Clinical Psychological Science,* v. 4, nº 5, p. 835-857, 2016.

145 Pessoas que sofrem de depressão ou ansiedade: Brzezicka, Aneta. Integrative Deficits in Depression and in Negative Mood States as a Result of Fronto-Parietal Network Dysfunctions. *Acta Neurobiol Exp, v.* 73, nº 3, p. 313-325, 2013. Marchetti, Igor *et al.* The Default Mode Network and Recurrent Depression: A Neurobiological Model of Cognitive Risk Factors. *Neuropsychology Review, v.* 22, nº 3, p. 229-251, 2012. Brühl, Annette Beatrix *et al.* Neuroimaging in Social Anxiety Disorder — A Meta-Analytic Review Resulting in a New Neurofunctional Model. *Neuroscience & Biobehavioral Reviews,* v. 47, p. 260-280, 2014. Gentili, Claudio *et al.* Beyond Amygdala: Default Mode Network Activity Differs Between Patients with Social Phobia and Healthy Controls. *Brain Research Bulletin, v.* 79, nº 6, p. 409-413, 2009.

145 O sistema de recompensa do cérebro ... pode se tornar altamente conectado: Wang, Li *et al.* Altered Default Mode and Sensorimotor Network Connectivity with Striatal Subregions in Primary Insomnia: A Resting-State MultiBand fMRI Study. *Frontiers in Neuroscience, v.* 12, p. 917, 2018. doi: 10.3389/ fnins.2018.00917.

145 Estudos de imagens cerebrais, focados na respiração, na atenção e na repetição de um mantra: Garrison, Kathleen A. *et al.* Meditation Leads to Reduced Default Mode Network Activity Beyond an Active Task. *Cognitive, Affective, & Behavioral Neuroscience, v.* 15, nº 3, p. 712-720, 2015. Brewer, Judson A. *et al.* Meditation Experience Is Associated with Differences in Default Mode Network Activity and Connectivity. *Proceedings of the National Academy of Sciences of the USA, v.* 108, nº 50, p. 20254-20259, 2011. Simon, Rozalyn *et al.* Mantra Meditation Suppression of Default Mode Beyond an Active Task: A Pilot Study. *Journal of Cognitive Enhancement, v.* 1, nº 2, p. 219-227, 2017.

145 Em um estudo de caso incomum: Ataria, Yochai; Dor-Ziderman, Yair; Berkovich-Ohana, Aviva. How Does It Feel to Lack a Sense of Boundaries? A Case Study of a Long-Term Mindfulness Meditator. *Consciousness and Cognition, v.* 37, p. 133-147, 2015. Dor-Ziderman, Yair *et al.* Mindfulness-Induced Selflessness: A MEG Neurophenomenological Study. *Frontiers in Human Neuroscience,* v. 7, p. 582, 2013.

145 **Pelo menos um estudo tentou capturar esse efeito:** Bratman, Gregory N. *et al.* Nature Experience Reduces Rumination and Subgenual Prefrontal Cortex Activation. *Proceedings of the National Academy of Sciences of the USA, v.* 112, nº 28, p. 8567-8572, 2015.

146 **Indivíduos que sofrem de depressão mostram:** Hamilton, J. Paul *et al.* Depressive Rumination, the Default-Mode Network, and the Dark Matter of Clinical Neuroscience. *Biological Psychiatry, v.* 78, nº 4, p. 224-230, 2015.

146 **Estimular magneticamente o córtex pré-frontal:** Liston, Conor *et al.* Default Mode Network Mechanisms of Transcranial Magnetic Stimulation in Depression. *Biological Psychiatry, v.* 76, nº 7, p. 517-526, 2014.

146 **Infusões intravenosas da droga quetamina:** Scheidegger, Milan *et al.* Ketamine Decreases Resting State Functional Network Connectivity in Healthy Subjects: Implications for Antidepressant Drug Action. *PLOS ONE, v.* 7, nº 9, 2012: e44799.

147 **Isso pode explicar por que os benefícios psicológicos:** Beute, Femke; KORT, Yvonne A. W. de. The Natural Context of Wellbeing: Ecological Momentary Assessment of the Influence of Nature and Daylight on Affect and Stress for Individuals with Depression Levels Varying from None to Clinical. *Health & Place, v.* 49, p. 7-18, 2018.

147 **"Mergulhar em águas selvagens é o maior portador da realidade":** Peters, Andrew Fusek. *Dip: Wild Swims from the Borderlands.* London: Rider, 2014. As citações aparecem nas páginas 143 e 212.

147 **O modo padrão é incessantemente verbal:** Makovac, Elena *et al.* The Verbal Nature of Worry in Generalized Anxiety: Insights from the Brain. *NeuroImage: Clinical, v.* 17, p. 882-892, 2017.

147 **Práticas de atenção plena ensinam as pessoas:** Farb, Norman A. S. *et al.* Attending to the Present: Mindfulness Meditation Reveals Distinct Neural Modes of Self-Reference. *Social Cognitive and Affective Neuroscience, v.* 2, nº 4, p. 313-322, 2007.

148 **Entre meditadores altamente experientes:** Taylor, Veronique A. *et al.* Impact of Meditation Training on the Default Mode Network During a Restful State. *Social Cognitive and Affective Neuroscience, v.* 8, nº 1, p. 4-14, 2013. Harrison, Richard *et al.* Trait Mindfulness Is Associated with Lower Pain Reactivity and Connectivity of the Default Mode Network. *Journal of Pain,* 2018. Disponível em: <https://doi.org/10.1016/j.jpain.2018.10.011>.

148 **Duas forças moldaram o desenvolvimento do cérebro humano:** Rosati, Alexandra G. Foraging Cognition: Reviving the Ecological Intelligence Hypothesis. *Trends in Cognitive Sciences, v.* 21, nº 9, p. 691-702, 2017.

150 **Como o exercício verde, essas drogas alteram a consciência:** Palhano-Fontes, Fernanda *et al.* The Psychedelic State Induced by Ayahuasca Modulates the Activity and Connectivity of the Default Mode Network. *PLOS ONE, v.* 10, nº 2, 2015: e0118143. Carhart-Harris, Robin L. *et al.* Neural Correlates of the Psychedelic State as Determined by fMRI Studies with Psilocybin. *Proceedings of the National Academy of Sciences of the USA, v.* 109, nº 6, p. 2138-2143, 2012.

150 **Durante uma viagem de LSD:** Tagliazucchi, Enzo *et al.* Increased Global Functional Connectivity Correlates with LSD-Induced Ego Dissolution. *Current Biology, v.* 26, nº 8, p. 1043-1050, 2016.

150 **Experiência espiritual intensa enquanto estavam na natureza:** Terhaar, Terry Louise. Evolutionary Advantages of Intense Spiritual Experience in Nature. *Journal for the Study of Religion, Nature & Culture, v.* 3, nº 3, p. 303-339, 2009.

150 **"Além de me sentir incrível, senti-me livre":** Roll, Rich. *Finding Ultra: Rejecting Middle Age, Becoming One of the World's Fittest Men, and Discovering Myself.* New York: Crown/Three Rivers Press, 2012. A citação aparece na página 13.

151 **"Senti uma fusão completa":** O relato e a citação da caminhada da mulher aparecem em: Fredrickson, Laura M.; Anderson, Dorothy H. A Qualitative Exploration of the Wilderness Experience as a Source of Spiritual Inspiration. *Journal of Environmental Psychology, v.* 19, nº 1, p. 21-39, 1999.

152 **Análises de artigos:** Schertz, Kathryn E. *et al.* A Thought in the Park: The Influence of Naturalness and Low-Level Visual Features on Expressed Thoughts. *Cognition, v.* 174, p. 82-93, 2018.

152 **"Conectar com a natureza nos integra mais profundamente":** Passmore, Holli-Anne; Howell, Andrew J. Eco-Existential Positive Psychology: Experiences in Nature, Existential Anxieties, and Well-Being. *The Humanistic Psychologist, v.* 42, nº 4, p. 370-388, 2014.

152 **Caminhar em uma reserva natural por quinze minutos:** Mayer, F. Stephan *et al.* Why Is Nature Beneficial? The Role of Connectedness to Nature. *Environment and Behavior, v.* 41, nº 5, p. 607-643, 2009.

153 **Em 2013, a cidade de Melbourne, na Austrália:** Você pode explorar o mapa das árvores de Melbourne e mandar um e-mail para uma árvore aqui: <http://melbourneurbanforestvisual.com.au/#mapexplore>.

154 **O desejo humano de se conectar com a natureza:** Kellert, Stephen R.; WILSON, Edward O. (eds.). *The Biophilia Hypothesis*. Washington, DC: Island Press, 1993.

154 **Indivíduos que sentem uma conexão mais forte com a natureza:** Capaldi, Colin A.; Dopko, Raelyne L.; Zelenski, John M. The Relationship Between Nature Connectedness and Happiness: A Meta-Analysis. *Frontiers in Psychology, v.* 5, 2014: doi: 10.3389/fpsyg.2014.00976. CLEARY, Anne *et al.* Exploring Potential Mechanisms Involved in the Relationship Between Eudaimonic Wellbeing and Nature Connection. *Landscape and Urban Planning, v.* 158, p. 119-128, 2017.

154 **As pessoas que visitam espaços naturais com maior frequência:** White, M. P. *et al.* Natural Environments and Subjective Wellbeing: Different Types of Exposure Are Associated with Different Aspects of Wellbeing. *Health & Place, v.* 45, p. 77-84, 2017.

154 **Um estudo rastreou os movimentos diários:** MacKerron, George; MOURATO, Susana. Happiness Is Greater in Natural Environments. *Global Environmental Change, v.* 23, nº 5, p. 992-1000, 2013.

154 **Norte-americanos típicos passam 93% do tempo em locais fechados:** Klepeis, Neil E. *et al.* The National Human Activity Pattern Survey (NHAPS): A Resource for Assessing Exposure to Environmental Pollutants. *Journal of Exposure Analysis and Environmental Epidemiology, v.* 11, nº 3, p. 231-252, 2001.

155 **Muitos ouvem gravações:** Aprendi essa realidade com KELLY, Scott. *Endurance: My Year in Space, A Lifetime of Discovery*. New York: Knopf, 2017.

155 **Em uma expedição, o astronauta norte-americano e engenheiro de voo Don Pettit: Os** detalhes sobre o jardim de Pettit na Estação Espacial são provenientes de múltiplos relatos e entrevistas publicadas previamente a este livro, incluindo suas crônicas da NASA e cartas do Space blog (https://blogs.nasa.gov/letters/author/dpettitblog/; e https://spaceflight.nasa.gov/station /crew/exp6/spacechronicles.html), assim como em: Battaglia, Debbora. Aeroponic Gardens and Their Magic: Plants/Persons/Ethics in Suspension. *History and Anthropology, v.* 28, nº 3, p. 263-292, 2017.

156 **"Quando nos relacionamos com a natureza":** May, Rollo. *Man's Search for Himself.* New York: Norton, 2009. A citação aparece na página 49.

156 **Sua percepção de hipótese dos velhos amigos:** Lowry, Christopher A. *et al.* The Microbiota, Immunoregulation, and Mental Health: Implications for Public Health. *Current Environmental Health Reports, v.* 3, n° 3, p. 270-286, 2016.

156 **A falta de exposição à terra na sociedade moderna:** Rook, Graham A. W.; Raison, Charles L.; LOWRY, Christopher A. Childhood Microbial Experience, Immunoregulation, Inflammation, and Adult Susceptibility to Psychosocial Stressors and Depression. *In*: BAUNE, Bernhard T. (ed.). *Inflammation and Immunity in Depression: Basic Science and Clinical Applications.* Cambridge, MA: Academic Press, 2018. p. 17-44. RAISON, Charles L.; LOWRY, Christopher A.; ROOK, Graham A. W. Inflammation, Sanitation, and Consternation: Loss of Contact with Coevolved, Tolerogenic Microorganisms and the Pathophysiology and Treatment of Major Depression. *Archives of General Psychiatry, v.* 67, n° 12, p. 1211-1224, 2010.

158 **"Você pode ser você mesmo":** Citação do tuíte público compartilhado pelos Conservation Volunteers Hollybush em 15 de outubro de 2018.

158 **Mulheres com câncer de mama relataram… um "apoio":** Ireland, Aileen V. *et al.* Walking Groups for Women with Breast Cancer: Mobilising Therapeutic Assemblages of Walk, Talk and Place. *Social Science & Medicine,* 2018. Disponível em: <https://doi.org/10.1016/j.socscimed.2018.03.016>.

159 **Uma análise de 2017 sobre jardins comunitários urbanos:** Christensen, Søren. Seeding Social Capital? Urban Community Gardening and Social Capital. *Civil Engineering and Architecture, v.* 5, n° 3, p. 104-123, 2017.

159 **"Enquanto antes era apenas minha casa":** Mailhot, J. Green Social Work and Community Gardens: A Case Study of the North Central Community Gardens. Master's thesis, University of Nordland, Bodo, Norway, 2015.

159 **O jardim comunitário da praia, na Rua 91:** Chan, Joana; DuBois, Bryce; Tidball, Keith G. Refuges of Local Resilience: Community Gardens in Post-Sandy New York City. *Urban Forestry & Urban Greening, v.* 14, n° 3, p. 625-35, 2015. A citação aparece na página 631.

159 **"As pessoas devem pertencer a uma tribo":** Wilson, E. O. *Consilience: The Unity of Knowledge.* New York: Knopf, 1998. A citação aparece na página 6.

160 **Voluntários regulares relataram aumento no otimismo:** Avaliação Anual Nacional da Green Gym de 2016, apoiada pela New Economics Foundation (NEF). Relatório completo disponível em: <https://www.tcv.org.uk/sites/default/files/green-gym-evaluation-report-2016.pdf>.

160 **Em 2017, pesquisadores da Universidade de Westminster:** Esse estudo não foi publicado em um periódico científico, mas você pode aprender mais sobre ele em: <https://www.tcv.org.uk/greengym/trust-me-im-a-doctor/university-westminster-findings>.

161 **Em cidades tão diversas como Delhi, Londres e Milwaukee:** Mukherjee, Debarati *et al.* Park Availability and Major Depression in Individuals with Chronic Conditions: Is There an Association in Urban India?. *Health & Place, v.* 47, p. 54-62, 2017. White, Mathew P. *et al.* Would You Be Happier Living in a Greener Urban Area? A Fixed-Effects Analysis of Panel Data. *Psychological Science, v.* 24, nº 6, p. 920-928, 2013; Beyer, Kirsten M. M. *et al.* Exposure to Neighborhood Green Space and Mental Health: Evidence from the Survey of the Health of Wisconsin. *International Journal of Environmental Research and Public Health, v.* 11, nº 3, p. 3453-3472, 2014.

161 **Quando a Sociedade de Horticultura da Pensilvânia:** South, Eugenia C. *et al.* Effect of Greening Vacant Land on Mental Health of Community-Dwelling Adults: A Cluster Randomized Trial. *JAMA Network Open, v.* 1, nº 3, 2018: e180298.

162 **"O crescimento das raízes é essencialmente oportunista":** Perry, Thomas O. Tree Roots: Facts and Fallacies. *Arnoldia, v.* 49, nº 4, p. 3-24, 1989.

Capítulo 7: Como Superamos

165 **Somente na América do Norte:** Estatísticas sobre a participação da América do Norte em ultramaratonas são de <http://realendurance.com/summary.php>.

165 **"nos lembra que é através da adversidade que surge a esperança":** Comrades Marathon. Beginnings. Disponível em: <http://www.comrades.com/marathoncentre/club-details/8-news/latest-news/326-history- of-comrades>.

165 **A palavra atleta deriva de:** Harvie, Robin *The Lure of Long Distances: Why We Run*. New York: Public Affairs, 2011. A citação aparece na página 140.

168 **"A passagem do tempo tornou-se uma continuação arrastada":** Heinz, David; VOGEL, Victor *et al.* Disturbed Experience of Time in Depression-Evidence from Content Analysis. *Frontiers in Human Neuroscience, v.* 12, p. 66, 2018.

168 **Corredores relataram "distorções no tempo":** Christensen, Dolores A. Over the Mountains and Through the Woods: Psychological Processes of Ultramarathon Runners. Dissertação, PhD, Springfield College, 2017.

168 **O ultramaratonista Robin Harvie relembra quando alcançou:** Harvie, Robin. *The Lure of Long Distances.* As citações aparecem nas páginas 239-240 e 267.

169 **"Você não precisa se livrar da dor":** Davis, Jennifer Pharr. *The Pursuit of Endurance: Harnessing the Record-Breaking Power of Strength and Resilience.* New York: Viking, 2018. A citação aparece na página 293.

169 **A pesquisadora Karen Weekes acompanhou dez atletas:** Weekes, Karen. Cognitive Coping Strategies and Motivational Profiles of UltraEndurance Athletes. Dissertação, PhD, Dublin City University, 2004.

171 **"Uma série de montanhas brutais e impactantes":** Torres compartilhou essa história em sua conversa; alguns detalhes e citações também foram retirados de sua dissertação sobre a experiência da Maratona de Kauai. Disponível em: <em https://christinatorres. org/2016/09/21/the-sweetness-of-surrender-kauai-marathon-2016/>.

173 **"Estar vivo é mais importante que mãos e pés":** Yukon Arctic Ultra Racer May Lose Hands, Feet to Frostbite. *CBC News*, 14 fev. 2018. Disponível em: <http://www.cbc.ca/news/canada/north/yukon-arctic-ultra-zanda-pollhammer-1.4535514>.

173 **Kirsty-Ann Burroughs entrevistou corredores de resistência:** Burroughs, Kirsty-Ann. Faith and Endurance: The Relationship Between Distinct Theologies and the Experience of Running for Christian Women. Dissertação, PhD, University of Brighton, 2004.

174 **Quando analisaram os hormônios:** Coker, Robert H. *et al.* Metabolic Responses to the Yukon Arctic Ultra: Longest and Coldest in the World. *Medicine and Science in Sports and Exercise, v.* 49, nº 2, p. 357-362, 2017.

174 **Também tem efeito poderoso no cérebro:** Wrann, Christiane D. *et al*. Exercise Induces Hippocampal BDNF Through a PGC-1α/ FNDC5 Pathway. *Cell Metabolism, v.* 18, nº 5, p. 649-659, 2013. Raichlen, David A.; Alexander, Gene E. Adaptive Capacity: An Evolutionary Neuroscience Model Linking Exercise, Cognition, and Brain Health. *Trends in Neurosciences, v.* 40, nº 7, p. 408-421, 2017. Chen, Ning *et al*. Irisin, an Exercise-Induced Myokine as a Metabolic Regulator: An Updated Narrative Review. *Diabetes/Metabolism Research and Reviews, v.* 32, nº 1, p. 51-59, 2016.

174 **Níveis menores estão associados a maior risco de depressão:** **TU,** Wen-Jun *et al*. Decreased Level of Irisin, a Skeletal Muscle Cell-Derived Myokine, Is Associated with Post-Stroke Depression in the Ischemic Stroke Population. *Journal of Neuroinflammation, v.* 15, nº 1, p. 133, 2018. PAPP, Csaba *et al*. Alteration of the Irisin-Brain-Derived Neurotrophic Factor Axis Contributes to Disturbance of Mood in COPD Patients. *International Journal of Chronic Obstructive Pulmonary Disease, v.* 12, p. 2023-2033, 2017.

174 **Níveis elevados podem aumentar a motivação:** Zsuga, Judit *et al*. FNDC5/ Irisin, a Molecular Target for Boosting Reward-Related Learning and Motivation. *Medical Hypotheses, v.* 90, p. 23-28, 2016.

174 **Injetar a proteína diretamente no cérebro de ratos:** Siteneski, Aline *et al*. Central Irisin Administration Affords Antidepressant-Like Effect and Modulates Neuroplasticity-Related Genes in the Hippocampus and Prefrontal Cortex of Mice. *Progress in NeuroPsychopharmacology and Biological Psychiatry, v.* 84, p. 294-303, 2018.

174 **Níveis mais elevados de irisina no sangue:** Belviranli, Muaz *et al*. The Relationship Between Brain-Derived Neurotrophic Factor, Irisin and Cognitive Skills of Endurance Athletes. *Physician and Sportsmedicine, v.* 44, nº 3, p. 290-296, 2016. JIN, Yunho *et al*. Molecular and Functional Interaction of the Myokine Irisin with Physical Exercise and Alzheimer's Disease. *Molecules, v.* 23, nº 12, 2018: e3229. LI, Dong-Jie *et al*. The Novel ExerciseInduced Hormone Irisin Protects Against Neuronal Injury via Activation of the Akt and ERK½ Signaling Pathways and Contributes to the Neuroprotection of Physical Exercise in Cerebral Ischemia. *Metabolism, v.* 68, p. 31-42, 2017.

174 **A irisina... é o exemplo mais conhecido de uma miosina:** Chen, Ning *et al*. Irisin, an Exercise-Induced Myokine as a Metabolic Regulator: An Updated Narrative Review. *Diabetes/Metabolism Research and Reviews, v.* 32, nº 1, p. 51-59, 2016.

175 **Uma das maiores descobertas científicas recentes:** Para uma introdução ao conceito das miosinas, veja: Whitham, Martin; Febbraio, Mark A. The Ever-Expanding Myokinome: Discovery Challenges and Therapeutic Implications. *Nature Reviews Drug Discovery, v.* 15, n° 10, p. 719-729, 2016. Schnyder, Svenia; Handschin, Christoph. Skeletal Muscle as an Endocrine Organ: PGC-1α, Myokines and Exercise. *Bone, v.* 80, p. 115-125, 2015. Son, Jun Seok *et al.* Exercise-Induced Myokines: A Brief Review of Controversial Issues of This Decade. *Expert Review of Endocrinology & Metabolism, v.* 13, n° 1, p. 51-58, 2018.

175 **Uma dessas proteínas é a irisina:** Fox, Jill *et al.* Effect of an Acute Exercise Bout on Immediate Post-Exercise Irisin Concentration in Adults: A Meta-Analysis. *Scandinavian Journal of Medicine and Science in Sports, v.* 28, n° 1, p. 16-28, 2018.

175 **Em um único treino na esteira:** Daskalopoulou, Stella S. *et al.* Plasma Irisin Levels Progressively Increase in Response to Increasing Exercise Workloads in Young, Healthy, Active Subjects. *European Journal of Endocrinology, v.* 171, n° 3, p. 343-352, 2014.

175 **Um artigo científico de 2018 identificou 35 proteínas:** Whitham, Martin *et al.* Extracellular Vesicles Provide a Means for Tissue Crosstalk During Exercise. *Cell Metabolism, v.* 27, n° 1, p. 237-251, 2018.

176 **Algumas miosinas até mesmo metabolizam um agente químico neurotóxico:** Agudelo, Leandro Z. *et al.* Skeletal Muscle PGC-1α1 Modulates Kynurenine Metabolism and Mediates Resilience to Stress-Induced Depression. *Cell, v.* 159, n° 1, p. 33-45, 2014; Schlittler, Maja *et al.* Endurance Exercise Increases Skeletal Muscle Kynurenine Aminotransferases and Plasma Kynurenic Acid in Humans. *American Journal of Physiology — Cell Physiology, v.* 310, n° 10, p. C836–840, 2016.

176 **"Moléculas de esperança":** Phillips, Cristy; Salehi, Ahmad. A Special Regenerative Rehabilitation and Genomics Letter: Is There a 'Hope' Molecule?. *Physical Therapy, v.* 96, no 4, p. 581-583, 2016.

177 Atividades de resistência, como caminhadas, montanhismo, **jogging:** Edgett, Brittany A. *et al.* Dissociation of Increases in PGC-1α and Its Regulators from Exercise Intensity and Muscle Activation Following Acute Exercise. *PLOS ONE, v.* 8, n° 8, 2013: e71623. FERRIS, Lee T.; Williams, James S.; SHEN, Chwan-Li. The Effect of Acute Exercise on Serum Brain-Derived Neurotrophic Factor Levels and Cognitive Function. *Medicine & Science in Sports & Exercise, v.* 39, n° 4, p.

728-734, 2007. EATON, Malcolm *et al.* Impact of a Single Bout of High-Intensity Interval Exercise and Short-Term Interval Training on Interleukin-6, FNDC5, and METRNL mRNA Expression in Human Skeletal Muscle. *Journal of Sport and Health Science, v.* 7, nº 2, p. 191–196, 2018. Korkmaz, Ayhan *et al.* Plasma Irisin Is Increased Following 12 Weeks of Nordic Walking and Associates with Glucose Homoeostasis in Overweight/Obese Men with Impaired Glucose Regulation. *European Journal of Sport Science, v.* 19, nº 2, p. 258-266, 2019. Vargas-Ortiz, Katya *et al.* Aerobic Training But No Resistance Training Increases SIRT3 in Skeletal Muscle of Sedentary Obese Male Adolescents. *European Journal of Sport Science, v.* 18, nº 2, p. 226-234, 2018.

177 **Entre aqueles que já são ativos:** Granata, Cesare; Jamnick, Nicholas A.; BISHOP, David J. Principles of Exercise Prescription, and How They Influence Exercise-Induced Changes of Transcription Factors and Other Regulators of Mitochondrial Biogenesis. *Sports Medicine, v.* 48, nº 7, p. 1541-1559, 2018. Skovgaard, Casper *et al.* Combined Speed Endurance and Endurance Exercise Amplify the ExerciseInduced PGC-1α and PDK4 mRNA Response in Trained Human Muscle. *Physiological Reports, v.* 4, nº 14, 2016: e12864.

177 **Em um estudo, correr até a exaustão:** Qiu, Shanhu *et al.* Acute Exercise-Induced Irisin Release in Healthy Adults: Associations with Training Status and Exercise Mode. *European Journal of Sport Science, v.* 18, nº 9, p. 1226–1233, 2018.

179 **"Existe maneira melhor de descobrir quem você é?":** Citação do post do blog pessoal de Jethro De Decker descrevendo sua experiência em 2018 no Yukon Arctic Ultra, 9 mar. 2018. Disponível em: <https://nextbigadventure .wordpress.com/2018/03/09/yukon-arctic-ultra-2018/>.

180 **Em seu livro de memórias,** *Dirty Inspirations [Inspirações Sujas, em tradução livre],* **ela lembra de ter considerado suas opções:** Schneider, Terry. *Dirty Inspirations: Lessons from the Trenches of Extreme Endurance Sports.* Hobart, NY: Hatherleigh, 2016. Os detalhes sobre as aventuras de Schneider vêm desse livro; outros detalhes são de conversas diretas, como anotado no texto.

185 **Após o evento, um competidor canadense:** 50 Stunning Olympic Moments No. 3: Derek Redmond and Dad Finish 400m. *The Guardian,* 30 nov. 2011. Disponível em: <https://www.theguardian.com/sport/blog/2011 /nov/30/50-stunning-olympic-moments-derek-redmond>.

185 **"As coisas parecem mais fáceis quando compartilhadas":** Citação de um participante em: Christensen. Over the Mountains and Through the Woods.

186 **"Ele me deu sua água e caminhou comigo":** EBERTZ, Joy. Running Is a Community Sport. *Medium,* 27 abr. 2017. Disponível em: <https://medium.com/@jkebertz/running-is-a-community-sport-ba27dd7a0fb0>.

186 **Durante a primeira trilha noturna de 100 quilômetros:** Citação do participante em: Christensen. Over the Mountains and Through the Woods.

186 **Como outro corredor explica: "Se você tem meias":** Quicke, Jenna M. "The Phenomenon of Community: A Qualitative Study of the Ultrarunning Community". Dissertação, PhD, Prescott College, 2017.

186 **Quando a pesquisadora Jenna Quicke pediu a ultracorredores que escolhessem a foto:** Quicke. The Phenomenon of Community.

186 **Compartilhar uma experiência fisicamente dolorosa:** Bastian, Brock; Jetten, Jolanda ; FERRIS, Laura J. Pain as Social Glue: Shared Pain Increases Cooperation. *Psychological Science, v.* 25, nº 11, p. 2079-2085, 2014.

186 **Rituais coletivos que incluem dor nos unem aos outros:** Whitehouse, Harvey ; Lanman, Jonathan A. The Ties That Bind Us: Ritual, Fusion, and Identification. *Current Anthropology, v.* 55, nº 6, p. 674-695, 2014.

187 **"Quando você chega lá, todo mundo é seu irmão":** Xygalatas, Dimitris. The Biosocial Basis of Collective Effervescence: An Experimental Anthropological Study of a Fire-Walking Ritual. *Fieldwork in Religion, v.* 9, nº 1, p. 53–67, 2014.

187 **De acordo com uma pesquisa entre enfermeiras de lares para idosos:** Burling, Stacey. What Do Dying People Really Talk About at the End of Life?. *Philadelphia Inquirer,* 13 dez. 2018. Disponível em: <http://www.philly.com/health/what-do-hospice-patients-talk-about-towson-death-regret-family-gratitude-20181214.html>.

187 **Os monges maratonistas do Monte Hiei, no Japão:** Stevens, John; Namba, Tadashi. *The Marathon Monks of Mount Hiei.* Brattleboro, VT: Echo Point Books & Media, 2013.

188 **Em 2010, ele falou ao National Public Radio:** Monk's Enlightenment Begins with a Marathon Walk. *Morning Edition*, National Public Radio, 11 maio 2010. Disponível em: <https://www.npr.org/templates/story/story.php?storyId=125223168>.

Pensamentos Finais

194 **O norueguês especialista em ética Sigmund Loland propôs a questão:** Loland, Sigmund The Exercise Pill: Should We Replace Exercise with Pharmaceutical Means? *Sport, Ethics and Philosophy, v.* 11, nº 1, p. 63–74, 2017.

195 **"As possibilidades — as características transformadoras do movimento":** Anderson, Doug. Recovering Humanity: Movement, Sport, and Nature. *Journal of the Philosophy of Sport, v.* 28, nº 2, p. 140-150, 2001.

197 **"eu me lembrei de que não estava sozinha":** Citação do e-mail de um dos participantes da aula de dança, usado com permissão.

ÍNDICE

A

abstinência, 25, 39
abuso de drogas, 36
adversidade, 165
alegria, 2, 195
  coletiva, 64
  do movimento, 4
Alexander Bain, filósofo, 9
anatomia da esperança, 135
anestésicos da união, 68
ansiedade, 1, 13, 22, 34
  severa, 23
antidepressivos, 35, 55
antigas linhagens humanas, 12
aproveitamento da natureza, 85
A. R. Radcliffe-Brown,
  antropólogo, 64, 70, 104
ataques de pânico, 23
ataxia espinocerebelar, 17
atividade física prolongada, 10
Attila Szabo, cientista do
  exercício, 34
autotranscendência, 62, 150, 172

B

barato
  da cooperação, 26
  da corrida, 9–10, 15–18, 62, 143
  da maconha, 22
  da persistência, 17
  do ajudante, 28
  do exercício, 22, 135
Benjamin Kissin, psiquiatra, 42–43

biofilia, 142, 154, 162
bradicinesia, 104
brilho do prazer, 42–43

C

cadência, 75, 95
captura de atenção, 34
carregar o parceiro,
  movimento, 126
catação social, 71
cerebelo, 90
cinestésico, 42
círculos amplos de conexão, 72
cognição
  de procura de alimento, 148
  social, 148
condicionamento físico, 3, 132
conexão, 7
  absoluta, 24
  com a natureza, 6
  social, 10
córtex
  pré-frontal, 22, 56, 146
  pré-motor, 136
  subgenual, 146
Costas Karageorghis, psicólogo,
  93–94, 99

D

David Raichlen, antropólogo, 15–16
dependência, 34
  psicológica, 34
  química, 34

depressão, 4, 13, 22
desaceleração de tempo, 168
dopamina, 22, 26, 36, 37, 42

E

efeitos
  adversos, 22
  ergogênicos, 92
  psicológicos do movimento, 4
efervescência coletiva, 62, 62–63, 72
Émile Durkheim, sociólogo, 62
empatia, 50
  incorporada, 136
endocanabinoides, 16, 17, 22, 25, 135
endorfina, 4, 15, 135
enteógenos, 150
esperança coletiva, 138
estabilização do humor, 168
estimulação
  cerebral, 47
  magnética transcraniana, 146
exercício verde, 141, 143, 145, 149

F

fadiga, 14, 21
fascinação suave, 147–148
fator
  de crescimento endotelial
    vascular, 175
  neurotrófico, 175
fisiologia, 5–7
flow yoga, 66
Frederick Baekeland, psiquiatra, 33

G

gânglio basal, 90
genética comportamental, 51
genoma, 51
glicemia, 5
gratidão, 3

H

habilidades
  de cognição sociais, 149
  físicas, 2
herança humana, 21
Herman Pontzer, antropólogo, 26
hipótese dos velhos amigos, 156
homens de Hadza, 11–12, 26
hominídeos, 11, 14

I

Ilha de Marajó, 63, 86
ilusão da mão de borracha, 67
impotência aprendida, 120
indução, 135
inércia, 21
inteligência artificial, 77
interdependência humana, 187
intoxicação mecânica, 9
irisina, 174–175
isolamento, 3

J

jejum, 188
Jerome Groopman, médico, 135
Joachim Richter, médico, 79
John Joseph Martin, crítico de
  dança, 136

K

Karen Weekes, pesquisadora, 169
kettlebell, 125

L

laços sociais, 71
lactato, 56
limiar da ventilação, 97
limites, 62
linhagem genética, 49
Lorazepam, 23

M

marcapasso, 47
máscara facial, 107–108
medo
  antecipatório, 118
  hiperativo, 54
memórias musculares, 112
mesencéfalos, 49
mimetismo, 108
mímica empática, 136
miosina, 175–176
moléculas de esperança, 5
motor de repetição do cérebro, 90
musicólogos, 92

N

naltrexona, 66
natureza social, 7
neurobiologia do praze, 6
neuroblastoma, 139
neurociência, 4
  da música, 107

neurônios
  dopaminérgicos, 37
  espelho, 108, 136
nucleotídeos, 53

O

o lado sombrio do vício, 46
Oliver Sacks, neurologista, 90, 111
organismo nós, 78, 80, 82
órgão do sentido, 124
órteses, 131

P

passado evolucionário, 10
passatempos físicos, 6
persistência, 6, 21
preocupação, 16
  crônica, 54
projetos comunitários, 29
propriocepção, 124, 137
prospecto, 151
proteína c-reativa, 13
psicologia da felicidade humana, 5
putâmen, 90

Q

quetamina, 146
química de bem-estar, 15
químicas cerebrais, 4, 16

R

rastreadores de atividade, 12
receptores de endocanabinóides, 22
recompensa da natureza, 17
recompensar o movimento, 5

Regata Head of the Charles, 191

registro fóssil humano, 14

religião, 10

resposta
  de cortisol ao despertar, 160
  de defesa, 120

rituais coletivos, 186

ritual de San Pedro Marinque, 122, 187

Roya Ostovar, psicóloga, 79

S

Samuele Marcora, fisiologista do exercício, 35

Samuel Taylor Coleridge, poeta, 132

seleção natural, 15–18, 21, 26, 148

senso
  de comunidade, 31
  de identidade, 85
  de propósito, 13
  de unidade, 150

silêncio meditativo, 188

sistema
  de antirrecompensa do cérebro, 46–47
  de recompensa do cérebro, 6, 36, 47
  opioide, 36

solidão, 3, 4

substâncias altamente viciantes, 36

suor de alegria, 86

T

terapia cognitiva comportamental, 142

Terry Louise Terhaar, pesquisadora, 151

The Lure of Long Distances, 165

Theodore Garland Jr., biólogo, 35, 49

The Pursuit of Endurance, 169

timo, 98

transtornos de ansiedade, 55

U

ultramaratonista, 10, 32

V

variantes genéticas, 51

vícios, 4, 35–59

volkssporting, 40

X

xamãs, 10

Z

zona de conforto, 2

Zumba, 83

Projetos corporativos e edições personalizadas
dentro da sua estratégia de negócio. Já pensou nisso?

Coordenação de Eventos
Viviane Paiva
viviane@altabooks.com.br

Assistente Comercial
Fillipe Amorim
vendas.corporativas@altabooks.com.br

A Alta Books tem criado experiências incríveis no meio corporativo. Com a crescente implementação da educação corporativa nas empresas, o livro entra como uma importante fonte de conhecimento. Com atendimento personalizado, conseguimos identificar as principais necessidades, e criar uma seleção de livros que podem ser utilizados de diversas maneiras, como por exemplo, para fortalecer relacionamento com suas equipes/ seus clientes. Você já utilizou o livro para alguma ação estratégica na sua empresa?

Entre em contato com nosso time para entender melhor as possibilidades de personalização e incentivo ao desenvolvimento pessoal e profissional.

PUBLIQUE SEU LIVRO

Publique seu livro com a Alta Books.
Para mais informações envie um e-mail para: autoria@altabooks.com.br

 /altabooks   /alta-books   /altabooks   /altabooks

CONHEÇA OUTROS LIVROS DA **ALTA BOOKS**

Todas as imagens são meramente ilustrativas.

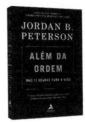 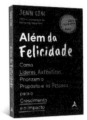

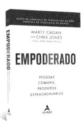 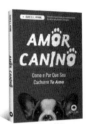

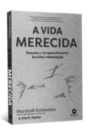 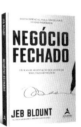

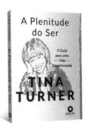 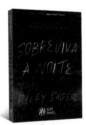

Este livro foi impresso nas oficinas gráficas da Editora Vozes Ltda.,
Rua Frei Luís, 100 – Petrópolis, RJ.